妇产科住院医师规范化培训用书

国家住院医师规范化培训重点专业基地建设资助项目

妇产科手术基础与进阶

主　　编　卢美松

副 主 编　邓　锁　汤小晗　黄明莉

编　　委（以姓氏笔画为序）

王　琦　　王　睿　　王可新　　王宇光　　王利群　　尤　琪

孔祥菊　　邓　锁　　卢美松　　宁　宁　　伊铁忠　　刘方琮

刘美龄　　汤小晗　　孙宇辉　　李　萌　　李　慧　　吴华颖

张丹丹　　张晓磊　　苗金田　　林　帅　　赵宏敏　　贲　威

高建华　　黄明莉　　曹　珊　　盛文集　　韩　翠　　蔡丽瑛

编者单位　哈尔滨医科大学附属第一医院

科 学 出 版 社

北 京

内 容 简 介

　　本书立足于国家妇产科住院医师规范化培训所需，参照国家关于妇产科住院医师规范化培训细则内容进行编写。全书共分为四篇十八章，分别介绍了女性基础解剖生理知识、妇科腹腔镜和宫腔镜的基础及操作、妇科及产科常见手术、生殖科常见技术。本书重点详细介绍了住院医师规范化培训期间所需完成的操作及手术，配有临床工作中真实的图片，同时添加了临床中的案例、沟通及分析，力图引导住院医师规范化培训学员的临床思维、临床沟通及技术操作，使学员可以以操作为中心对妇产科常见的疾病及处理有系统的认识，并参照详细的操作步骤完成培训所要求达到的目标。

　　本书可供医学生、低年资住院医师、妇产科住院医师规范化培训学员在临床学习中参考与借鉴。

图书在版编目（CIP）数据

　　妇产科手术基础与进阶/卢美松主编.—北京：科学出版社，2022.10
　　ISBN 978-7-03-073310-8

　　Ⅰ.①妇… Ⅱ.①卢… Ⅲ.①妇科外科手术 ②产科外科手术
　　Ⅳ.①R713

　　中国版本图书馆CIP数据核字（2022）第182696号

责任编辑：王灵芳 / 责任校对：张 娟
责任印制：赵 博 / 封面设计：蓝正广告

科 学 出 版 社 出版
北京东黄城根北街 16 号
邮政编码：100717
http://www.sciencep.com

三河市春园印刷有限公司　印刷
科学出版社发行　各地新华书店经销

*

2022 年 10 月第 一 版　开本：787×1092　1/16
2022 年 10 月第一次印刷　印张：15 1/4
字数：400 000

定价：108.00 元
（如有印装质量问题，我社负责调换）

前 言

国家住院医师规范化培训（以下简称"住培"）源于1993年，是为了人才培养的规范化而建立的毕业后再培训，这个时期是临床技能良好习惯培养及建立的重要时期，学习内容应集中在技能操作的规范化培训、技能选择的适宜情况、技能所需理论知识的整合上。我们在临床带教住培医师时发现，从理论到临床的转变过程中，学员们在转换思维和临床沟通上仍然不成熟，在手术操作方面仍显得无所适从，需要加强引导临床思维和技能的培训。

现有的妇产科手术学图书基本服务对象大多是有一定临床经验及实践手术经验的临床医师，用以提高其手术技能，而从术前沟通到术后处理贯穿整个过程的针对住培医师的手术图文类书籍尚缺乏。本书的编写遵从国家卫生健康委员会颁布的《住院医师规范化培训内容与标准（试行）》中的妇产科细则要求，结合妇产科住培理论和临床实践考核大纲，是为进入妇产科临床规范化培训的住院医师精心打造的一部专著。本书内容丰富，含盖从解剖到实践手术、从患者治疗方式的选择到与患者的沟通、从手术器械的配置及作用原理到实际使用、从术后医嘱至出院全方位的引导等方向内容。

本书重点集中于技能操作、手术操作的临床实际情况，模拟临床病例、临床手术前的谈话与沟通，解读手术操作的适应证、禁忌证，围术期处理及注意事项，详尽介绍技能操作及手术步骤。重点章节均围绕典型的临床病例展开，应用大量的临床手术图片配合文字进行表述。本书内容从临床角度出发，注重培养住院医师科学而严谨的临床思维、规范的围术期处理及手术操作，力求全景性模拟临床诊疗全过程的工作，使住院医师更快实现从"学生"到"医生"的角色转变，迅速把握妇产科临床工作中沟通及操作的具体问题，力争使住培医师能在本书的基础上迅速掌握住培要求的各项基础操作及手术。同时，本书在基础手术技能外，还从临床医师应掌握的手术分级中选取了进阶的手术并对其进行了详细的讲解。

本书的撰写是我院妇产科集体智慧的结晶，融入了编者团队丰富的临床教学经验，集学术性、先进性和实用性于一体，重点在于提高临床技能及手术能力。我们衷心希望本书可以成为医学生、低年资住院医师、妇产科住培医师临床技能学习与再提高的学术工具书，并对其初入临床有引导和借鉴的作用。

本书的策划及出版得到了医院住培部门和领导的大力支持，谨表感谢。对各位编者在繁重的临床工作中对本书的辛勤劳动表示感谢。因编写时间紧迫、编者写作风格有异、水平有限，内容难免有不足之处，希望各位读者、专家提出宝贵建议。

卢美松

哈尔滨医科大学附属第一医院

目　录

第一篇　妇科手术基础篇

第一章　女性生殖系统的发育及生理 …………………………………………… 1

　第一节　女性生殖系统的发育 …………………………………………… 1

　第二节　女性生殖系统的生理变化及功能 …………………………… 2

第二章　女性盆腹腔的解剖 …………………………………………………… 6

　第一节　女性腹壁解剖 …………………………………………………… 6

　第二节　女性盆腔解剖 …………………………………………………… 8

第三章　腹腔镜技术 …………………………………………………………… 13

　第一节　腹腔镜相关的设备及器械 …………………………………… 13

　第二节　腹腔镜下的手术操作技巧 …………………………………… 25

第四章　宫腔镜技术 …………………………………………………………… 35

　第一节　宫腔镜相关的设备及器械 …………………………………… 35

　第二节　宫腔镜下的手术操作技巧 …………………………………… 39

第二篇　妇科疾病及相关手术

第五章　外阴、阴道手术 ……………………………………………………… 42

　第一节　常见外阴、阴道疾病及基础手术 …………………………… 42

　第二节　进阶手术 ……………………………………………………… 51

第六章　子宫颈手术 …………………………………………………………… 56

　第一节　基础手术 ……………………………………………………… 56

　第二节　进阶手术 ……………………………………………………… 62

第七章　子宫腔内手术 ………………………………………………………… 71

　第一节　基础手术 ……………………………………………………… 71

　第二节　进阶手术 ……………………………………………………… 84

第八章　子宫体病变手术 ……………………………………………………… 98

　第一节　常见子宫体疾病及基础手术 ………………………………… 98

　第二节　进阶手术 ……………………………………………………… 109

第九章　输卵管疾病手术 ……………………………………………………… 128

第一节　常见输卵管疾病及基础手术 ………………………………… 128

第二节　进阶手术 ……………………………………………………… 146

第十章　卵巢疾病手术 …………………………………………………… 154

第一节　常见卵巢疾病及基础手术 …………………………………… 154

第二节　进阶手术 ……………………………………………………… 164

第三篇　产科相关操作及手术

第十一章　常规操作及接产 ……………………………………………… 171

第一节　骨盆外测量 …………………………………………………… 171

第二节　骨盆内测量 …………………………………………………… 173

第三节　胎心监护 ……………………………………………………… 176

第四节　人工破膜术 …………………………………………………… 181

第五节　阴道分娩接产 ………………………………………………… 184

第十二章　助产及剖宫产 ………………………………………………… 190

第一节　胎头吸引助产术 ……………………………………………… 190

第二节　阴道手术助产（产钳助产术） ……………………………… 192

第三节　臀位助产术 …………………………………………………… 195

第四节　手取胎盘术（人工胎盘剥离术） …………………………… 196

第五节　剖宫产术 ……………………………………………………… 198

第十三章　产妇及新生儿处理 …………………………………………… 204

第一节　会阴切开缝合术 ……………………………………………… 204

第二节　会阴阴道裂伤缝合术 ………………………………………… 208

第三节　新生儿窒息复苏 ……………………………………………… 212

第四篇　辅助生殖相关技术

第十四章　人工授精 ……………………………………………………… 217

第十五章　取卵手术 ……………………………………………………… 219

第十六章　胚胎移植技术 ………………………………………………… 225

第十七章　囊肿穿刺技术 ………………………………………………… 229

第十八章　多胎妊娠减胎术 ……………………………………………… 231

参考文献 …………………………………………………………………… 234

第一篇 妇科手术基础篇

第一章 女性生殖系统的发育及生理

第一节 女性生殖系统的发育

女性生殖系统与泌尿系统在胚胎期发生起源上密切相关，此两系统的发育可相互影响。在胚胎发育早期脊索形成，随后在脊索的诱导下出现并形成神经管及体节。体节外侧的中胚层中部分即发生为泌尿系统及生殖系统。胚胎发育第4周，腹后壁的纵行长条状隆起为尿生殖嵴，尿生殖嵴分裂形成生殖嵴（内侧部分）、中肾嵴（外侧部分）两部分。内侧的生殖嵴是性腺的原始胚基，之后会进一步分化成性腺，其前外侧表面体腔上皮将发育形成米勒管（Müllerian duct）或称为副中肾管（paramesonephric duct），与中肾嵴来源的中肾管经过复杂的联合再进一步分化形成生殖管道，而女性外生殖器主要是由泄殖腔（cloaca）分化而来的。

一、性腺的发育

在胚胎第5周，性腺仍不能区分是女性或男性，故称为未分化性腺，一直持续到胚胎发育的第8周，从表层向里层分布为生发上皮、中胚层间充质，生发上皮增生后形成垂直于表面的性索，性索内还有来源于卵黄囊壁内胚层以变形运动方式沿着卵黄囊迁移至原始性腺的生发上皮内的原始生殖细胞。性腺发育取决于胎儿的基因型和性染色体，发育的最终表型还要受激素环境的影响。在胚胎发育第8周，如为男性胚胎，由于Y染色体编码的性决定区（sex–determining region of the Y chromosome，SRY）蛋白，原始性腺即开始向睾丸分化，而

如为女性胚胎，在两条X染色体作用下，原始未分化性腺自第10周开始向卵巢分化。

二、女性生殖管道的发育

胚胎在发育早期未分化男性或女性时，都会发生一对中肾管和一对副中肾管，其为原始生殖管道，这两对管道将在不同环境下分别发育成男性、女性生殖管道。胚胎发育第4周，后肾形成。中肾管末端通入泄殖腔处，形成输尿管芽，最终其头端发育成肾盂、肾盏及集合管，尾端形成输尿管。与此同时，生肾索尾端部分分化成后肾组织。胚胎发育第7周后尿生殖嵴中肾管外侧伴行的上皮增生凹陷形成一对沟，然后合拢即形成米勒管，因其伴行中肾管故又称副中肾管，与中肾管同步发育，在胚胎发育第8周，两侧副中肾管在腹侧跨过中肾管，行在其内侧，在体中线会合，中段融合发育为子宫，尾段继续延伸接触到泄殖腔来源的尿生殖窦后，其末端的中胚层组织增生形成两个米勒结节（Müllerian tubercle）。在中段融合初始会有子宫纵隔，随着融合纵隔在胎儿20周吸收消失形成一个子宫。约胚胎发育第9周时两个米勒结节增生形成阴道板，随后阴道板管道化形成阴道。未融合的两侧副中肾管头段其后发育为输卵管。

三、女性外生殖器的发育

胚胎早期形成泄殖腔及泄殖腔膜。约胚胎发育第7周时泄殖腔即被分隔为背、腹两部分，中间以尿直肠隔分隔。泄殖腔的背侧部分为直肠，腹侧部分为膀胱和尿生殖窦（urogenital sinus），中肾管开口于尿生殖窦的两侧。胚胎发育第4～6周，尿生殖窦膜发生

生殖结节（genital tubercle）。随后在生殖结节两侧发生一对生殖隆起（genital swelling）。在生殖结节尾侧出现的一对隆起部分称为尿生殖褶（urethral fold），此时的胚胎处于性未分化期，不能区分男女性别。直至胎儿发育10周后出现并逐步完成女性性别分化。生殖结节增长成为阴蒂，两侧生殖隆起发育成大阴唇，尿生殖褶发育为小阴唇。尿生殖窦一部分形成尿道，尿生殖窦与尿道沟共同形成阴道前庭。

第二节　女性生殖系统的生理变化及功能

一、卵巢的生理结构、变化及功能

胚胎发育第10周性腺开始向卵巢分化，出现卵巢的结构。原始生殖细胞在胚胎早期继续增生，在生发上皮下繁衍出大量生殖细胞，经有丝分裂后形成卵原细胞，至胚胎发育第10～12周分化为初级卵母细胞，性索皮质的扁平细胞围绕卵母细胞构成原始卵泡。原始卵泡与周围的间质形成了卵巢的皮质。深部的性索逐渐萎缩被卵巢系膜来源的血管及结缔组织代替而形成卵巢的髓质。出生后至儿童早期由于下丘脑-垂体-卵巢轴的功能处于抑制状态，卵巢位于腹腔且呈长条形，卵泡仅能发育到窦前卵泡期，机体处于低雌激素水平。至青春前期因中枢性负反馈抑制状态解除，下丘脑促性腺激素释放激素（gonadotropin releasing hormone，GnRH）脉冲式释放，继而引起垂体促性腺激素和卵巢性激素水平升高；卵泡进一步发育，卵巢形态逐步向扁椭圆形发育并逐渐下降至盆腔内。至性成熟期卵巢功能成熟并分泌性激素，原始卵泡生长历经初级卵泡、次级卵泡、窦前卵泡、窦卵泡、排卵前卵泡直至排卵、黄体形成、白体，从而建立规律的周期性排卵。卵巢大小约为4cm×3cm×1cm，重量为5～6g。卵巢的结构从浅层至深层为单层立方的生发上皮、致密的白膜、皮质、髓质。皮质内含各级卵泡、黄体、白体、间质。髓质内含结缔组织、血管、神经、淋巴管、少量平滑肌。至绝经期后，因储备卵泡的耗竭、雌激素分泌趋向停止，卵巢的间质分泌少量雄激素在外周转化为雌酮而起性激素的作用，卵巢体积逐渐萎缩。

二、输卵管的生理结构、变化及功能

输卵管胚胎期来源于副中肾管头段，至儿童期弯曲且细；至青春期、性成熟期在雌激素的作用下输卵管弯曲度减小且变粗、输卵管黏膜出现皱襞与上皮纤毛细胞生长变大、非纤毛细胞分泌增加，为卵子提供运输和受精场所，在雌激素、孕激素的协同作用下调控细胞分泌及输卵管的蠕动，保证受精卵在输卵管内的正常营养及运行；至绝经期后输卵管在低雌激素的体内环境下再度萎缩变细。

三、子宫的生理结构、变化及功能

子宫由两侧副中肾管中段在中线融合发育而成，是胎儿20周时形成的一个单腔肌性器官。子宫是女性孕育胎儿和产生月经的器官，其形态为倒置梨形，重50～70g，大小为（7～8）cm×（4～5）cm×（2～3）cm，腔内容积约为5ml，分为子宫颈和子宫体两部分。子宫颈位于子宫下部，呈圆柱状（图1-2-1）。子宫体位于子宫上部，子宫体与子宫颈之间外观最狭窄部约1cm，称为子宫峡部，自内部看子宫峡部上界为解剖学内口，是解剖学上最狭窄处，其下界为组织学内口，是子宫内膜和子宫颈黏膜交汇处（图1-2-2）。妊娠期子宫峡部可伸长达7～10cm，形成子宫下段。子宫颈以阴道为界，分为子宫颈阴道上部和子宫颈阴道部，长度比例为2∶1。未产妇的子宫颈外口呈圆形，经产妇的子宫颈外口多呈鱼口状，以横裂为界分为前唇和后唇（图1-2-3），主要由结缔组织构成，含少量平滑肌纤维、血管及弹性纤维。子宫颈管呈梭状，黏膜为单层柱状上皮，腺体能分泌碱性黏液，形成黏液栓。子宫颈阴道部为复层扁平上皮，与黏膜柱状上皮形成移行带，为宫颈癌的高发区。子宫体顶部为子宫底，子宫底两侧为子宫角，连接

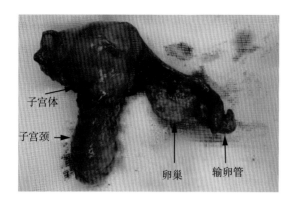

图1-2-1　子宫

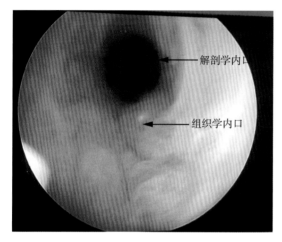

图1-2-2　宫腔镜下子宫颈管组织学及解剖学内口

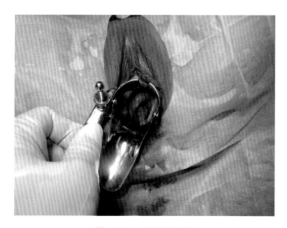

图1-2-3　子宫颈外观

输卵管。子宫外层为腹膜覆盖而成的浆膜层，中层为不同走向的三层平滑肌纤维（内层呈环形排列、中层呈交叉排列、外层呈纵行排列），内层为子宫内膜层。子宫的中层三层肌纤维走向可以在其收缩时起到很好的止血作用。子宫内膜层由基底层和功能层两部分构成。基底层靠近肌层，占子宫内膜层的1/3，细胞形态小，不随性激素变动而剥脱，起到内膜再生和修复的作用；功能层占子宫内膜层的2/3，是胚胎植入的部位，受卵巢性激素的周期性变化调节而发生增殖、脱落形成月经。在雌激素、孕激素不同作用下功能层可分为增殖期、分泌期。增殖期在雌激素作用下上皮、腺体、间质、血管均发生增殖性变化，在此期腺细胞增生，腺体变长，螺旋动脉逐渐发育，管壁变厚。单层内膜厚度一般为1～5mm。分泌期黄体分泌的雌激素、孕激素协同作用使增殖期内膜继续增厚，腺体更长，并且出现顶浆分泌现象（分泌上皮细胞顶端胞膜破裂，细胞内的糖原溢出进入腺体），此期内膜含有丰富的营养物质，有利于受精卵着床发育。螺旋动脉增长迅速、弯曲、扩张，超出内膜厚度。当没有受精卵着床时，雌激素和孕激素减退、内膜螺旋动脉出现逐渐加强的血管痉挛性收缩，导致远端血管壁及组织缺血坏死、剥脱，功能层从基底层剥离、出血，形成月经。

儿童期子宫小，子宫颈较长，子宫体与子宫颈比例约为1:2，因此期卵巢性激素水平低，子宫肌层很薄，子宫内膜也很薄。青春期后在高水平雌激素的作用下子宫增大，尤以宫体增大明显，子宫体与子宫颈的比例为2:1，并随卵巢规律性排卵及激素的周期变化而出现规律的月经。绝经后期在低水平的卵巢激素作用下子宫萎缩，子宫体与子宫颈的比例约为1:1。

四、阴道的生理结构、变化及功能

阴道主要起源于阴道板及尿生殖窦，承担性生活、月经血排出及胎儿娩出的通道作用。其结构自内向外由非角化复层扁平上皮、肌层和纤维组织膜构成。内层有许多横行皱襞，伸展性很大，中层是内环和外纵两层平滑肌，外层为网状纤维组织膜。其位置位于膀胱尿道和直肠之间，上宽下窄，走行为向上向后，前壁长 7～9cm，后壁长 10～12cm。上为子宫颈阴道部，下开口于阴道前庭后部。上端包绕子宫颈阴道部形成圆周状隐窝，称为阴道穹隆（vaginal fornix），按子宫颈前、后、左、右分为4部分，其中前、后穹隆对应为膀胱子宫陷凹和直肠子宫陷凹，因直肠子宫陷凹为盆腔最低点，在临床上常作为穿刺引流或手术途径（图1-2-4）。

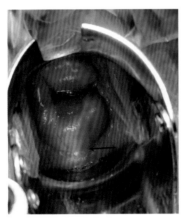

图 1-2-4　阴道后穹隆

儿童期生殖器为幼稚型，阴道狭长，上皮薄，无皱襞，细胞内缺乏糖原，阴道酸度低，抗感染能力弱，容易发生炎症。青春期后生殖器从幼稚型变为成人型，阴道长度及宽度增加，阴道黏膜复层扁平上皮增厚并出现皱襞。绝经期后雌激素水平降低，阴道壁萎缩、皱襞展平或消失、黏膜变薄、上皮细胞内糖原减少，阴道内 pH 升高至 5.0～7.0。

正常阴道内有大量的微生物，包括革兰氏阳性需氧菌和兼性厌氧菌、革兰氏阴性需氧菌和兼性厌氧菌、专性厌氧菌及支原体、假丝酵母菌等，其中优势菌群为乳杆菌，阴道的平衡态由雌激素、局部 pH≤4.5 的酸性环境、乳杆菌及局部免疫系统共同构筑。因此，破坏阴道的微生物生态平衡会引发炎症，未经消毒的阴道手术创口也会因细菌的定植而发生感染。

五、外阴的生理结构、变化及功能

女性外阴起源于尿生殖窦膜，位于两股内侧间、躯干的底部，前后界为耻骨联合和会阴体，包括阴阜、大阴唇、小阴唇、阴蒂和阴道前庭。儿童期外阴为幼稚型，皮肤黏膜薄，大小阴唇未完全发育成熟，不能很好地遮盖阴道前庭（图1-2-5）。青春期后外阴从幼稚型变为成人型，阴阜脂肪垫增厚隆起，其上的皮肤开始生长呈倒三角形分布的阴毛，大小阴唇变厚并有色素沉着（图1-2-6）。

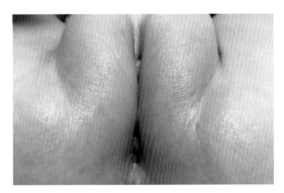

图 1-2-5　幼稚型外阴

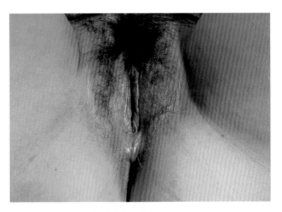

图 1-2-6　成人型外阴

阴阜、大阴唇、小阴唇均为皮肤结构，阴阜及大阴唇外侧表面有色素沉着和阴毛，内含皮脂腺和汗腺，可发生皮脂腺囊肿或毛囊炎等疾病；皮下为疏松结缔组织和脂肪组织，含丰富血管、淋巴管和神经，外伤后易形成血肿。小阴唇表面湿润、无毛，富有神经末梢。两侧小阴唇前端融合包绕阴蒂，后端融合形成阴唇系带，中间围成的菱形区域为阴道前庭（图1-2-7）。阴道前庭含尿道口、阴道口，深层有前庭球和前庭大腺，其中前庭球由具有勃起性的静脉丛组成，与由海绵体构成的阴蒂同为对性刺激敏感结构，性刺激后可勃起。前庭大腺（major vestibular gland）又称巴氏腺，位于大阴唇后半部，被球海绵体肌覆盖，两侧各一，如黄豆大小。腺管开口于阴道前庭后方小阴唇与处女膜间，在性兴奋时分泌黏液。

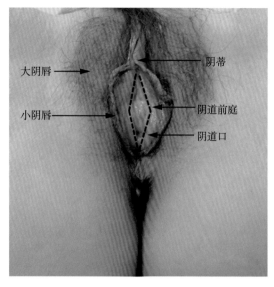

图1-2-7　外阴结构

（邓　锁　卢美松　贲　威）

第一节　女性腹壁解剖

一、腹壁概述

妇产科手术主要涉及盆腔手术，经腹壁手术切口主要位于脐水平和脐以下的下腹前壁。腹壁由浅至深分别为皮肤、皮下脂肪、筋膜、肌肉、腹膜外脂肪及腹膜。

对于构成盆腔的骨骼在体表形成的一些较为明显的骨性标志，以及明显的皮肤表面标志脐，在进行下腹部手术尤其是腹腔镜手术时需特别注意，其可以帮助手术者选取穿刺点（图2-1-1）。脐大约位于主动脉-髂总动脉分叉点之上水平。髂前上棘是腹股沟韧带及缝匠肌起点的标志，与脐的连线有助于选取腹腔镜手术的辅助操作孔位。瘦弱者还可见耻骨上支及耻骨联合的上缘、腹直肌外侧缘、腹正中线（色素沉着线）。分离了皮肤及脂肪（图2-1-2），即可见灰白色反光的筋膜（图2-1-3），它覆盖于肌肉表面。穿过所有腹壁层就进入了腹膜腔。覆盖于前腹壁的腹膜称为壁腹膜（图2-1-4，图2-1-5），而其覆盖于内脏表面的部分为脏腹膜。大小肠即位于前腹壁的壁腹膜下方。

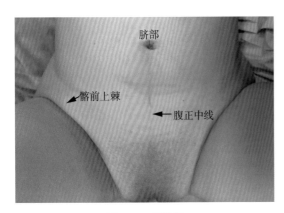

图2-1-1　下腹部

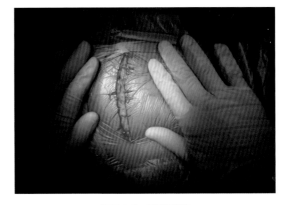

图2-1-2　腹壁脂肪

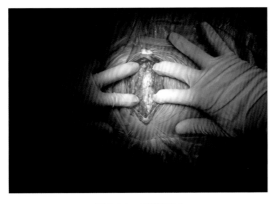

图2-1-3　腹壁筋膜

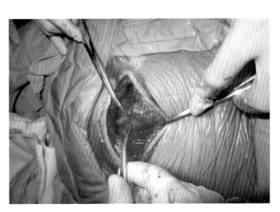

图2-1-4　腹膜

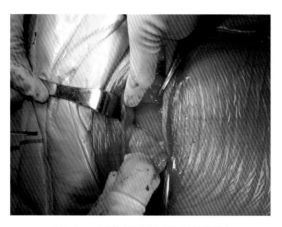

图2-1-5 腹膜（可见已切开的壁腹膜）

二、肌肉

下腹前壁肌肉包括腹直肌、腹外斜肌、腹内斜肌、腹横肌、锥状肌。

（一）腹直肌

腹直肌（rectus abdominis）位于腹前壁正中线两侧。起点：耻骨上缘。止点：胸骨剑突及第5～7肋软骨前面。腹直肌走行于腹直肌鞘内，坚韧的腹直肌鞘是由腹前壁的腹外斜肌、腹内斜肌、腹横肌共同形成的。两侧腹直肌由腹白线分割（图2-1-6～图2-1-8）。

（二）腹外斜肌

腹外斜肌（obliquus externus abdominis）位于腹前外侧壁浅层。肌纤维由外上向前内下斜行。起点：第5～12肋骨外侧面。止点：髂嵴、耻骨结节及腹白线，其腱膜参与构成腹直肌鞘前壁（图2-1-9）。

（三）腹内斜肌

腹内斜肌（obliquus internus abdominis）位于腹外斜肌深层。肌纤维由后外下向前内上斜行。起点：胸腰筋膜、髂嵴和腹股沟韧带外

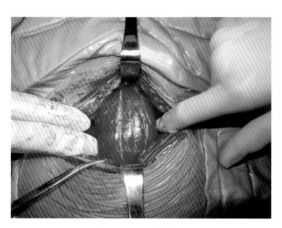

图2-1-6 腹直肌

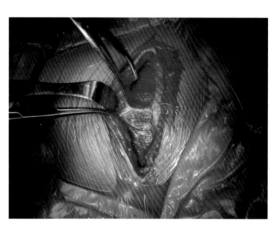

图2-1-7 腹直肌及腹白线

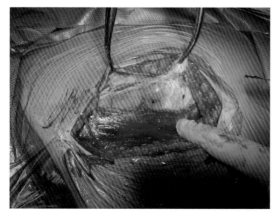

图2-1-8 腹直肌后鞘弓状线

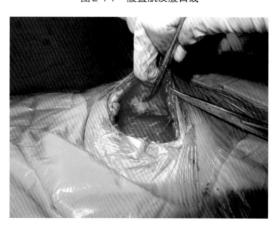

图2-1-9 腹外斜肌

侧。止点：第 10～12 肋骨下缘及腹白线，其腱膜参与构成腹直肌鞘前、后壁。

（四）腹横肌

腹横肌（transversus abdominis）位于腹内斜肌深层。肌纤维横向分布。起点：第 7～12 肋骨内面，胸腰筋膜、髂嵴和腹股沟韧带外侧。止点：腹白线。其腱膜参与构成腹直肌鞘后壁。功能：维持腹压。

（五）锥状肌

锥状肌（pyramidalis）起自耻骨上支，止于腹白线，是耻骨上方的一块小型肌肉，有维持腹压的作用（图 2-1-10）。

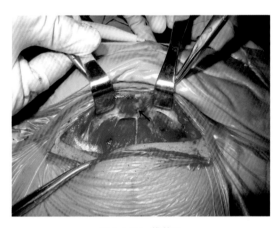

图 2-1-10　锥状肌

三、血管

腹壁的主要血管有腹壁下动脉（inferior epigastric artery）、腹壁浅动脉（superficial epigastric artery）、旋髂深动脉（deep iliac circumflex artery）、旋髂浅动脉（superficial iliac circumflex artery）。腹壁下动脉和旋髂深动脉在邻近腹股沟韧带处起自髂外动脉，腹壁下动脉行于腹横筋膜与壁腹膜之间，经腹股沟深环的内侧斜向上内穿腹横筋膜，后在半环线前方进入腹直肌鞘，在腹直肌与腹直肌后鞘之间上行，与腹壁上动脉（superior epigastric artery）在脐附近相吻合。腹壁下动脉的体表投影为腹股沟韧带中、内 1/3 交界处与脐连线，套管针穿刺位置宜选在此线外上方。旋髂深动

脉与腹壁下动脉在同一水平起自髂外动脉，向外上方行达髂前上棘，穿腹横肌。深层的血管均与动、静脉同行。腹壁浅动脉和旋髂浅动脉均起自股动脉，腹壁浅动脉越过腹股沟韧带中、内 1/3 交界处走向脐部，在其外侧是旋髂浅动脉，走向髂嵴，之后与腹壁浅动脉吻合，这两根动脉行于浅筋膜的浅深两层之间，有同名静脉伴行，在腹腔镜灯光照耀下明显可见。腹前壁的浅静脉较为丰富，彼此吻合成网，脐区尤为丰富。腹壁的血管无论是深浅血管，进行腹壁穿刺时均有可能被损伤。

第二节　女性盆腔解剖

一、骨盆

骨盆（pelvis）是上连脊柱、下接股骨的骨性连接，是支持人体躯干和保护盆腔脏器的重要结构，同时女性骨盆又是胎儿娩出时必经的产道，由骨盆骨骼、骨盆关节、骨盆韧带组成。

1.骨盆　由骶骨（sacrum）、尾骨（coccyx）及左右两块髋骨（hip bone）组成。每块髋骨又由髂骨（ilium）、坐骨（ischium）和耻骨（pubis）融合而成，骶骨由 5～6 块骶椎融合而成，呈楔形，其上缘明显向前突出，称为骶岬，是妇科腹腔镜手术的重要标志之一，尾骨由 4～5 块尾椎融合而成（图 2-2-1，图 2-2-2）。

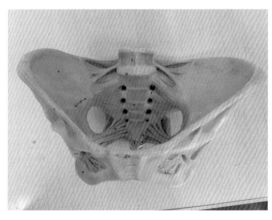

图 2-2-1　骨盆正面观

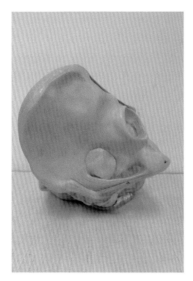

图2-2-2　骨盆侧面观

2.骨盆关节　包括耻骨联合（pubic symphysis）、骶髂关节（sacroiliac joint）和骶尾关节（sacrococcygeal joint）。在骨盆的前方，两耻骨之间由纤维软骨连接，称为耻骨联合，其在妊娠期受女性激素影响变松动，分娩过程中可出现轻度分离，有利于胎儿娩出。在骨盆后方，两髂骨与骨相接，形成髂关节。骶骨与尾骨相连，形成骶尾关节，有一定活动度，分娩时尾骨后移可加大出口前后径。

3.骨盆韧带　在连接骨盆各部的韧带中，有两对重要的韧带，一对是骶骨、尾骨与坐骨结节之间的骶结节韧带（sacrotuberous ligament）；另一对是骶骨、尾骨与坐骨棘之间的骶棘韧带（sacrospinous ligament），骶棘韧带宽度即坐骨切迹宽度，是判断中骨盆是否狭窄的重要指标。妊娠期受性激素影响，韧带松弛，有利于分娩。

二、盆腔解剖

（一）子宫的盆腔内解剖

子宫的支持结构包括子宫主韧带、子宫骶韧带、子宫阔韧带、子宫圆韧带。

1.子宫主韧带（cardinal ligament of uterus）是子宫的主要支持结构，一对坚韧的平滑肌和结缔组织纤维束，在子宫阔韧带的底部，从子

宫峡部及子宫颈水平呈扇形向侧后方延伸，最后融合于骨盆侧壁（图2-2-3）。此韧带将骨盆分成前方的膀胱侧窝及后方的直肠侧窝。主韧带可以分成子宫体与子宫颈交界处以上和子宫颈与阴道交界处以下两部分。主韧带是固定子宫颈位置、防止子宫脱垂的主要结构。

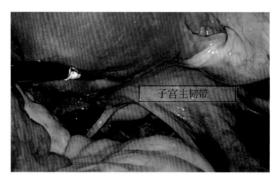

图2-2-3　子宫主韧带

2.子宫骶韧带（uterosacral ligament）起自子宫体和子宫颈交界处后面的上侧方，与主韧带在其子宫颈附着部位相连，向后下方绕过直肠走行至坐骨棘和骶骨第2、3骶椎前面的筋膜，但是难以精确辨认。子宫骶韧带外覆腹膜，内含平滑肌、结缔组织和神经（图2-2-4）。子宫骶韧带的作用是向后向上牵拉子宫颈，维持子宫前倾前屈位置。

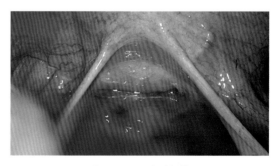

图2-2-4　子宫骶韧带

3.子宫阔韧带（broad ligament of uterus）位于子宫两侧的一个由前后腹膜及其间疏松结缔组织形成的翼状双层腹膜皱襞结构（图2-2-5），由覆盖子宫前后壁的腹膜自子宫侧缘向两侧延伸达盆壁而成。其起自子宫圆韧带前方，止于骨盆漏斗韧带后方，能够限制子宫向两侧

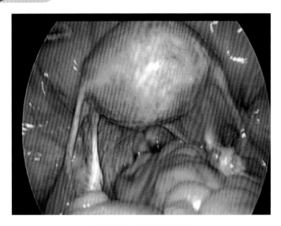

图 2-2-5 子宫阔韧带

移动。子宫阔韧带有前后两叶，两叶间有丰富的血管、神经、淋巴管及大量疏松结缔组织，其上缘包绕输卵管至壶腹部，外后方包绕卵巢动、静脉，形成骨盆漏斗韧带（infundibulopelvic ligament），又称卵巢悬韧带（suspensory ligament of ovary）。子宫阔韧带后叶在卵巢内侧与子宫角之间增厚为卵巢固有韧带。卵巢后方的子宫阔韧带后叶称为卵巢系膜。输卵管与卵巢之间的子宫阔韧带称为输卵管系膜。子宫动、静脉和输尿管均从子宫阔韧带基底部穿过。

4.子宫圆韧带（round ligament of uterus）呈圆索状，主要由平滑肌和结缔组织组成。起自宫底前外侧、宫角输卵管子宫部的前面稍下方，在子宫阔韧带前叶的覆盖下向腹侧及外侧延伸走行，到达两侧骨盆侧壁后，经腹股沟管以散在纤维止于大阴唇前端脂肪中（图 2-2-6）。

子宫圆韧带有维持子宫前倾位置的作用。

（二）输卵管

输卵管（fallopian tube，oviduct）为一对细长而弯曲的肌性管道，是卵子与精子的结合场所及运送受精卵的通道。位于子宫阔韧带上缘内，内侧与子宫角相连通，外端游离呈伞状，全长 8～14cm（图 2-2-7）。输卵管根据形态和走行，由内向外分为 4 部分：间质部（interstitial portion），内连接于子宫腔，潜行于子宫角肌壁间，长约 1cm，管腔最窄；峡部（isthmic portion）：长 2～3cm，位于间质部外侧，细而较直，管腔较窄；壶腹部（ampulla portion）：长 5～8cm，位于峡部外侧，管腔宽大、弯曲，是输卵管最长的部分及卵子受精发生的场所；伞部（fimbrial portion）：长 1～1.5cm，在输卵管最外侧，开口于腹腔，管口处有许多指状突起组成伞状，故得名，有"拾卵"作用。输卵管的血液由子宫动脉的输卵管支及卵巢动脉的分支供应。

（三）卵巢

卵巢（ovary）为一对灰白色、扁椭圆形、产生卵子和分泌性激素的性腺器官（图 2-2-8）。其由靠近盆壁侧的卵巢悬韧带（图 2-2-9）和子宫侧的卵巢固有韧带（图 2-2-10）悬吊于侧盆壁与子宫之间，卵巢后缘游离悬垂，表面无腹膜覆盖，前缘有卵巢系膜与子宫阔韧带相连。卵巢血管（右卵巢动脉自腹主动脉发出，左卵巢动脉自左肾动脉发出）在腹膜后沿腰大

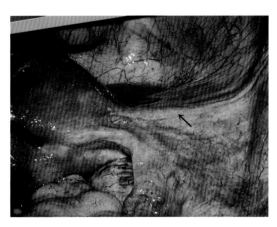

图 2-2-6 子宫圆韧带

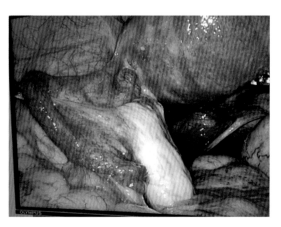

图 2-2-7 输卵管

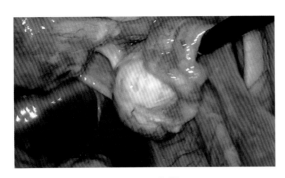

图2-2-8　卵巢

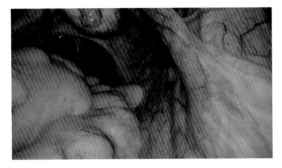

图2-2-9　卵巢悬韧带

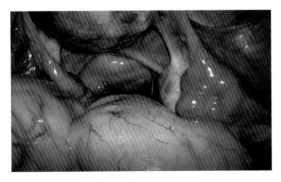

图2-2-10　卵巢固有韧带

肌前面下行，向外向下至骨盆跨过髂总动脉下段，进入骨盆漏斗韧带，再穿过卵巢系膜，一支经卵巢前缘的系膜卵巢门进入卵巢，另一支走行于输卵管系膜内与子宫动脉上行的卵巢动脉支相吻合供应输卵管血液。

（四）子宫血管及邻近器官

1.子宫血管　子宫动脉为髂内动脉前干分支，在腹膜后沿骨盆侧壁向下向前走行，经子宫阔韧带基底部、宫旁组织到达子宫峡部外侧，横跨输尿管至子宫侧缘，相当于子宫颈内口水平处分为上下两支：上支沿子宫体侧缘迂曲上行，为子宫体支，于子宫角处又分为宫底支、输卵管支及卵巢支；下支供应子宫颈及阴道上段，为子宫颈阴道支，下方和阴道动脉相吻合。

2.邻近器官　子宫位于盆腔中部，前为膀胱，后方为直肠。腹膜覆盖子宫、膀胱、直肠，分别形成膀胱子宫陷凹（图2-2-11）和直肠子宫陷凹（图2-2-12）。两侧为输尿管。

（1）输尿管（ureter）：是起自肾盂止于膀胱的肌性管道，管壁厚1mm，粗细不一，在腹膜后沿腰大肌前面由外向内跨过腰大肌后进入盆腔，在骶髂关节处跨过髂外动脉和髂内动脉交叉处，在髂内动脉和闭孔动脉的中间下行至骨盆（图2-2-13）。在子宫颈内口水平距子宫侧缘2cm左右于子宫动脉下方穿过，向下向内斜行贯穿子宫主韧带，穿越输尿管隧道进入膀胱。在施行结扎卵巢动脉、子宫动脉及打开主韧带输尿管隧道时均应判断输尿管走行以避免损伤输尿管。输尿管走行过程中，多重血管在其周围分支并相互吻合，形成丰富的血管丛

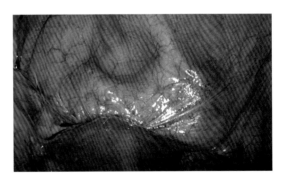

图2-2-11　膀胱子宫陷凹

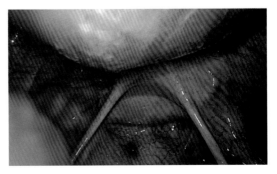

图2-2-12　直肠子宫陷凹

营养输尿管，但在中下1/3交界处血管吻合少，因此在进行盆腔手术时应注意保护输尿管血供，避免因缺血形成输尿管缺血性损伤。

（2）阑尾（vermiform appendix）：为连于盲肠的盲端，形似蚯蚓，其位置、长短、粗细变异很大，多位于右髂窝内，下端有时可达右侧输卵管及卵巢，造成交叉感染（图2-2-14）。

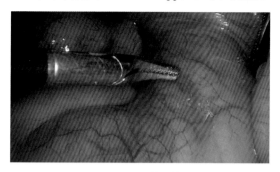

图2-2-13　输尿管

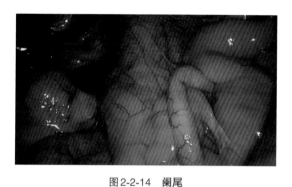

图2-2-14　阑尾

（邓　锁　尤　琪　曹　珊）

第三章　腹腔镜技术

第一节　腹腔镜相关的设备及器械

腹腔镜技术是通过腹部小切口、应用图像系统将腹腔内的物体投射到显示器上的一种微创手术技术，在手术过程中手术医师不能像经典手术那样直接看到物体的三维结构，不能直接接触和探查手术区域，只能通过光学折射或电子成像技术经由摄像系统将实景显示在显示器上，再在监视器的实时监视下用操作器械来完成手术。腹腔镜技术的注意事项和操作方法与传统的手术完全不同，其十分依赖于腹腔镜成像设备和器械，因此手术者不仅要掌握解剖学手术方法，也应掌握和熟悉腹腔镜设备、器械的工作原理，这样才能正确地使用设备器械、熟练地排查故障，避免误操作，及时处理术中出现的设备、器械故障引起的手术阻碍。

一、腹腔镜设备

腹腔镜设备（laparoscopic equipments）通常由成像系统、电外科能量系统、气腹系统、冲洗吸引系统组成，分别用于图像显示及追踪、腹腔视野的显露与维持、手术所需的组织切割与血管闭合、手术野的显露与清理。其他系统还包括图像记录系统、子宫旋切系统、超声刀系统、激光系统等（图3-1-1）。

（一）成像系统

成像系统（image system）即腹腔镜摄录像监视系统，包括腹腔镜体、冷光源、光导线缆、摄像系统和监视器五部分，其中模拟信号摄像机符合逐行倒相（phase alternating line，PAL）制式或为电子摄像机。现多为电子传输式。

1.腹腔镜体　目前采用的腹腔镜体有光学镜和电子镜两大类（图3-1-2）。光学镜由一组柱状透镜加光导纤维经封装后形成，光学视管前端镜面置入腹腔内，后端外观镜体有摄像头接口和光导线缆两个接口。两接口多为垂直，后端连接摄像头得到图像，侧面连接光导线缆用于封闭腹腔的照明。光学镜体应具有良好的光传导和广角镜头。一般镜体长度为30cm，直径多为5mm、10mm，还有直径仅为2mm的

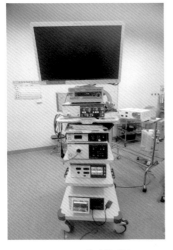

图3-1-1　腹腔镜设备

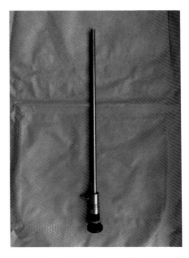

图3-1-2　腹腔镜体

微型腹腔镜，直径越小的腹腔镜，虽对患者的损伤越小，但其可视范围也越小，不利于提供较宽阔的手术视野，因此临床上成人最常用的是直径10mm的腹腔镜体，妇科腹腔镜手术采用直径10mm的腹腔镜为多。镜面视角为0°或30°，0°镜更有利于初学者操作，30°镜可以扩大视野的角度，以便于手术需要时提供一个良好的手术视野。电子镜是将摄像头置于腹腔镜镜体头端，后端线缆整合了光导线缆和信号传输线缆，摄像机和冷光源还被制成一体机，图像不经过光学镜体的衰减，图像更清晰，使用更方便。

2.冷光源　是为腹腔镜腔内手术视野提供照明的装置（图3-1-3）。常用冷光源有卤素灯泡和氙气灯泡，它们的色温分别是3200～3400K、5500～6000K，越高色温的光源亮度越大，产生的色彩还原越真实，图像越清晰。氙气灯泡因色温更高、更接近自然太阳光线且使用寿命长（一般标称500小时以上），因此比卤素灯泡更适合用于腹腔镜的照明。所有光源产生光的时候都会产生热，腹腔镜冷光源的称谓来源是光源灯泡所产生的热量通过隔热玻璃及散热系统降低导光纤维束远端温度，因此到达腹腔内的热量较少，同时兼顾手术中良好的腔内温度和光信号传导效率，故称冷光源，但在使用中仍需注意腹腔镜镜体头端，光导纤维发光处仍会有热量的积聚，在直接长时间接触手术敷料、皮肤、腹腔组织时仍然会引起组织灼伤。经切口置入的镜体光照亮度会随着与组织的距离加大，视野中有减弱，此时就需要调节光照强度。冷光源发生设备有两种调节光照强度模式，手动模式和自动模式。自动模式会根据光反射的反馈自动调节光照强度，建议手术中采用自动调节模式。

3.光导线缆　是腹腔镜与冷光源的连接部分，通称导光束或光缆（图3-1-4），由一束具有全反射特性的光导纤维（fiber optic cables）构成。每一根光导纤维的直径为10～25μm，一根光导线缆含有10 000根以上的光导纤维。光导纤维束的直径与不同直径的光学镜镜体适配，有1.6mm、2.5mm、3.5mm和4.5mm，长度一般为1.8～3m，一般选择适配的光导线缆直径及接头，直径过大会发生部分光损失。妇产科因手术体位限制，一般选择长度为3.0～3.5m的光导线缆。光导线缆使用较长时间后，要检查光导纤维。因损坏的纤维不能导光而表现为黑点，因此距离20cm用光去照光导线缆末端平面，暗点表示光导纤维损坏，中心区域呈现褐色是氧化损坏。光导线缆可弯曲收纳，但一般缠绕直径为15～20cm，直径过小或成角样折叠会损坏光导纤维，通常光导纤维损坏30%以上或中心区域直径大于2mm面积损坏时就应该更换新的光导线缆。

4.摄像系统　包括连接卡口、摄像头、信号传输线缆、摄像主机四个部分（图3-1-5，图3-1-6）。摄像头的关键元件是电荷耦合器（charge coupled device，CCD），CCD主要功能是将腹腔镜可视端的光学影像信号转换成数

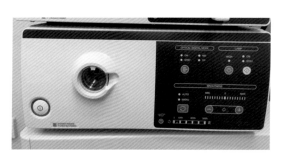

图3-1-3　腹腔镜冷光源

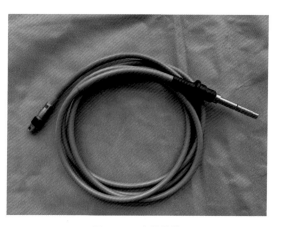

图3-1-4　光导线缆

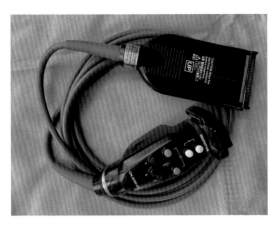

图3-1-5 腹腔镜摄像头、信号传输线缆

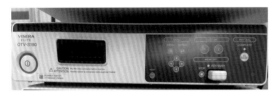

图3-1-6 摄像主机

字图像信号。半导体材料上的光敏元件排列有序，其二维空间布局和信号转换性能决定了摄影图像的分辨率和清晰度。CCD远端的图像传感器具有较高的信息解析度，是保障内腔观察效果的重要部件。CCD驱动器的作用是为CCD输送增益控制信号，当腹腔镜与观察器官发生距离变化时，自动调整摄影光线强度，使内腔的可见度保持一致。现代使用的数字化摄像头有比以往更高的分辨率和更逼真的色彩。在售的种类有单晶片和三晶片的摄像头。单晶片摄像头是用1个CCD来接收信号的，而三晶片摄像头则是用3个独立的CCD来处理信号（它是将外部的光分成红、绿、蓝3种颜色来给每个独立的CCD，然后像单晶片一样处理相应的信号），三晶片摄像头从技术角度来说清晰度及色彩还原度均高于单晶片摄像头，但使用成本较高。在元件材料上还有一种互补金属氧化物半导体（complementary metal oxide semiconductor，CMOS）可替代CCD，也有着良好的成像效果。

5.监视器　常用监视器（图3-1-7）大小一般为14～30in（1in=2.54cm）。监视器大小

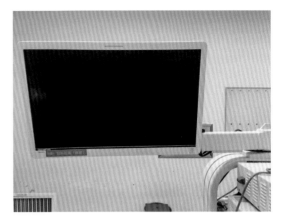

图3-1-7 监视器

的选择取决于手术者和监视器的距离。术者距离监视器越近，监视器应越小，但不能小于14in。妇科腹腔镜手术时，如有唯一的监视器一般置于患者下肢远端，建议选择21in以上监视器。监视器的分辨率一般达到540线为"标清"标准，达到720线为"高清"标准。

（二）电外科能量系统

电外科能量系统是现代手术基本配备单元，能够利用各类能量设备实现手术过程中对组织进行切割、分离、止血及其他如汽化、消融等功能，是腹腔镜手术中不可缺少的设备。目前腹腔镜常用的电外科能量系统包括高频电外科能量系统、氩气刀能量系统、超声能量系统等。

1.高频电外科能量系统　可将电能转变为热能产生组织破坏效应而达到凝固、止血、切割的目的，具有工作时有电流通过组织或人体的特点，以及周围组织热辐射、电损伤等潜在风险。高频电外科能量系统分为主机、连接线缆、电器械。

（1）主机（图3-1-8）：为高频电流发生器，电流发生器可以发出高频电流，通过机器中的调波装置调整电流正弦波数量，按临床手术医师的手术要求可以选择不同模式的切割及凝固效果，一般分为纯电切、纯电凝或混合电切电凝模式3种类型。现临床常见的主机可以提供单极及双极两种输出接口，分别可以进行单极电凝和双极电凝，通常在插孔面板有连接插孔的标识。

（2）连接线缆：双极电凝连接线缆（图3-1-9）与主机插孔匹配的插头为双插头。单极电凝连接线缆（图3-1-10）一般为单插头。

（3）电器械：手柄侧连接头不同，单极电器械（图3-1-11）为单金属杆，双极电器械（图3-1-12）为两部分独立的金属环。

2.氩气刀能量系统　氩气刀治疗又称氩等离子凝固术（argon plasma coagulation，APC），是通过电离氩气产生氩等离子，传导高频电流至靶组织而产生热效应，达到止血和组织失活效果的非接触式电凝技术。氩气刀能量系统通常由氩气刀主机（图3-1-13）、氩气源（图3-1-14）、流量表、负极板、氩气刀手柄和电极组成（图3-1-15）。手控开关可同时控制氩气的释放

和电流的传输。

3.超声能量系统　可将超声电能转换为机械能（图3-1-16～图3-1-18），通过变幅杆的放大和耦合作用，推动刀头产生高频振动，实

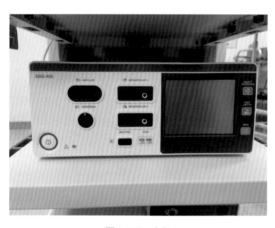

图3-1-8　主机

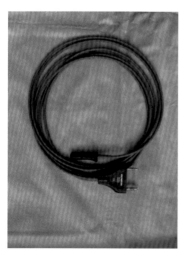

图3-1-9　双极电凝连接线

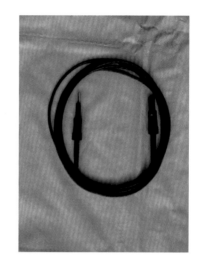

图3-1-10　单极电凝连接线

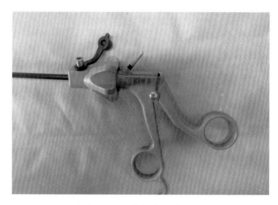

图3-1-11　单极电器械手柄

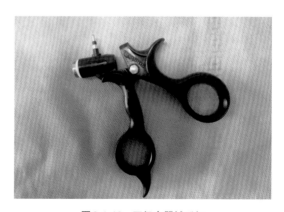

图3-1-12　双极电器械手柄

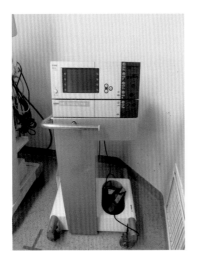

图3-1-13　氩气刀主机

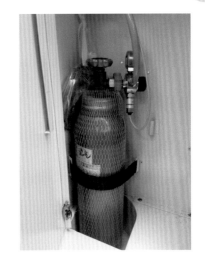

图3-1-14　氩气源

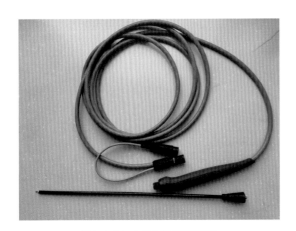

图3-1-15　氩气刀手柄和电极

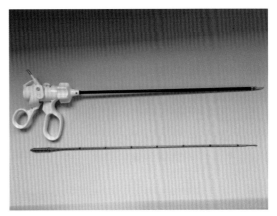

图3-1-16　超声刀

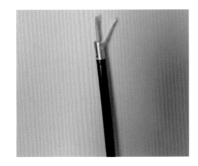

图3-1-17　组装后超声刀头部

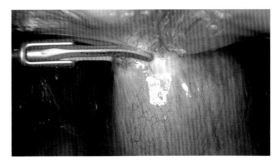

图3-1-18　超声刀术中应用

现组织的切割与血管闭合等效应。

（三）气腹系统

气腹系统包括电子气腹机、进气管、气腹管、气源。

1.电子气腹机（图3-1-19）是用来将气体注入人体腹腔的机器，是在腹腔镜手术中建立和维持气腹的专用设备。后面板设有进气接口和电源接口，前面板设有出气接口、开关、数字显示及控制面板、泄压阀。电子气腹机内一般设有电源、减压阀、电磁阀、气压传

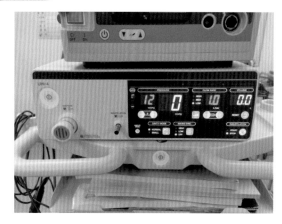

图3-1-19　电子气腹机

感器、流量传感器、过滤器、显示装置、输出气体加温装置。减压阀装置用于将进气压力降低至安全压力值，设有压力监测装置，可以检测进气气压以判断是否进气气压不足、出气侧气压过高等，设有流量调节，可以设定出气端的气流量用于实现快速充气或维持充气，同时气腹机还提供了泄压阀，用于当腹内压超压时进行自行排气泄压处理。CO_2气体由气瓶输出的过程是液态CO_2转换为气态的过程，在液/气转换中会吸收大量的热量，输出的气体温度低，输出气体加温装置用于将气体升温并保持恒温至接近人体温度。气腹机的前面板可以显示各种压力相关的数值，包括CO_2气瓶内容量和压力、实际的腹腔内压力、预设的腹腔内压力、充气流量、消耗的CO_2气体总量，气腹机还有针对腹腔内压力过高的报警系统。当腹腔内压力超过预选值一定范围时，气腹机会持续发出蜂鸣，压力指示灯会同时闪动。现用气腹机多为40L气腹机，每分钟充气流量能在1～40L的范围内调节。一般设为高中低三档，分别用于快速建立气腹及维持气腹。注气时机器可以自动调节，如机器上设定手术时所需腹腔内压力为12mmHg，气腹机在腹腔内压力达到这个设定的数值时自动停止充气，并在腹腔内压力低于所设定的数值时自动启动充气，这样可以保证手术中腹腔内压力始终保持在医师设定的手术需要压力。

2.进气管　是连接气源和气腹机的连接管（图3-1-20～图3-1-22），针对不同类型的气源有不同的接口。

3.气腹管　多为硅橡胶管，带有鲁尔接头的一端用于连接气腹针或穿刺套管（图3-1-23）。

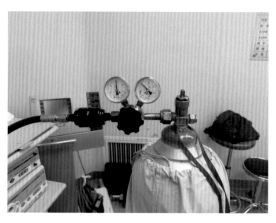

图3-1-20　CO_2气瓶及进气管

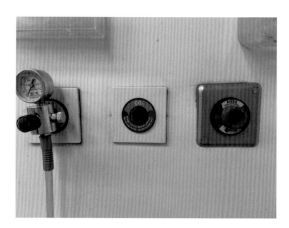

图3-1-21　墙壁CO_2接口

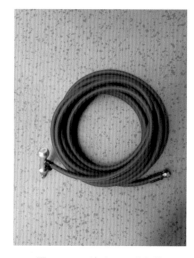

图3-1-22　墙壁CO_2进气管

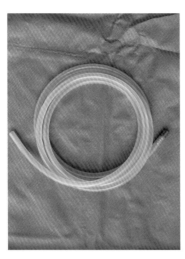

图3-1-23　气腹管

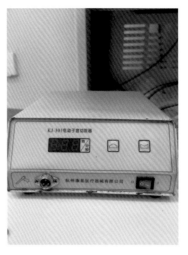

图3-1-25　粉碎器

（四）其他系统

1.图像记录系统　可以提供手术全过程的图像采集，真实记录，主要用于手术资料的保存和学习（图3-1-24）。

2.粉碎器　主要用途是粉碎大组织后从微创口取出。妇科手术中主要用于粉碎切除的子宫和肌瘤、纤维瘤等良性实体肿瘤。粉碎器包括主机控制器、连接线、手柄（内含电动马达）、粉碎器刀管（旋切刀）、转换棒、转换套管等（图3-1-25）。

3.冲洗吸引系统　原有可调节压力的冲洗泵，现主要应用悬挂的大容量软袋生理盐水进行冲洗，冲洗吸引系统可借用手术室常规备用的吸引系统。

二、腹腔镜手术器械

常用的腹腔镜手术器械一般包括气腹针（气腹穿刺针）、穿刺套管、操作器械三部分，均可有反复使用和一次性使用两种。反复消毒使用的手术器械多可应用高温高压消毒或低温环氧乙烷消毒。操作器械一般有旋转轮，可360°旋转，分为绝缘外套管、金属内芯、手柄，部分器械手柄和绝缘外套管一体化设计，器械的各个部件便于拆卸和互换。手柄有连接单极或双极电凝的接口。还有不能用于电凝的手术器械，多为全金属制作，如取物钳、有齿大抓钳、肌瘤钻、穿刺针等。一次性使用操作器械不可拆卸、不可消毒反复使用。

1.气腹针　是必备的手术器械（图3-1-26～图3-1-28）。为防止伤及腹腔内脏，它被设

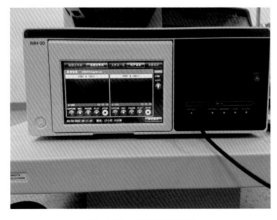

图3-1-24　图像记录系统

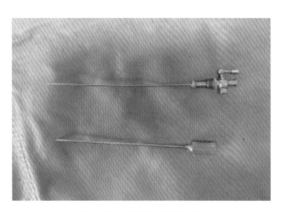

图3-1-26　气腹针针鞘及针芯

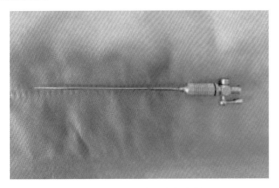

图 3-1-27　组装后的气腹针

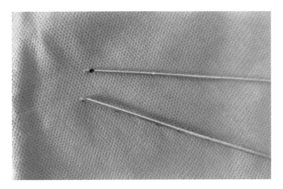

图 3-1-28　气腹针钝性针芯（上）、锐性针鞘（下）

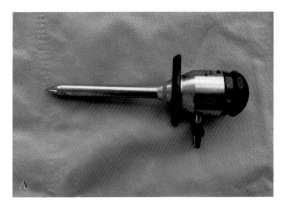

图 3-1-29　10mm穿刺套管（A）和5mm穿刺套管（B）

计为可拆卸的两部分：锐利的管状针鞘，带有弹簧和钝性针头的针芯。当穿刺遇到阻力时，针芯回缩，针鞘刺入组织，一旦进入空腔无阻力，在弹簧的作用下钝性针头的针芯弹出，保护管状针不至于刺伤或划伤脏器。

2.穿刺套管（Trocar）　是置入腹壁切口、建立腹腔镜体和手术器械进入腹腔的通道（图3-1-29）。它分为可拆卸的两个部分：锐利的针芯（图3-1-30）和套管鞘（图3-1-31）。针芯头部为三棱锥形或圆锥形，利于穿刺。套管鞘上有一个活瓣式阀门，可防止手术时腹腔内气体外溢。阀门有两种形态（图3-1-32～图3-1-34），一种是侧方型，整体瓣膜固定于一侧，当器械进出时活瓣整体移动；另一种是中心型，呈"十"字形或扁口形，当放入镜体及器械时，其可呈"十"字张开或"一"字张开以适应器械的直径。套管鞘外壁有光滑型和螺纹型两种，螺纹型有利于套管鞘在腹壁切口的固定而避免滑动。由于多数手术用腹腔镜体及器械为直径5mm和10mm，放入腹腔镜的套管

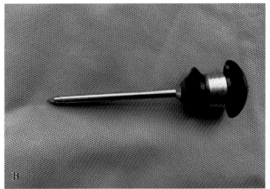

图 3-1-30　穿刺套管针芯

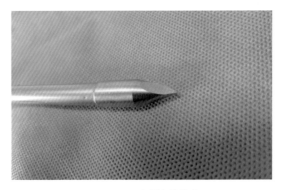

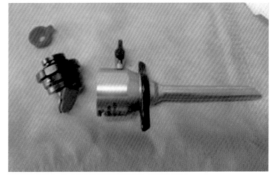

图 3-1-31　穿刺套管鞘

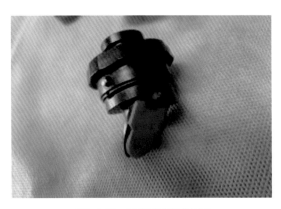

图3-1-32　侧方型活瓣式阀门

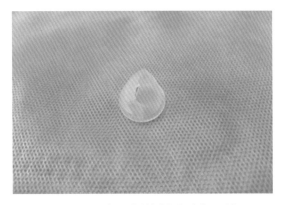

图3-1-33　中心型活瓣式阀门（扁口形）

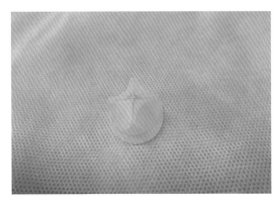

图3-1-34　中心型活瓣式阀门（"十"字形）

穿刺针建议用内直径6mm和11mm的，略大于手术腹腔镜体及器械，利于器械的滑动并减少漏气。用于电动组织粉碎器的套管穿刺器直径多为10mm、13mm、15mm、20mm，适应不同直径的粉碎器。与穿刺套管匹配的还有转换套管，一般用于10mm套管置入5mm器械时使用。

3.操作器械

（1）手术钳

1）分离钳：腹腔镜手术常用5mm直、弯分离钳分离组织，由于电凝在腹腔镜手术中应用较多，分离钳均有单极电凝接口，外为绝缘层（图3-1-35）。钳叶可以360°旋转，方便手术操作。

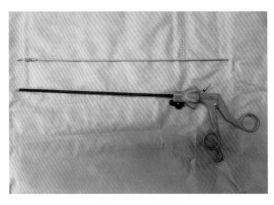

图3-1-35　分离钳

2）抓钳：用于夹持组织的钳子，常用的抓钳直径为5mm和10mm，分为损伤抓钳（图3-1-36）和无损伤抓钳（图3-1-37）两种。损伤抓钳前端钳叶纹路深，尖端有齿，用于较硬组织或将被切除的组织。无损伤抓钳前端钳叶纹路浅，无齿，有的无损伤抓钳，如输卵管无损伤抓钳（图3-1-38），前端钳叶间留有较宽的缝隙，可以避免夹持导致的碾挫伤，用于夹持不被切除的组织或输卵管较合适。

3）取物钳：通常为全金属的，直径10mm，头端两叶为勺状，可以将软的、脆的

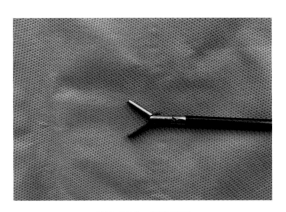

图3-1-36　损伤抓钳

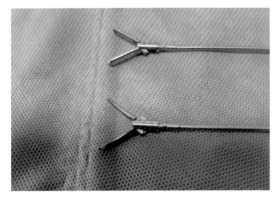

图3-1-37   无损伤抓钳

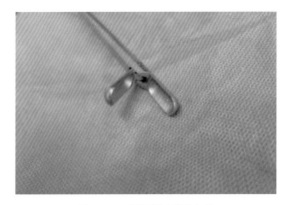

图3-1-40   取物钳头端为勺状

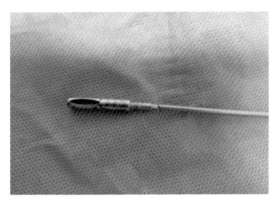

图3-1-38   输卵管无损伤抓钳

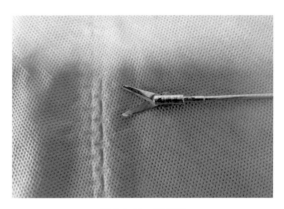

图3-1-41   手术剪

组织含于勺内取出，或抓取组织取出（图3-1-39，图3-1-40）。

（2）手术剪：剪刀是腹腔镜手术中常用的器械（图3-1-41）。剪刀有各种不同形状的，如直、弯剪及钩剪。不同形状剪刀有不同的用途，如弯剪在分离组织粘连时可能比钩、直剪更方便；使用钩剪在剪断较硬的组织时更得心

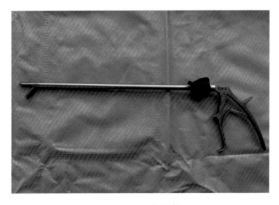

图3-1-39   取物钳

应手。多数剪刀也有单极电凝接口和绝缘层手柄，使用时可以电凝后再剪断组织。

（3）缝合及结扎器械

1）持针器：又名针持（图3-1-42，图3-1-43），多为一体的金属结构，有较强的刚性。钳叶有直、弯等不同类型，直径多为5mm。

2）推结器：用于将线结从穿刺套管鞘推入腹腔，分为外推结器和内推结两种（图3-1-44，图3-1-45）。

（4）能量器械

1）单极电凝器械：按形状分类常见的有电凝钩（图3-1-46）、电凝铲、电凝针（图3-1-47）。电凝钩、电凝针多用于电切分离组织，常用在肌瘤核除术、粘连分离术；电凝铲多用于子宫切除手术，尤其在分离膀胱腹膜返折处更有利于推开分离组织。单极电凝的电流回路：电流从电极向患者躯体传导，然后到达置于患者皮肤的电极板，电流通路长，如电流通路异

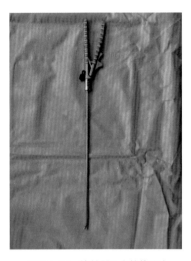

图 3-1-42　持针器 1（整体观）

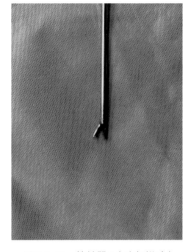

图 3-1-43　持针器 2（头部钳叶）

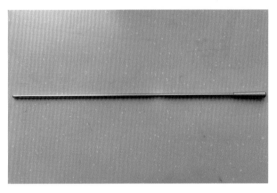

图 3-1-44　推结器（整体观）

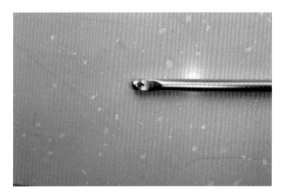

图 3-1-45　推结器头端

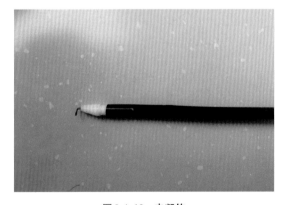

图 3-1-46　电凝钩

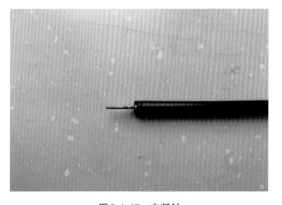

图 3-1-47　电凝针

常可导致组织电灼伤。

2）双极电凝钳：在妇科腹腔镜手术中常用于对子宫动脉、卵巢动脉等较大血管的止血（图 3-1-48 ～图 3-1-50）。双极电凝的电流回路：电流在手术器械两钳叶（两个电极）之间流动。在操作时，与单极电凝相比，双极电凝不易引起误操作，双极电凝效应发生在两钳叶间，相对安全且作用缓和，不能进行组织分离和切割。在双极电凝基础上还有一种"三极"电刀或PK刀（图3-1-51），"三极"实际上是双极电凝钳的两个钳叶，加上两钳叶中间的一把刀片，在电凝后进行切割，可以减少器械的更换以优化手术流程。

（5）其他器械

1）穿刺针：全金属制。穿刺针直径为5mm，针头端直径为1mm左右（图3-1-52，图3-1-53），用于腹水及囊肿液的吸取、药物注射或组织间注入水垫分离。

2）拨棒（retractor）和扇形钳：拨棒是一种光滑金属棒，有的标有刻度，可以进行组织拨

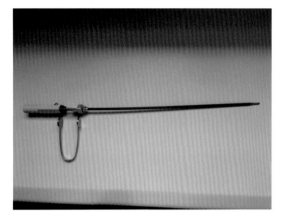

图3-1-48　双极电凝钳

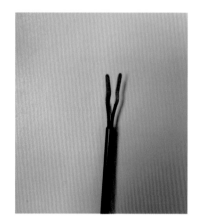

图3-1-49　双极电凝钳头

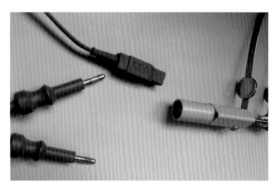

图3-1-50　双极电凝钳及导线

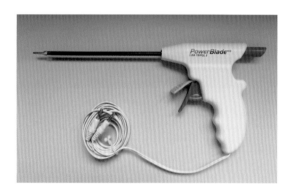

图3-1-51　"三极"电刀或PK刀

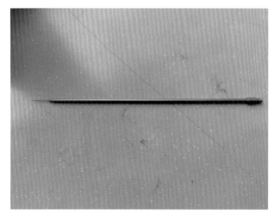

图3-1-52　穿刺针（整体观）

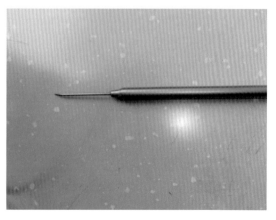

图3-1-53　穿刺针头

开和长度测量。腹腔镜手术中肠管经常滑入盆腔，使手术发生困难，扇形钳有助于拉开肠管。

3）举宫器（uterine manipulator）：通过放置于子宫腔的前端，举宫器可以活动子宫，有助于手术中显露手术野（图3-1-54～图3-1-56）。

4）施夹钳（clip applicator）：使用各种类型的施夹钳，如钛夹或可吸收夹来夹闭血管达到止血的目的。外直径多为10mm。

5）冲洗吸引管：用于腹腔镜手术中冲洗腹腔及吸引血液、组织液，清理残渣和显露手术野（图3-1-57）。

6）标本袋（sample bag，endobag）：各种标本袋用于被切除标本的取出和隔离。有商品化的标本袋，也可使用无菌、坚韧的塑料袋或用无菌乳胶手术自制。通过套管鞘将标本袋放入腹腔，袋内放入标本后收紧袋口，再通过套管鞘或腹壁切口将其取出，可以避免标本污染腹腔。

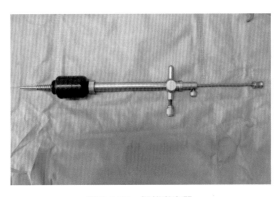

图3-1-54　杯状举宫器

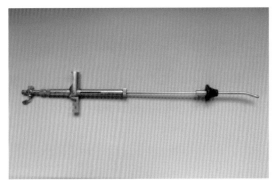

图3-1-55　通液举宫器

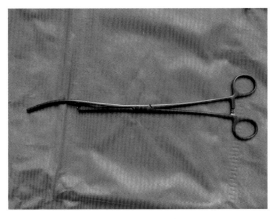

图3-1-56　简易举宫器

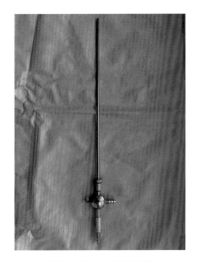

图3-1-57　冲洗吸引管

第二节　腹腔镜下的手术操作技巧

一、切口选取与穿刺

（一）腹腔镜穿刺点

进入腹腔是腹腔镜手术的第一步，是非可视下的穿刺，是手术过程中最危险的部分，尤其是穿刺套管穿刺是手术中最危险的步骤。穿刺过程中术者应将每一次穿刺都当作第一次操作，时时刻刻要想到腹膜后的血管和穿刺损伤问题。

1.切口选取　脐孔因为是天然的腹壁瘢

痕，所以是最常用的首个气腹针穿刺部位，也是腹腔镜镜体进入腹腔最常用的部位，可选择脐孔的正中、下缘或上缘。脐孔深者穿刺点一般选在脐孔正中偏下方或上方进行穿刺（图3-2-1），脐孔是腹壁各组肌肉筋膜汇合处，最薄。与脐孔相对应的是后腹膜大血管，或是腹主动静脉分叉处，或是左、右髂总动脉距起始2cm处，因此在穿刺时要注意血管损伤风险。

2. 穿刺方法

（1）气腹针穿刺

1）器械检查：穿刺前检查气腹针针鞘和针芯是否活动良好、钝性针芯是否顺滑回弹、连接注射器试验针芯内腔是否通畅。

2）穿刺：观察腹壁厚度，观察有无胃肠型。预估穿刺深度，触摸腹膜后大血管位置（尤其是腹壁薄的患者），在穿刺点或切口两侧旁开1～2cm处，用两把布巾钳提起腹壁，用手术刀做切口或仅破皮。穿刺针与脐部皮肤成90°，沿脐部瘢痕边缘向下穿刺。进针的角度不要小于60°，上提腹壁时，以较小的角度进行穿刺容易进入腹壁内。手不可握在可以活动的针芯上，用均匀的力量进行腹壁穿刺。穿刺时，在脐孔正中进针，有较明显的一次性突破感，在脐边缘进针有二次突破感（图3-2-2）。注意事项：①气腹针避开大血管。②以最短的距离进入腹腔。

3）检验：穿刺后一定要进行气腹针是否进入腹腔的检验。检验方法：①气腹针进入腹腔后，可以见到固定气腹针后针芯回弹复位。

②用注射器抽取3ml生理盐水，然后接于气腹针上，抽吸检查有无血液、胆汁、尿液、肠液回吸至注射器内。③拔出注射器内芯，再连接气腹针向腹腔内注入生理盐水，观察液平面下降情况，下降较快、均匀、无阻力表明气腹针在腹腔内（图3-2-3）；如果针筒内生理盐水下降较慢，气腹针可能位于腹膜前；针筒内盐水无变化，说明气腹针在皮下。④连接好气腹机，因患者已被麻醉并且腹腔内负压，实时腹腔内压力显示为-3～1mmHg（图3-2-4）。⑤向腹腔充入气体时，腹部呈现均匀膨隆（图3-2-5），叩诊肝脏浊音界逐渐消失。

（2）开放式穿刺：是采取小切口手术刀逐层切开，直视下放入穿刺套管的方法，多用于穿刺不顺利的补救。

（3）穿刺套管直接穿刺：一般用尖刀做经脐纵行切口，或脐轮边缘横行切口。切口直径与穿刺套管适应，一般为10～12mm。用布巾钳或手向上方提起腹壁，医师手握套管穿刺器，掌心抵住针芯，除拇指外的其余四指分别在套管鞘两侧或用伸直的中指抵住套管鞘做标识作用（可以预估穿刺的深度），与腹壁皮肤成90°进针，通过筋膜和腹膜时，有两个突破感，当穿破腹膜有第2个突破感时，再向腹腔内进入2～3mm，拔除套管针芯（图3-2-6），打开套管上的充气开关，有CO_2排出即表明套管已经进入腹腔。穿刺时应以腹壁最薄处、最短距离进入腹腔。能顺利进入腹腔内取决于下述3个因素：①穿刺套管的针芯锐利并且活动良

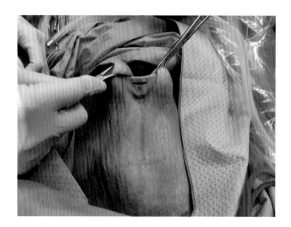

图3-2-1 脐孔上缘横切口、布巾钳提拉腹壁

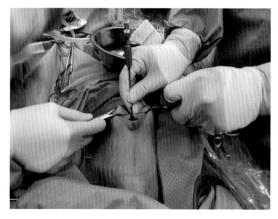

图3-2-2 穿刺气腹针（二次突破感）

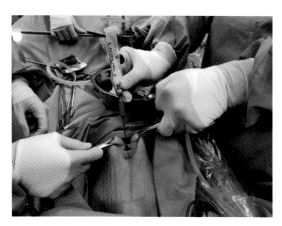

图3-2-3 注射器液平面较快、均匀、无阻力下降，确认气腹针顺利进入腹腔

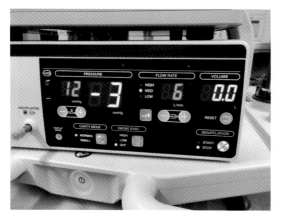

图3-2-4 连接气腹机，实时腹腔内压力显示为-3～1mmHg

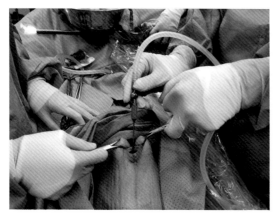

图3-2-5 向腹腔充入气体时，腹部呈现均匀膨隆

好，与套管鞘直径匹配。②腹壁皮肤切口大小适中，小的切口会使穿刺时皮肤摩擦力增大，突破感减弱或消失。③控制穿刺力度和进入腹

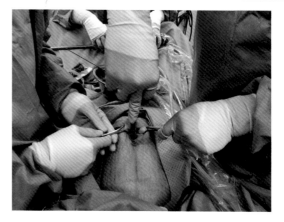

图3-2-6 穿刺套管直接穿刺，当穿破腹膜有第2个突破感时再向腹腔内进入2～3mm，拔除套管针芯

腔的深度，一旦套管进入腹腔，立即充入CO_2并放入腹腔镜检查有无损伤。部分术者认为气腹针穿刺、套管穿刺两次操作能减少损伤。笔者认为因第一步穿刺为"盲穿"，腹腔内具体状况不明了，气腹针穿刺如有损伤仍易于处理，还建议气腹针穿刺建立气腹后再行套管穿刺。

3. 气腹形成 确认气腹机与气源（墙壁集中供气的CO_2接口或气瓶）连通正确。腹腔手术预设压力一般调整为10～15mmHg（图3-2-7），起始气体流量控制在低挡1～2L/min，慢慢充入，一边注视气腹机上实时压力，一边用手轻拍腹部，这样既能根据鼓音的变化确定是否正确建立气腹，又可以将可能粘在腹壁上的大网膜震落下来，还能及时发现是否由气腹针串位导致皮下气肿。当肝浊音界消失时，确定气腹形成，可以以中高档的气体流量3～40L/min进行快速充气，以快速达到预设压力值。一般情况下，体型瘦小、未生育过、皮下脂肪少、腹壁肌肉厚实的患者，充入2～3L的气体即可，而肥胖者、经产妇由于腹壁较松，通常需要充入4～5L气体才能达到预设压力。

4. 探查 在第一步"盲穿"穿刺完成后，必须进行腹腔镜探查。

探查目的：①了解是否有穿刺损伤。②确定是否存在食管裂孔等不能行气腹腹腔镜手术的禁忌证。③确定操作孔的穿刺点。④确定临床诊断、手术方式及手术范围，评估手术难度。

探查方法：①探查穿刺方向及第一穿刺孔

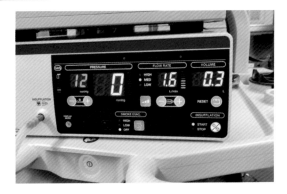

图3-2-7　腹腔手术预设压力值为10～15mmHg，气体流量为3～40L/min，充入2～3L气体时即可

下方是否有出血、脏器是否有创口血迹。②探查盆腔，顺时针观察盆腔—右侧附件—阑尾—右下腹—右中腹—肝右叶、胆囊、横膈—肝圆韧带—肝左叶、胃、横膈—左中腹—左下腹—左侧附件—子宫。全面检查盆腔、腹腔内可见的所有部位（图3-2-8）。

（二）操作穿刺孔

1.操作孔选择　腹部其他部位穿刺点，避开腹壁血管、实质脏器及手术瘢痕和肠管粘连的任何位置。由于女性生殖系统位于盆腔，手术一般在下腹部进行。

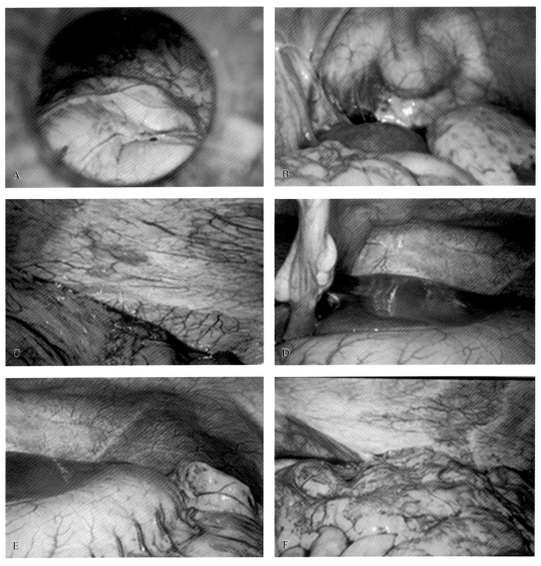

图3-2-8　环探腹腔（从右向左）

A.穿刺点下方；B.盆腔；C.右侧腹；D.上腹部及膈肌；E.左上腹部；F.左侧腹

（1）腹壁主要血管走行：腹壁的主要血管有腹壁下动脉、腹壁浅动脉、旋髂深动脉及旋髂浅动脉。腹壁下动脉起自髂外动脉，行于腹横筋膜与壁腹膜之间，经腹股沟深环的内侧斜向上内穿腹横筋膜，后在腹直肌后鞘半环线前方进入腹直肌鞘，在腹直肌与腹直肌后鞘之间上行，与腹壁上动脉吻合于脐附近。其体表投影为腹股沟韧带中、内1/3交界处与脐连线，套管针穿刺时宜在此线外上方。旋髂深动脉与腹壁下动脉起自髂外动脉同一水平，向外上方穿腹横肌达髂前上棘。腹壁浅动脉和旋髂浅动脉起自股动脉，腹壁浅动脉越过腹股沟韧带中、内1/3交界处走向脐部，在其外侧是旋髂浅动脉，走向髂嵴。在腹腔镜透视下腹壁薄的患者明显可见腹壁主要血管，穿刺时均应避免损伤。

（2）常规选取的穿刺点：一般选择右下腹部相当于阑尾切口部位及左下腹镜像点作第2、3穿刺点，三点穿刺提供了一个视野，两支操作器械一般能完成大多数手术（图3-2-9，图3-2-10）。根据手术需要和医师习惯，必要时

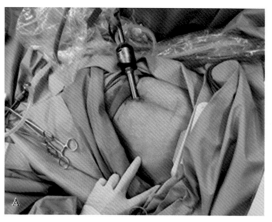
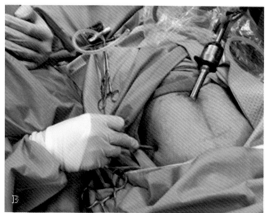
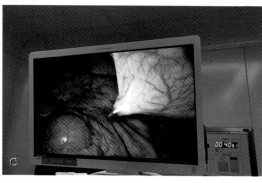
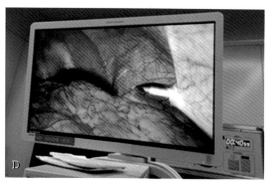
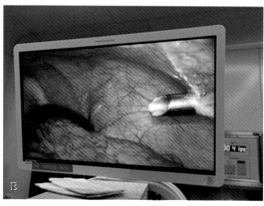

图3-2-9 第2穿刺点穿刺过程
A.选取穿刺点；B.切开皮肤后穿刺；C.穿刺的镜下观；D.针芯尖端朝向盆腔穿刺；E.拔出针芯后套管鞘形成操作通道

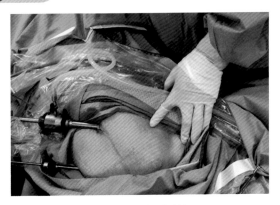

图3-2-10   第3穿刺点

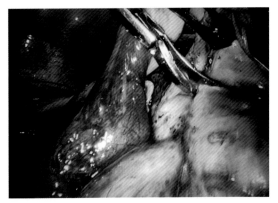

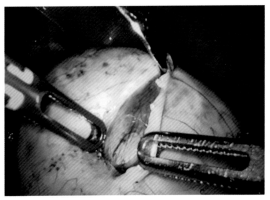

图3-2-11   组织剪开

在下腹部增加第4穿刺点，选取左下腹耻骨联合上正中线左旁位置，用腹腔镜推开左侧脐韧带，穿刺点在旋髂深动脉上方，或选取左侧髂前上棘内上侧2cm处无血管区。若预先考虑到需要第4穿刺点，应预估第3、4穿刺点的距离。还要根据手术部位的高低、病灶的大小适度调整穿刺点位置，以方便腹腔镜手术为原则，各穿刺孔之间的距离应该在8cm以上（一横拳距离），过近容易引起手术器械在腹腔内碰撞。

2.操作孔穿刺操作   透过腹腔镜的光可以在腹壁清晰地辨认腹壁血管走行，避开血管，顺皮肤纹理切开皮肤与套管针外径相应长度的皮肤及真皮层，同第1穿刺孔穿刺方法，穿刺套管与腹壁皮肤成90°，在腹腔镜直视下均匀用力螺旋穿刺，旋转轴为前壁纵轴，注意针芯尖端不可在腹膜外大幅度滑动，以免引起肌层或腹膜外出血。针尖穿透腹膜后即对准盆腔正中方向进针（此处空间较大），穿刺进入套管鞘约2cm时，停止穿刺，退出针芯，按需移动套管鞘。

二、组织的切开与分离

（一）切开

1.剪开   张开剪刀，用单叶尖端在无血管区刺入挑起囊肿外层的正常组织，剪一小口，显露囊肿包膜，继续用弯剪闭合后沿间隙平着伸入，张开剪叶扩张间隙，再剪开包膜外层组织（图3-2-11），此种方法常用于无血管的组织粘连和无血管区的薄层组织，适于输卵管系膜囊肿、卵巢囊肿、卵巢良性畸胎瘤剥除及子宫阔韧带前后叶的剪开。若直接剪开可能出血，可以选择先处理组织：①在将被剪开的部位先注射稀释的血管收缩剂，待组织发白再剪开。多用于浆膜下子宫肌瘤核除时对浆肌层的剪开。②单极或双极电凝组织后再用剪刀剪开。

2.电凝切开（图3-2-12）   使用单极器械，利用其电切模式（能使组织迅速高温汽化而达到切开的目的）或凝切混合模式（在切开同时有电凝止血作用）切开组织。可使用头端较尖锐的器械（剪刀、分离钳）或单极针、单极钩等。器械通电时尖端轻触将被切开的组织即可产生切割效应。混合模式多用于子宫肌瘤核除时切开较厚的子宫浆肌层，纯电切模式多用于卵巢囊肿剥除时组织的切开，也可以应用超声刀、激光等其他能量器械切开组织。

（二）分离组织

分离组织是腹腔镜手术中重要的步骤，只有分离得好，解剖结构清晰，间隙界线清楚，术中出血才能少。腹腔镜手术中分离组织时不

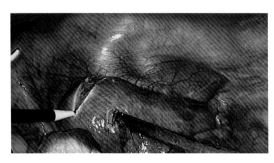

图3-2-12　组织电凝切开

能用手感觉进行分离，只能借助手术器械，相对容易损伤组织。由于操作孔的数量及操作空间的限制，手术中出血会干扰手术并且没有开腹手术容易清理，所以在腹腔镜手术中，常用的分离方法如下所述。

1.直接分离法　适用于解剖层次清楚的手术，如卵巢囊肿剥除、畸胎瘤剥除（图3-2-13）。用剪刀打开囊肿表面的正常组织后可以直接用分离钳或剪刀探入间隙分离。

2.注水分离法或称水垫法　由于组织间隙结构较为疏松，水在压力下自然地进入疏松的组织间隙，扩张间隙，使组织自然分离，可以起到保护组织、减少出血的作用。方法：用穿刺针将生理盐水或含药物液体（如稀释的肾上腺素或垂体后叶素，可以减少出血）注入组织间隙，利用水的压力将间隙分离开，再剪开包膜进入间隙，用分离钳分离；或是将包膜剪开一个可容纳冲洗器头部的小孔，通过加压将水经冲洗管直接注入组织间隙，起到分离的作用。前一种方法适用于几乎所有要分离的组织，尤其是在粘连的分离中可以起到减少出

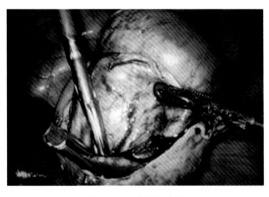

图3-2-13　直接分离法

血、减少损伤的作用。后一种方法多用在疏松腹膜的分离，如子宫切除时膀胱反折腹膜的分离、输卵管妊娠病灶切除时病灶和输卵管内腔的分离。

三、止血

（一）电凝止血

出血的原因是血管开放，因此止血就是将开放的血管断端重新闭合的过程。电凝的原理是利用高频电流的热效应，使血管壁脱水皱缩、血管内血液凝固，并使血管与血凝块互融为一体，而达到有效止血的目的。高频电流通过人体组织时产生热效应的大小取决于电极与身体组织接触面的大小，即单位面积电流量（电流密度）的大小与接触面积大小成反比。

1.电凝的种类

（1）单极电凝：是以使用面积较大的金属板与患者臀部或肌肉丰富处接触作为负极，通常称为负极板，另一电极即止血器械头端金属，为有效电极，通常称为电刀，或根据不同形状有不同的惯用名称，如单极钩、单极针、单极铲等。使用单极电凝时电流通过患者身体，负极板的金属面与身体接触面积甚大，单位面积电流量小，对组织无热灼作用。有效电极用于止血或切割时与组织的接触面甚小，单位面积电流量大，产生热灼止血或切割作用。单极电凝还可与多种金属器械如止血钳等接触而起相同的作用，但其电流通路长、所需电量大、热扩散范围大，因此对周围组织损害较大。单极电凝可以产生电切割、电灼和电凝固3种效应。电切割是利用组织细胞在高频电流作用下迅速汽化的原理而达到切开的作用。电灼利用高频电流电弧作用于组织表面，使表层组织细胞迅速凝固干燥，在止血的同时形成绝缘层，其深层组织不会形成电流通路而发生热效应，对组织表面渗血、毛细血管破裂的止血效果好，可用于组织剥离面的止血。电凝固利用高频电流产生热效应，使组织细胞变性坏死，细胞脱水干燥，达到深层止血作用。

（2）双极电凝：将两个电极分别接在一把

钳子的两叶片上，两叶片之间是绝缘的。应用时电流只经过两钳叶之间的组织，无须负极板，电流通路短，所需电量大为减少，因此热扩散范围减小，对周围组织损害也减小。同时双极电凝在有生理盐水或液体的环境中仍然可以发挥作用，这是单极电凝所不及的。

2.电凝的风险

（1）高频电流作用于人体组织时，组织中液体的汽化和组织破碎会产生水气和烟雾，从而使手术野模糊，妨碍手术操作，导致误损伤风险增加。此时应停止电操作，打开操作孔套管鞘侧面气腹管连接头，将水气及烟雾放出，或用吸引器抽吸腹腔内烟雾同时排出腹腔内的部分热CO_2，随着气腹机自动充气，手术野会立即恢复正常。

（2）高频电发生器使用的电功率过大，组织易炭化，形成焦痂，暂时封闭血管，不能达到最佳闭合的作用，潜在的出血危险增加。

（3）电短路损伤：①使用器械电凝时，电极头接触到其他金属器械引起电短路，电流可以通过另一金属器械而损伤它邻近或被其接触的组织而导致电损伤，这种情况是医源性损伤，需要手术者做到熟练控制电凝器械的位置及控制器，器械不到位不通电、不在视野中不通电，保证电凝器械金属端和其他器械没有交叉及接触。比较安全的做法是不使用电凝时将连接导线从器械上移去。②手术器械绝缘层损坏（图3-2-14），在进行电凝时，破损处与邻近的组织之间极易产生电短路现象，造成腹腔内脏器电灼伤。即便是双极电凝器械也不能完全排除电短路现象，因此，手术前必须检查或测试手术器械绝缘层的好坏。③由电凝组织干燥而电阻抗增大引起的非靶目标组织损伤，主要为在单极电凝通路中可能出现的空腔脏器（肠管、膀胱）损伤，因此进行电凝时，需要电凝目标与上述组织有一定的距离。

（4）电容耦合作用：是电凝的一个潜在危险因素。电容是指在两块导体之间夹有一层绝缘介质，当导体有电流通过，两导体之间存在电荷时，两导体之间的区域就成为载有这些电荷的电容。当单极电凝器械带电工作时，器械和金属套管鞘之间形成"导体—绝缘层—导体"电容，存在正电荷，正常情况下正电荷会通过金属套管鞘与腹壁、负极板构成电流回路，但如果在金属套管外加用塑料材料，正电荷无法与腹壁、负极板构成电流回路，就会寻找低阻抗组织或邻近组织形成耦合电流通路导致脏器损伤，因此不要在金属套管鞘外加用塑料固定物，还应该避免电流功率过大。

（二）机械性止血

1.套圈法　用于游离组织或残端的结扎。一种是商品化的内套圈（endoloop），是利用可吸收或不可吸收人工合成线并带有推杆的可滑动结套圈；另一种是利用推结器（图3-2-15）和路德结（Roeder loop）自制套圈（笔者

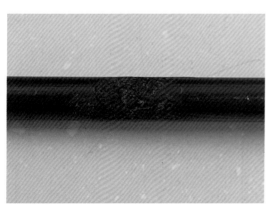

图3-2-14　腹腔镜破损的绝缘层

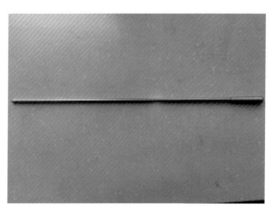

图3-2-15　推结器

单位常用可吸收的多股编织线，通常选择1号薇乔线）。套圈法多用于次全子宫切除时子宫峡部套扎、浆膜下子宫肌瘤或子宫阔韧带肌瘤蒂部套扎、附件切除时近心端的套扎等。方法：①将全部套圈及推结器前端通过套管鞘放入腹腔，游离组织置入套圈内，用腔镜钳将套圈套在组织根部，可以使用抓钳辅助提起游离组织，更有利于将套圈套在根部。②推结器将滑结推紧。因为是滑结，结扎后并不一定牢靠，可以镜下在滑结上做一个外科结起到固定作用。在线结上方1cm处剪断组织，残端不可留得太小以防滑脱。

2.缝合法　腹腔镜下缝合（图3-2-16，图3-2-17）是腹腔镜手术中的"高级"技巧，是难度最高的操作。

（1）进针：指将针线放入腹腔。

1）通过套管鞘进针：适用于10mm及以上的套管鞘。常规手术用3/8弧度弯针可以直接通过套管鞘进入腹腔。一般用持针器夹住距针尾约1cm以上的缝线，即可放入。如果使用直针，可以通过5mm套管鞘放入腹腔。

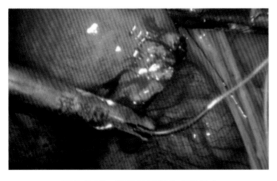

图3-2-16　腹腔镜下缝合（进针）

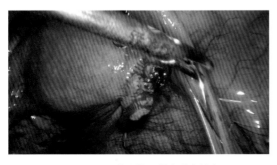

图3-2-17　腹腔镜下缝合（出针）

2）通过腹壁穿刺孔进针：先从腹壁取下5mm的套管鞘，将持针器套入套管鞘内，夹住缝线先进针，再将套管放入原穿刺口。

3）通过阴道切口进针：在全子宫切除后，可以用卵圆钳夹住带针的盘好的缝线，经阴道切口放入腹腔。

（2）缝合：方法同常规手术。腹腔镜下的缝合主要在于调整持针器的旋转与位移。一般要将弯针和持针器间的角度保持为90°，才能得到理想的缝合效果。

（3）打结

1）腔内打结：持针器夹住一端缝线，用分离钳同常规手术器械打结方法在腹腔内打结。

2）腔外打结：缝合后，将针拉出套管鞘，手打外科结，用推结器将结自外向内推至缝合处。此种方法使用的缝线应有足够的长度和牢固，组织厚度及韧度应可承受张力结的牵拉。

3）退针：持针器夹住缝线将针牵出腹壁外。可从套管鞘内或直接从腹壁穿刺孔取出缝针，后一种方法适用于缝针弯度大、无法从套管鞘内取出时。

四、组织取出

如何将腹腔镜手术切除的标本自穿刺孔取出是患者经常疑惑不解的问题。取标本方法不合适可能会导致切口裂伤（如畸胎瘤内不规则骨块划伤切口）、手术时间延长、肿瘤或子宫内膜异位症病灶腹壁种植、腹腔内污染（肿瘤内容物外溢进入腹腔及盆腔）。

（一）从套管鞘内取出标本

直径小于套管鞘内径的标本可以直接从套管鞘内取出。例如，活检标本、输卵管、薄壁的卵巢囊肿壁、进入腹腔的节育器等。若标本（性质为良性）远大于穿刺孔直径，如子宫肌瘤、卵巢囊肿等，可以将组织缩小（如卵巢囊肿先穿刺抽吸其内容液体）或借助器械粉碎（如用子宫粉碎器粉碎子宫肌瘤）（图3-2-18）后直接从套管鞘内取出。

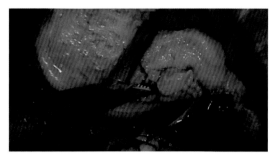

图3-2-18　用子宫粉碎器粉碎子宫肌瘤后取出

（二）经切口取出标本

如果切除的标本（良性标本）稍大于套管鞘而不能取出，可以使用抓钳将组织部分拉入套管鞘内，连同穿刺套管一同从腹壁穿刺孔取出，或经单孔腹腔镜2～3cm的切口取出，或扩大穿刺孔为小切口后将标本取出，或另做一腹白线处小切口用于取标本，小切口要常规分层缝合。如为恶性标本或易污染腹腔的标本（畸胎瘤、脓肿），可以采用标本袋取出。将装有组织的标本袋部分拉入套管内，连同套管拉出腹壁外，在腹壁外标本袋内将组织缩小后再取出标本（图3-2-19）。

（三）经阴道取出标本

（1）全子宫切除后，阴道的断端为一良好的用于取出子宫标本的通道。

（2）实质性肿瘤或较大囊肿还可以选择经阴道后穹隆切口取出，后穹隆切口可选择经阴式切开或经腹腔镜切开。经阴式切开同阴式手术常规操作。经腹腔镜切开可以用纱布团自阴道后穹隆上顶标记，再于镜下电凝切开。

（3）经阴道取出标本后，阴道切口可经腹腔镜缝合或经阴式缝合。在腹腔镜下缝合时应

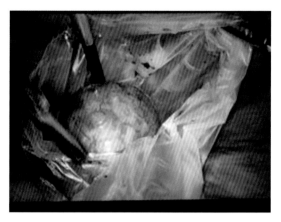

图3-2-19　组织取出标本袋

该在阴道内置堵塞物（笔者单位常用乳胶手套内裹纱布团）以防止CO_2逸出。

五、腹壁切口缝合

腹部切口长度一般为5mm、10mm，5mm切口可不用缝合，使用胶布拉拢切口皮肤即可，10mm切口需要进行缝合。15mm以上的切口需要分层对位缝合以免发生切口疝（图3-2-20）。

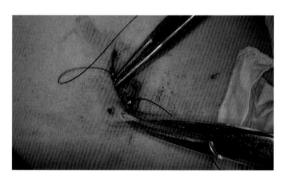

图3-2-20　切口缝合

（卢美松　邓　锁　王　琦）

第四章　宫腔镜技术

第一节　宫腔镜相关的设备及器械

一、宫腔镜设备

宫腔镜技术是用膨宫介质扩张宫腔，通过插入宫腔的内镜对所观察的部位具有放大效应，在直视下清楚地观察到女性宫颈管、宫颈内口、宫腔内及输卵管开口的生理、病理变化情况，从而了解病情并对子宫腔内疾病进行诊断和治疗的微创方法，也是妇科出血性疾病和宫内病变的首选检查及治疗方法。宫腔镜设备如腹腔镜一样包含成像系统、能量系统，以及宫腔镜特有的膨宫及灌流系统。

（一）成像系统

成像系统构成同腹腔镜成像系统，两者可通用。仅摄像头有所不同，宫腔镜的摄像头更为轻量化，利于手术医师操作。

（二）能量系统

由于进行宫腔镜手术时多使用液体进行膨宫，能量系统在能量电外科使用时与腹腔镜手术有相似及不同之处。

1.单极模式　在单极宫腔电切镜手术中，热效应是由电极和组织之间的高电流密度实现的，再通过负极板返回到高频电刀，形成闭合电路。如使用导电灌流液，则传导电极和灌流液之间的电阻小于组织间的电阻，这可导致不可控电流在能量传输中经灌流液通过患者身体，而在组织和传导电极之间却无法形成切割效应，因此必须使用非导电灌流液，常用非电解质溶液，如葡萄糖溶液、甘露醇溶液等。

2.双极模式　双极电切的主要先决条件是形成等离子，这种电切环周围的"绝缘层"保证了工作电极——回流电极的通路，在电流通过回流电极返回到高频电刀前，组织与电切环接触部位会产生热效应（图4-1-1）。

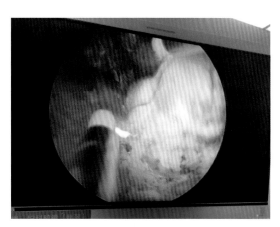

图4-1-1　宫腔镜双极切割

（三）膨宫及灌流系统

正常宫腔容积仅为5ml左右，且前后壁贴合在一起，因此在利用宫腔镜检查及手术时需要充分膨胀宫腔，并且还要求在术中可以清除血液和组织碎片、保持宫腔视野清晰，所以需要一整套的宫腔镜灌流系统。膨宫及灌流系统包括膨宫介质、膨宫机、膨宫管道、宫腔镜。

1.膨宫介质　按照介质状态分为气体和液体介质。

（1）气体介质：不常用，可以使用的气体是CO_2，1925年首次应用于内镜。气体介质仅适用于检查术不适用于电切术。

（2）液体介质：分为高黏度和低黏度膨宫介质两种。高黏度膨宫介质不常用，使用的介质是右旋糖酐。优点是用量少、与血液不相融。缺点是液体黏稠，在宫腔内回流差，难以产生清晰的手术视野；有抗原性，可能引发过敏反应；宫腔镜使用后会在仪器周围和内部产生结晶物质，需立即泡温水才能洗净。低黏度膨宫介质包括葡萄糖溶液、山梨醇溶液、甘氨酸溶液、甘露醇溶液、生理盐水。临床常用5%～10%葡萄糖溶液、5%甘露醇溶液、生理盐水。

1）5%～10%葡萄糖溶液：非电解质介质，用于单极电宫腔镜系统。缺点是体液超负荷及经尿道前列腺切除综合征（trans urethral resection prostate syndrome，TURPS）发生概率高。

2）5%甘露醇溶液：非电解质介质，用于单极电宫腔镜系统，有渗透利尿作用，能减轻体液超负荷。缺点是利尿、脱水导致术后低血压；液体干燥后会在器械表面形成一层难以清洗的粉末。

3）生理盐水：用于双极电宫腔镜系统，因溶液内含有钠离子，发生低钠血症概率降低（图4-1-2）。

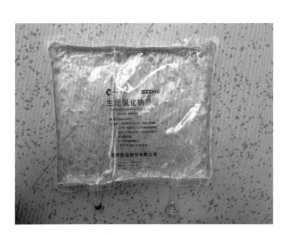

图4-1-2　宫腔镜用生理盐水

4）其他：①1.5%甘氨酸溶液，会在肝代谢去氨基，形成高氨血症，导致中枢神经系统症状。②3%山梨醇溶液，临床应用少，电切时高热下可熔化成焦糖。

2.膨宫机　分为气体膨宫机、液体膨宫机（图4-1-3）。气体膨宫机不常用，临床常用的是液体膨宫机。液体膨宫机将膨宫液体自动、精准、可控地压到宫腔，使宫腔镜操作安全高效。可预设宫腔内压力、流量。一般压力设定为80～100mmHg，流速为200～400ml/min。将持续灌流外套管套在宫腔镜的插入管外面，通过入水口流入宫腔内的膨宫介质进入宫底后会沿着宫腔的上下、左右侧向宫颈方向流动，于是膨宫介质从宫腔镜与外套管的空隙流出体外。

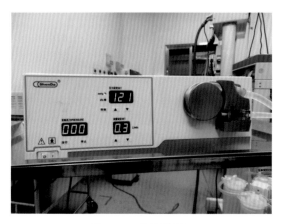

图4-1-3　液体膨宫机

3.膨宫管道　多为硅胶材质，管道中段设计与膨宫机连接的硬质模块（图4-1-4～图4-1-6）。一端可插入临床常用的液体瓶或袋口，另一端接鲁尔转接器用于连接宫腔镜。

4.宫腔镜　见"宫腔镜器械"。

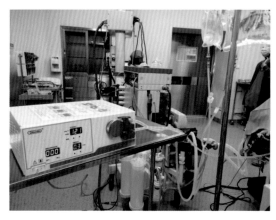

图4-1-4　宫腔镜供水连接

二、宫腔镜器械

（一）纤维宫腔镜

纤维宫腔镜一般是将镜体与光导线缆集成一体化的诊断性宫腔镜。纤维宫腔镜的镜体是

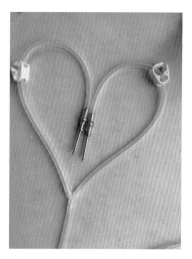

图 4-1-5　膨宫管接水端口

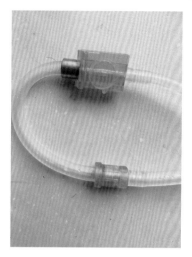

图 4-1-6　膨宫管与膨宫机连接处

软性的，影像及光源全由玻璃纤维束来传导，因此影像扩大时呈现网状的图像（图 4-1-7，图 4-1-8），与硬性宫腔镜相比图像模糊。优点是镜身纤细，外径为 3.1mm，镜头的方向可调节控制。纤维宫腔镜比硬性宫腔镜更容易插入宫腔内，也较容易观察两侧输卵管开口。

（二）硬性宫腔镜

此类宫腔镜的镜体是金属制硬性的，其由外鞘、内鞘及镜体本身构成。镜体由传导影像的柱状镜片及传送光源的光导纤维系统组成。硬性宫腔镜的使用比较容易，图像清晰。

1. 诊断性宫腔镜　镜体的外径长 2 ～ 4mm，其配合使用的外鞘直径为 3 ～ 5mm，用于宫腔检查（图 4-1-9），在门诊使用时，不

必扩张宫颈管，不用把持钳夹持宫颈。视野方向为 16°、30° 斜面的宫腔镜最适合观察宫腔。在宫腔检查镜基础上整合一个带工作通道的外鞘称为一体化宫腔镜（图 4-1-10），外径长 4.5 ～ 6.5mm。直径为 5.5mm 以上的宫腔镜需做宫颈管扩张。插入微型钳即可做活检、异物取出、病灶切除等。

2. 宫腔电切镜　妇科宫腔电切镜起源于泌尿外科电切镜，在这种电切镜的基础上改装了外鞘的形状及大小，并附加持续灌流系统，以适应宫腔内操作的特点。宫腔电切镜全长 30 ～ 35cm，外径有 21 ～ 28Fr（3Fr=1mm）不同规格。

（1）光学视管：外径长 3mm 或 4mm，物镜

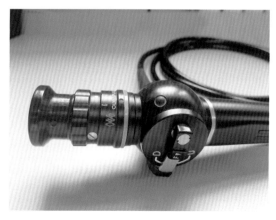

图 4-1-7　纤维宫腔镜

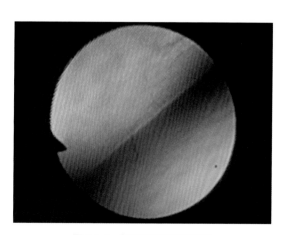

图 4-1-8　纤维宫腔镜图像网格

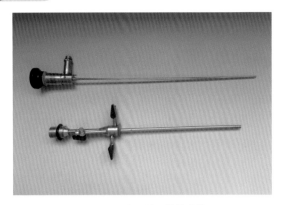

图4-1-9　宫腔镜硬性检查镜

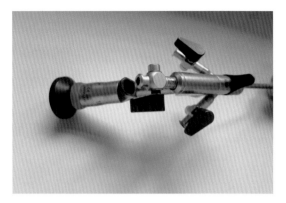

图4-1-10　一体化宫腔镜

端视向角有0°、12°、22°、30°等不同规格，一般常用12°和30°（图4-1-11），便于观察子宫角和宫腔侧壁。目镜端连接摄像机或适配器。

（2）操作手件：是一个有弹性的可被动回弹的手控机械装置，手指推拉扳机时可控制电极轴向运动，电极的静止位置在鞘内，推动扳机时电极头出鞘，然后借弹簧的力量回到鞘内，在电极头返回鞘内时进行切割（图4-1-12）。

（3）管鞘：是内外两个同心圆形鞘，以插入操作手架等部件。外鞘与内鞘之间有缝隙，为膨宫介质的流出道。灌流液由内鞘前端流入宫腔并使之膨胀，然后经外鞘前端的筛孔流入内外鞘之间的腔隙，再经出水接口排出。连续灌流的宫腔电切镜可使低黏度膨宫介质连续大

量迅速流过，保持宫内压和适度膨宫，视野清晰，增加了能见度。

1）外鞘：直径为8～9mm，前端附有筛状小孔供液体流出，末端有出水接口。

2）内鞘：前端喙部镶有斜状陶瓷绝缘装置，可以防止漏电，末端有进水接口。

（4）闭孔器：是镜鞘的内芯，头部呈椭圆形，可闭塞宫腔电切镜喙部的窗孔，并适合宫腔外口形状，便于插宫腔镜鞘（图4-1-13）。

（5）工作电极

1）单极电极和双极电极：区分两种电极可以根据其头端电极柱的颜色进行，一种颜色为单极电极（图4-1-14），两种颜色为双极电极（图4-1-15）。

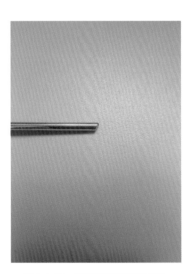

图4-1-11　宫腔镜光学视管30°

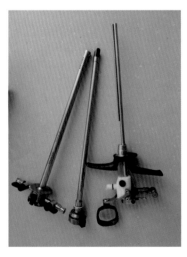

图4-1-12　宫腔电切镜（从左向右分别为外鞘、内鞘、操作手件）

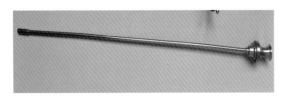

图4-1-13 闭孔器

2）环形电极：多为"U"形，一般宽6.2mm，深4.1mm，主要用于切除子宫内膜、切削和切除肌瘤及息肉。

3）针形电极（needle electrode）：适于划开粘连带、子宫纵隔、子宫内膜及肌层，可以松解宫腔粘连，切开子宫纵隔，开窗切除壁间肌瘤。

4）球形电极（rollerball electrode）：直径为2mm、3mm，可循轴转动，电流比较集中，主要用于电凝止血或去除子宫内膜（图4-1-16，图4-1-17）。

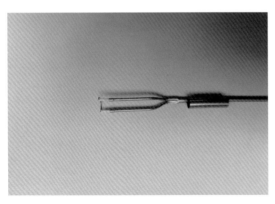

图4-1-14 宫腔镜单极电极

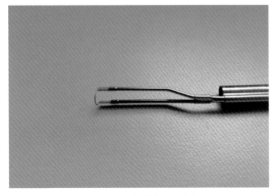

图4-1-15 宫腔镜双极电极

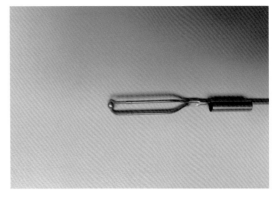

图4-1-16 宫腔镜单极球形电极

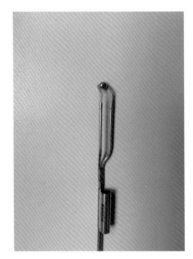

图4-1-17 宫腔镜双极球形电极

5）其他：汽化电极、带状电极，主要用于去除子宫内膜。

（6）辅助器械：主要有阴道窥器、宫颈钳、宫颈扩张棒、卵圆钳、刮匙、吸宫头、吸引管等及术中监护所需用的超声或腹腔镜。

第二节 宫腔镜下的手术操作技巧

一、术前准备

（一）体位

患者取膀胱截石位，躯干为水平位；大腿

与水平线成45°～90°，双腿尽量外展，以使操作空间充足；若同时做腹腔镜手术，则大腿与水平线成30°，以免影响腹腔镜操作（图4-2-1～图4-2-3）。

（二）消毒铺巾

消毒范围为常规阴式手术消毒范围。如同时行腹腔镜手术，则手术消毒范围为头侧至乳下水平或平乳头水平。铺巾按照阴式手术铺巾方法。笔者单位在计算液体出量时使用漏斗形脑科贴膜进行收集（图4-2-4）。

（三）手术前准备

对于放宫颈扩张棒者，消毒前应取出。操作前应安装宫腔电切镜，连接成像系统、灌流液系统、高频电外科能量系统，并检查能否正常工作；

单极模式要切记连接负极板以保证电流有完整的循环通路；核定灌流液类型；准备备用电极。

二、手术步骤

1.置阴道窥器并用宫颈钳夹住宫颈前唇，逐号扩张宫颈内口至手术宫腔镜能够置入，通常为10～11mm（图4-2-5）；一般直接在持续灌流下直视下放置宫腔电切镜，或应用闭孔器插入宫颈，进入宫腔后取出闭孔器，然后置入镜体与手件部分进行操作亦可。在将已连接好的宫腔电切镜置入宫腔前，切记打开进、出水开关，排净进水管中的气体。术时连续灌流冲洗宫腔内的组织碎屑及血液，较大的凝血块阻塞时可使用环状电极进行清理。

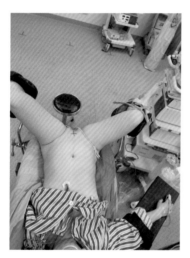

图4-2-1　宫腔镜体位正面

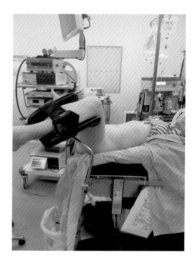

图4-2-2　宫腔镜体位侧面

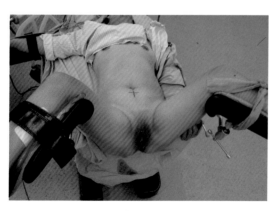

图4-2-3　膀胱截石位，充分显露外阴

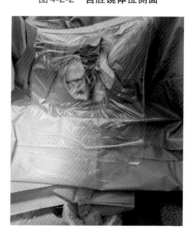

图4-2-4　宫腔镜集水构成（漏斗形脑科贴膜）

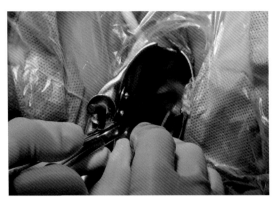

图4-2-5　宫颈钳夹住宫颈前唇，逐号扩张宫颈内口至手术宫腔镜能够置入（12号扩张棒）

2.切割手法

（1）顺行切除法：是最常采用的手法，能在镜下清楚地看到电切环由远而近的移动过程，容易掌握，较安全（图4-2-6）。方法是先将电切环推出镜鞘至病灶远处，然后按切除深浅或长短距离要求，由远及近地做平行方向切割。可以仅控制电极环或带鞘整体回拉，后者可以切出较长的长条状组织。

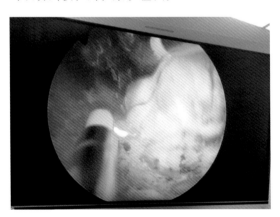

图4-2-6　宫腔镜顺行切除

（2）逆行切除法：切除的方法与顺行切除法相反，电切时先将电切环放在需切除组织的近侧，切割时将电切环向远处推，到达需切除组织边缘时将其切下（图4-2-7）。逆行切除时，电切环向远处移动的距离不能完全清楚地观察到病灶边缘，有可能电切正常组织甚至引起子宫穿孔。仅当顺行切除有困难时或病灶远处边界无法探清时应用，如粘连或有子宫纵隔时采用较多。

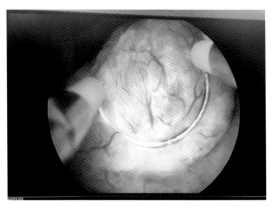

图4-2-7　宫腔镜逆行切除

（3）垂直切除法及横行切除法：将电切环做上下的垂直切割或左右移动的横向切割。切割时电切镜整体适当地在垂直或水平方向移动。一般宫底部病灶适用。

三、止血

采用电凝止血，直接电凝出血点或视野中的血管断端，效果不佳时可在出血点的邻近部位电凝以闭合血管，或使用球形电极电凝，电凝面积大、电凝效果好，但组织损伤大。若行肌瘤切除或残留胚物切除有粗大的血管时应先电凝血管，再切割组织。

四、标本取出

可借助膨宫压力使标本随液体自宫颈管流出；或使用电极环将标本夹持在电极与管鞘间取出；切除肌瘤时可使用卵圆钳钳夹旋拧部分残余瘤体取出。

五、注意事项

关注手术时长、灌流液体出入量、TURP综合征；联合麻醉医师关注麻醉深度、血压、血氧饱和度、球结膜状态（水中毒时有球结膜水肿）；关注灌流系统进水端是否液体充足。

（卢美松　邓　锁　韩　翠）

第五章

外阴、阴道手术

第一节 常见外阴、阴道疾病及基础手术

一、常见的外阴、阴道疾病及特点

（一）外阴炎性疾病

1.外阴炎 是指外阴（包括阴阜、大阴唇、小阴唇、阴蒂和阴道前庭）皮肤和黏膜发生的炎症。炎症多发生于小阴唇内、外侧或大阴唇，严重时可波及整个外阴。急性期患者多主诉外阴瘙痒、疼痛、肿胀、烧灼感，活动、性生活、排尿、排便时加重。由于病变累及范围及轻重程度不同，表现也有所不同，可有局部充血、红肿、糜烂，甚至抓痕，以及毛囊感染形成的毛囊炎、疖肿，外阴皮肤脓疱病，汗腺炎等。病情严重时可形成外阴蜂窝织炎、外阴脓肿、腹股沟淋巴结肿大等，也可形成外阴溃疡而致行走不便。慢性外阴炎多主诉外阴瘙痒，检查可见局部皮肤或黏膜增厚、粗糙、皲裂，甚至苔藓样改变。

治疗时应积极寻找病因，并进行病因治疗，针对不同的感染选择相应的敏感药物。急性期尽量减少活动，避免性生活，保持外阴局部清洁、干燥，停用外阴局部刺激性外用品。可选择局部药物治疗，如外涂抗生素软膏，中药水煎后熏洗外阴。也可选择局部物理治疗，如紫外线、超短波、微波、红外线等治疗。

2.前庭大腺炎 是病原体侵入前庭大腺引起的炎症。炎症多发生于单侧前庭大腺，急性发作时，患侧外阴肿胀，有烧灼感，疼痛剧烈，甚至影响排尿、排便，以致行走困难。查体可见患处红、肿、触痛，可触及肿块。如已形成脓肿，肿块有波动感，触痛更明显，如未及时处理，脓肿可继续增大，较薄的囊壁可自行破溃，脓液流出后，患者自觉症状减轻。若破口较小，引流不畅，脓液不能全部流出，症状可反复发作。患者常伴有腹股沟淋巴结肿大、体温及白细胞升高等感染征象。

急性期应卧床休息，给予抗生素治疗。药物选择应依据药物敏感试验结果，经验性用药建议选择广谱抗生素或联合用药。如未化脓，使用抗生素促使其逐渐好转、吸收，如已形成脓肿，则应切开引流。治疗期间应保持外阴清洁，可同时进行局部坐浴、理疗。

3.前庭大腺囊肿 因前庭大腺管开口部阻塞，分泌物不能排出，积聚于腺腔所致。前庭大腺囊肿可发生在前庭大腺脓肿消退后，脓液逐渐吸收转为清液形成囊肿，也可发生在分娩时，原因为阴道及会阴部损伤后形成的瘢痕组织阻塞腺管口，或会阴侧切、缝合时，损伤前庭大腺管，使之阻塞。先天性腺管狭窄或腺腔内分泌物黏稠排出不畅也可导致囊肿形成。若囊肿小且无感染，患者多无自觉症状。当囊肿增大时，患侧大阴唇肿大，有时可出现外阴坠胀感或性生活不适。检查可于患侧大阴唇下部触及界线清楚、质地较软的囊性肿物，大小不等，多为椭圆形，患侧小阴唇被展平，囊肿较大时，阴道口被挤向健侧。前庭大腺囊肿可继发感染形成脓肿反复发作，当继发感染时可有触痛。须注意应与大阴唇腹股沟疝相鉴别，后者与腹股沟环相连，挤压后能复位、复位后包块消失，向下屏气，肿物又出现。

对于较小的囊肿可不做处理，定期随诊。如囊肿较大，且有明显症状，或疼痛反复发

作，可行手术治疗。前庭大腺囊肿造口术方法简单，损伤小，不影响腺体功能，是经常选择的手术方式。为避免反复发作，也可选择前庭大腺囊肿剥除术，但术后会丧失患侧前庭大腺腺体分泌功能。

（二）外阴皮肤病

1.外阴鳞状上皮细胞增生（squamous cell hyperplasia of vulva）　以瘙痒为主要症状，外阴鳞状上皮细胞良性增生。大阴唇、阴唇间沟、阴蒂包皮和阴唇后联合等处瘙痒，患者常感难以忍受，搔抓后虽瘙痒得到暂时缓解，但局部皮肤进一步损伤导致瘙痒加剧，形成恶性循环。早期病变较轻时，皮肤颜色呈粉红色或暗红色，过度角化部位则呈白色。由于长期搔抓和摩擦，皮肤增厚似皮革，色素增加，皮肤纹理突出，皮嵴隆起，出现苔藓样改变。瘙痒严重者可因搔抓引起表皮抓破、裂隙、溃疡；如溃疡长期不愈，特别是有结节隆起时，应警惕局部癌变的可能，需及早行活检确诊。

2.外阴硬化性苔藓（lichen sclerosus of vulva）　是以外阴及肛周皮肤萎缩为主要特征的皮肤病。主要症状是局部皮肤瘙痒，程度较轻，甚至无瘙痒不适。患者可有外阴烧灼感、性生活不适等症状。病变部位常见于大阴唇、小阴唇、阴蒂、阴唇后联合及肛周，常呈对称性。病变早期局部皮肤发红、肿胀，出现粉红色、象牙白色的小丘疹，中心有角质栓；进一步发展后皮肤黏膜变白变薄，失去弹性，干燥易皲裂，阴蒂萎缩，大小阴唇融合以致完全消失；晚期病损皮肤菲薄皱缩似烟卷纸，阴道口挛缩狭窄以致性交困难。

3.外阴上皮内瘤变（vulvar epithelial neoplasia，VIN）　发生于外阴皮肤黏膜上皮内的病变，局限于上皮层内，未穿破基底层。VIN分为三级，病变细胞占据上皮层下1/3的为VIN Ⅰ级，占据1/3～2/3的为VIN Ⅱ级，占据2/3及以上的为VIN Ⅲ级（包括原位癌）。患者一般具有长期的外阴瘙痒史，并表现为两侧大小阴唇、阴唇内侧的尿道口和阴道口黏膜及阴阜部等处微隆起的斑片状、丘疹状等病变。确诊

VIN需要对病变处组织进行活检，对于病变范围较大或病变较为严重的区域应行多点活检，必要时在术中行快速病理检查以确定有无浸润及切缘情况。VIN存在多灶性病变，外阴活检有一定的误诊率。

VIN的治疗包括手术切除、物理治疗及药物治疗等。

（三）外阴良性肿瘤

1.痣（nevi）　为淡褐色到黑色的实性结节，一般较小，直径为数毫米，可平坦，也可隆起，有时表面可见毛发。按痣细胞生长部位分为3种类型：皮内痣，即痣细胞脱离上皮基底层完全进入真皮层；交界痣，即痣细胞团位于表皮基底层和真皮乳头层交界处；混合痣，即上述两种成分均有。皮内痣一般界线清楚，病变稍隆起，颜色均匀，有些表面有毛发，一般不发生癌变；交界痣和混合痣一般表面平坦，可边界不清或颜色不均匀，其痣细胞生长活跃，受刺激后易发生恶性变，尤其是生长于外阴受刺激部位。治疗以手术切除为主，切除后必须送病理检查。

2.软垂疣　也称纤维上皮性息肉（fibroepithelial polyp），俗称皮垂。肿物呈球形或舌样，多见于大阴唇，表面有皱襞，质地柔软，多有蒂。一般无须处理，若出现破溃、出血、增长较快、较大，应予以切除，切除物应送病理检查。

3.汗腺瘤（hydradenoma）　为汗腺上皮增生而形成的肿瘤，多表现为大阴唇的实性小结节，直径小于1cm，一般无症状，有时可继发感染等。由于大汗腺在性发育成熟后才有功能，因此汗腺瘤发生于成年之后。治疗一般以手术切除为主，切除物需送病理检查。

4.皮脂腺腺瘤（sebaceous adenoma）　为圆形或卵圆形的肿块，直径为1～3cm，黄豆大小，单发或多发，稍隆起于皮肤，一般无症状。切除后送病理检查可以确诊。

5.脂肪瘤（lipoma）　为阴阜或大阴唇的实性肿物，质软，大小不等，可为米粒大小，也可直径达10余厘米，边界清晰，活动性好。治疗一般无须手术，如果较大或部位特殊影响

生活，可以切除。

6.纤维瘤（fibroma） 是生长于大阴唇外侧的实性质硬肿物，多有蒂，一般无症状。病理表现为成纤维细胞增生，无异型性。治疗上以手术切除为主。

7.平滑肌瘤（leiomyoma） 生长于外阴的平滑肌、毛囊的立毛肌或血管的平滑肌组织。平滑肌瘤多位于大阴唇，是边界清晰的实性肿物，质地略硬，活动性好，体积小时一般没有症状。治疗上以手术切除为主，切除物需送病理检查以明确诊断。

8.血管瘤（hemangiomas） 是由无数毛细血管或海绵状血管所构成的良性肿瘤。外阴血管瘤好发于婴幼儿，多在出生后2～3个月时出现，在婴儿期生长迅速，一般不需要治疗，绝大部分可以逐渐消退。临床上可以分为两种类型：毛细血管瘤，外观似草莓、凸起、红色、质地软，肿瘤直径从数毫米至数厘米不等；海绵状血管瘤，海绵样，形状不规则，深紫色，界线分明，按之褪色，放松后即恢复，面积大小不等，其面积可以从数平方毫米至数平方厘米，甚至可延伸至阴道，膨出于阴道黏膜下。一般不需要治疗，如果观察数年仍不消退，可以采取硬化剂、糖皮质类固醇激素、手术切除、放射治疗等。成人几乎没有新发的外阴血管瘤，多是小的外阴静脉曲张，一般也不需要处理。

9.中肾管源性囊肿（mesonephric duct cyst） 是中肾管残留来源的囊肿，多见于中肾管走行之处，如输卵管系膜、子宫旁、阴道旁等，由于中肾管遗迹的末端部分只到达处女膜和阴道口，因此这种囊肿只发生于外阴的处女膜、阴蒂或尿道周围，外阴更表浅的地方罕见此类肿瘤。发生于阴道侧壁近处女膜的囊肿有时向外突出，需要与前庭大腺囊肿相鉴别。这类囊肿一般中等大小，也有的可以较大，直径达10余厘米，肿物壁薄柔软，波动感较强，一般无症状，无症状的一般不需要治疗，有症状者可以手术切除。需要注意的是，这类囊肿有时一直向上延伸到子宫旁，给手术带来很大麻烦。

10.外阴子宫内膜异位症（vulvar endometriosis） 表现为周期性痛性结节。小的、症状轻的可予以观察；大的、症状重的常需要手术切除，使用治疗子宫内膜异位症的各种药物也有一定效果。

（四）外阴恶性肿瘤

1.外阴鳞状上皮癌 临床表现主要包括外阴瘙痒和外阴肿块及腹股沟肿块等。外阴瘙痒是主要前期症状，多持续存在5年以上才出现明显的肿块。其多伴有外阴营养不良等良性病变长期存在。早期表现为外阴局部的皮肤丘疹、结节等，局部增厚，表皮可粗糙。肿块随着逐渐增大可以呈现圆形、长方形或不规则形，肿块质硬。外阴肿块有70%位于两侧的大小阴唇，其他可出现于阴蒂、阴唇后联合及会阴等。大的肿块有下坠感及行动不便，在肿块破溃及合并感染时有疼痛及发热等表现。腹股沟肿块是外阴癌腹股沟淋巴结转移的表现，早期为可触及的活动性皮下结节，以后出现多发结节并逐渐增大，晚期可以相互融合，表面可破溃形成溃疡，若合并感染则表面形成脓痂并有恶臭。

2.外阴佩吉特病（Paget disease） 是指发生于外阴和会阴及肛周的Paget病变，瘤细胞来源于皮肤胚胎生发层的多能基底细胞。病变发生于大阴唇，可蔓延至阴阜、小阴唇和会阴等处的暗红色湿疹样病变，边界较为清楚，表面可有抓痕、渗血和痂皮等。

（五）阴道良性肿瘤

1.中肾管囊肿 女性胚胎发育过程中，中肾管不完全退化，部分残存，管腔上皮细胞有分泌活动，形成囊肿。病变多位于阴道的前壁和侧壁，囊肿直径一般为2cm左右，可单发或多发，囊壁内被覆单层立方上皮或扁平上皮，无纤毛，囊腔内含褐色或透明液体。小的囊肿无症状，不需要治疗。

2.副中肾管囊肿 又称米勒管残余囊肿，约占阴道壁囊肿的50%，在胚胎早期阴道索的演变过程中，有些副中肾管腺上皮小岛残存于阴道壁内，发展为囊肿，囊壁为单层有分泌黏液功能的高柱状上皮形成。囊肿直径为2～5cm，囊内充满黏液。临床症状：阴道出血、阴道分泌物增多、下坠感、性交困难等。诊断时须与阴道腺病相鉴别。囊肿较大且有症状时可予以手术切除。

3.包涵囊肿　分娩或阴道手术时黏膜损伤，黏膜上皮被包埋入阴道壁内，形成囊肿。包涵囊肿常位于阴道下端，囊壁薄，被覆复层扁平上皮，囊内有黄色皮质样物，妇科检查可发现，囊肿较大有症状时可予以手术治疗。

4.阴道血管瘤　分为单纯性血管瘤和海绵状血管瘤，呈点状或片状，特点是在真皮内有成熟的内皮细胞组织型毛细血管。海绵状血管瘤可位于表浅或深部，病变局限或与周围组织无明显边界，有一条或数条供应静脉。血管瘤破裂可发生大出血，甚至休克。海绵状血管瘤患者有阴道下坠感，站立时明显。硬化疗法主要是将硬化剂直接注入瘤腔内，引起血栓形成，从而达到使瘤腔闭塞的目的，适用于瘤体较小且表浅的血管瘤。海绵状血管瘤病变广泛，边界不清，手术容易出血，且手术不易切除干净，可采用局部放射治疗。血管造影＋栓塞疗法，手术时间短，创伤少，可有效治疗血管瘤引起的阴道大出血。

5.阴道上皮内瘤变（vaginal intraepithelial neoplasia，VAIN）　是指局限于阴道上皮层内不典型增生和原位癌的一组病变，是阴道上皮癌的癌前病变，约5%的VAIN最终发展为浸润癌，VAIN多见于60岁以上妇女，VAIN Ⅲ级患者的平均年龄为53岁，多数VAIN患者有宫颈上皮内瘤变（cervical intraepithelial neoplasia，CIN）史，1%～3% VAIN可与CIN同时存在，提示VAIN可能由CIN发展而来。阴道脱落细胞涂片检查是阴道上皮内瘤变初步筛选的有效方法。凡是阴道细胞学涂片异常，均应明确该异常细胞是否来自宫颈或外阴。当阴道细胞学出现异常时，需行阴道镜指导下阴道活检术。阴道镜下黏膜涂抹3%醋酸溶液可发现阴道上皮病灶出现白色镶嵌状、点滴状和微粒状表现。范围广泛的病灶需做多点活检，应注意阴道穹隆部，约28%的VAIN患者在该处发现隐匿病灶。若阴道黏膜无明显异常，可在阴道镜碘液涂抹阳性处取活检组织送病理检查。

（六）阴道恶性肿瘤

1.阴道鳞状上皮癌　常见部位为阴道上1/3的后壁和下1/3的前壁，病灶早期可以表现为黏膜潮红，触之易出血的结节状、扁平状或浅表溃疡状肿块，随之可出现乳头状、菜花状病灶。阴道微小浸润癌或早期癌可无明显的症状，或仅有阴道分泌物增多和接触性出血。随着病情的发展，阴道癌灶增大、坏死，可出现阴道排恶臭液、无痛性阴道出血。当肿瘤向周围器官和组织扩展，累及尿道或膀胱可出现尿频、尿急、血尿和排尿困难，累及直肠可出现排便困难或里急后重，阴道旁、主韧带、宫骶韧带受侵犯时，则出现腰骶疼痛等。阴道鳞状上皮癌位于体表阴道腔内，诊断不困难，只需用简单的器械，即可窥视全貌，对可疑部位进行活检。

2.阴道腺癌（adenocarcinoma of the vagina）　少见，占阴道癌的4%～5%，发生于女性不同年龄段。20%早期癌可无症状，随病情发展，可出现阴道排液、阴道出血。某些阴道腺癌可产生黏液，使阴道分泌物较黏稠。癌侵犯膀胱时出现尿频、尿急、尿血或排尿困难，侵犯直肠时出现里急后重、排便困难，侵犯阴道旁、主韧带、宫骶韧带，可有盆腔两侧或腰骶疼痛。病灶可始发于阴道任何部位，多数位于阴道上1/3，阴道病灶多数呈息肉状或结节状，也可呈扁平斑块状或溃疡状，质地较硬，生长位置较浅，可在阴道表面蔓延以致累及大部分阴道。凡是阴道肿物或较明显的糜烂灶均应行阴道细胞学检查和活检以确诊。

二、住院医师规范化培训基础手术

（一）外阴活检术

【适应证】

（1）外阴赘生物需明确诊断者。

（2）外阴溃疡久治不愈者。

（3）外阴白色病变，表面隆起、粗糙、皲裂，疑有恶性变者。

（4）外阴病变，可以恶性变者。

（5）规范治疗无效的疣。

（6）伴有腹股沟淋巴结肿大的外阴病变。

（7）外阴部特异性感染，如结核、尖锐湿疣等，需确定病因者。

【禁忌证】

（1）全身性疾病，无法耐受手术者。

（2）外阴局部有急性较重炎症者，应控制炎症后取材。

【临床案例】

（1）病史：患者，张某，56岁，绝经5年，否认绝经后异常阴道出血，因"外阴瘙痒10余年，外阴溃疡反复出现1年余"就诊。曾于当地医院就诊，诊断为外阴白斑，给予中药熏洗外阴治疗，自觉症状缓解不明显，外阴瘙痒以夜间为重。溃疡反复出现，不易愈合。

（2）查体：外阴双侧小阴唇及阴蒂皮肤色素减退，双侧小阴唇萎缩，右侧小阴唇上部约1.0cm×0.5cm大小皮肤粗糙，局部质硬，表面可见皲裂及溃疡。右侧腹股沟区可触及约1.5cm×1.5cm×1.5cm大小质硬肿物，无压痛，不活动。

（3）病例分析：患者外阴瘙痒病史多年，近1年反复出现外阴溃疡，且不易愈合，查体：右侧小阴唇发现质硬包块，包块表面见溃疡，右侧腹股沟可触及质硬肿物，考虑为增大的淋巴结，不排除外阴恶性疾病可能。需行外阴活检，标本送病理检查，以明确诊断。

【术前沟通】

目前根据您的病史、查体，初步诊断为外阴硬化性苔藓，但因为外阴溃疡反复出现，久治不愈，为进一步明确疾病性质，需要行外阴活检。由于外阴的神经和血管比较丰富，活检取标本的过程可能会比较疼痛，我们会为您进行局部麻醉来减轻疼痛，希望您能配合我们，全程不要随意活动。另外，术后出血可能较多，我们会进行简单的缝合止血。根据术后的病理结果决定下一步的治疗方案。其他的手术风险，会详细向您讲解。有什么不清楚的地方，我们随时沟通。

【术前准备】

（1）手术时机：非月经期。

（2）术区备皮：女性外阴覆盖有阴毛，为保持术区清洁，会阴部手术常规需要剃除阴毛，注意备皮过程中避免刮伤外阴皮肤。

（3）体位：患者取膀胱截石位。

（4）手术器械：电子外阴镜、手术刀或剪刀、齿镊、持针器、缝线、Keyes孔状活检钳、3%～5%醋酸溶液、1%甲苯胺蓝溶液、活检钳。

（5）局部麻醉：活检取材前10～20分钟，用充足剂量的利多卡因或丙胺卡因凝胶进行皮肤表面麻醉。经络合碘消毒皮肤，用10ml注射器和5ml注射器针头、1%利多卡因对异常组织进行浸润麻醉，用齿镊按压局部皮肤，评估麻醉效果。

【手术步骤】

（1）一般利用阴道镜在可疑部位进行外阴活检。首先用生理盐水轻拭外阴，然后涂抹3%～5%醋酸溶液。毛发生长浓密的上皮，如大阴唇的外侧表面，不会表现出血管性的异常（镶嵌、点状改变）。在没有毛发覆盖的上皮，如小阴唇和前庭，因皮肤较薄，可见醋酸白色上皮改变及镶嵌和点状血管，由于外阴病变出现阳性反应时间晚于宫颈组织涂抹醋酸的时间比较长（2～5分钟），而且病变出现的时间（2～5分钟）要晚于宫颈。甲苯胺蓝是一种细胞核染色剂，能用于显示外阴病变（Collin试验），可以使用1%甲苯胺蓝溶液涂抹外阴，2分钟后再用1%醋酸溶液擦洗脱色，细胞核明显增大的异常细胞则不褪色，显示为蓝染。虽然该试验缺乏特异性，但有助于辨别异常区域而进行适当的活检。

（2）大范围或是多中心的病变需要多点活检，活检标本必须包含正常组织与异常组织间的过渡区域。多种便于使用的器械均可行外阴活检，根据患者的创面大小、范围，选择合适的取材方法。

第一种方法：镊子提起可疑病变部位皮肤，用剪刀或手术刀切开被提起皮肤的底部，取圆盘状的皮肤标本。创口用3-0薇乔线缝合。

第二种方法：Keyes孔状活检钳可以钳取直径为3～6mm的圆形皮肤组织，钳取组织的厚度取决于按压力度和上皮组织的厚度，活检部位可以自行愈合（一般2周左右）。展平活检部位的皮肤，用环钻加压并向右和向左旋转2～3次，撤下环钻，用组织钳提起盘状组织，基底连同脂肪组织一并切取。创面出血可以使用电凝或用3-0薇乔线缝合。

第三种方法：使用用于宫颈和外阴取材的打孔活检钳，优点是快速、实用。皮肤准备和麻醉方法与前述相同，但不需要组织钳。活检钳抓紧组织并同时切割，可以在同一部位取多个标本。创面出血可以压迫止血或电凝止血或用3-0薇乔线缝合。

【标本处理】

外阴表面、大范围的、多中心病变需要特殊准备。标记处病灶和治疗边界必须多点活检。术后需绘制病灶图，与外阴的解剖标志相对应，为随后的治疗提供参考。将标本置于盛有福尔马林的容器中，标记后送病理检查。

【术后注意事项】

（1）术后1个月内禁性生活，保持外阴清洁、干燥，避免盆浴及游泳。

（2）术后2周内避免重体力劳动。

（3）进食清淡易消化饮食。

【术后并发症】

（1）创面出血：多见于经电凝止血的创面，结痂脱落时可出现出血，若出血量比较小，可使用中药等局部压迫止血。若出血量比较大，可选择再次电凝止血或创面缝合止血。

（2）感染：多因术后不注意外阴清洁，或月经来潮后外阴透气性不良，局部创面受到血、尿、便等影响导致。术后需口服抗生素预防感染，保持外阴清洁、干燥。

【术后随访】

若为电凝止血，等待病理回报后再诊即可。若为创面缝合止血，术后1周需拆除缝线，病理回报后根据病理结果决定下一步治疗方案。

（二）前庭大腺脓肿切开术

【适应证】

前庭大腺脓肿形成，体积较大，反复发作。

【禁忌证】

（1）前庭大腺囊肿，尤其是绝经后增大，怀疑癌变者。

（2）前庭大腺急性炎症期尚未形成脓肿或囊肿时，应先非手术治疗。

【临床案例】

（1）病史：患者，李某，36岁，外阴疼痛、肿胀1周，1周前月经来潮，月经干净后即出现左侧外阴疼痛，疼痛逐渐加重，近2天疼痛严重，无法正常行走，伴外阴坠胀感，并出现发热，体温最高38.6℃。

（2）查体：左侧大阴唇肿胀，表面皮肤充血，触诊左侧大阴唇下部触痛严重，可触及一约鸡卵大小囊性肿物，边界欠清晰，压痛阳性，波动感明显。表面皮肤及黏膜张力大。

（3）病例分析：患者月经期后出现外阴肿胀，伴发热，查体大阴唇下部出现囊肿，压痛阳性，波动感明显。表面皮肤及黏膜张力大。根据病史及查体考虑为前庭大腺脓肿，需进行抗感染治疗，同时进行手术治疗。考虑目前为脓肿急性期，应做前庭大腺脓肿切开术，充分引流。

【术前沟通】

目前根据您的病史、查体，初步诊断为左侧前庭大腺脓肿。前庭大腺脓肿的治疗可以选择以下治疗方案。

（1）非手术治疗：给予抗生素抗感染治疗、局部药物外敷，缓解症状，但存在脓肿进一步增大、疼痛进一步加重及脓肿破溃的可能。

（2）手术治疗：考虑为脓肿急性感染期，不适宜做脓肿剥除术，建议做脓肿切开术，将脓汁充分引流。

根据您目前的情况，我们建议进行抗感染治疗的同时及时接受手术治疗。

【术前准备】

（1）手术时机：脓肿形成即可随时手术。

（2）术区备皮：女性外阴覆盖有阴毛，为保持术区清洁，会阴部手术常规需要剃除阴毛，注意备皮过程中避免刮伤外阴皮肤。

（3）体位：患者取膀胱截石位（图5-1-1）。

（4）手术器械：手术刀、持针器、缝线

（5）局部浸润麻醉：用充足剂量的利多卡

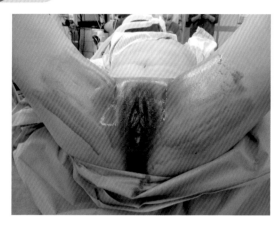

图 5-1-1 膀胱截石位

因或丙胺卡因凝胶进行皮肤表面麻醉。用络合碘消毒皮肤，用5ml注射器针头、1%利多卡因对不正常组织进行浸润麻醉，用齿镊按压局部皮肤，评估麻醉效果。

【手术步骤】

（1）选择切口：在脓肿表面最波动的部分做纵行切开，长度近脓肿全长。切开小口后可用尖刀反调式挑开脓腔，再用剪刀延长切口（图5-1-2～图5-1-4）。

（2）将脓液完全排出后，用生理盐水及碘伏棉球多次擦拭脓腔，将脓汁完全清除（图5-1-5）。将切口外翻性缝合（图5-1-6）。

（3）以碘伏纱条或生理盐水纱条加入庆大霉素8万U填塞脓腔，最后用消毒纱布保护外阴。

【术后处理】

（1）抗生素治疗感染。

（2）术后24小时更换囊腔引流条。

（3）当无分泌物及窦道变浅时开始用1∶5000的高锰酸钾溶液坐浴。

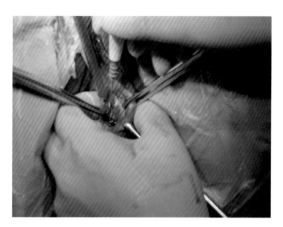

图 5-1-2 在脓肿表面最波动的部分做纵行切开

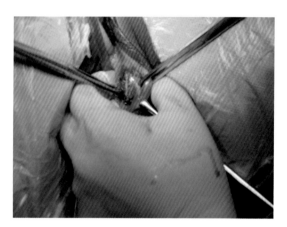

图 5-1-3 切口长度应接近脓肿全长

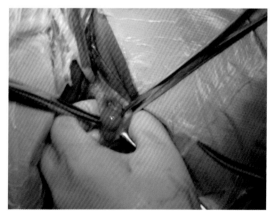

图 5-1-4 尖刀反调式挑开脓腔

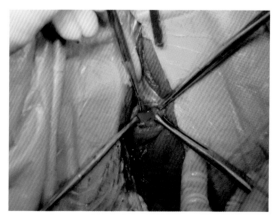

图 5-1-5 擦拭脓腔，将脓汁完全清除

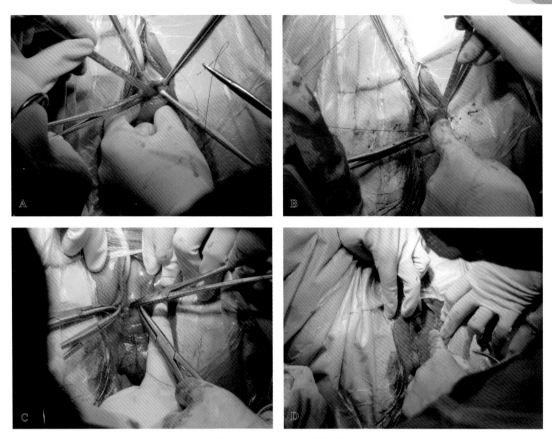

图5-1-6　将切口外翻性缝合

【术后注意事项】

（1）术后1个月内禁性生活。勤换内衣，保持外阴清洁、干燥，避免盆浴及游泳。

（2）术后2周内避免重体力劳动。

（3）进食清淡易消化饮食，避免辛辣刺激的食物。

【术后并发症及处理】

（1）脓肿复发：多见于手术时切口过小、引流条取出过早、皮肤及黏膜处切口过早愈合、囊腔内脓汁尚未完全排出或再次形成。为避免复发，手术时应将切口下方延长达脓肿最低点，长度应达脓肿全长，脓汁排空后应充分引流，引流条一般术后需放置3～5天，在脓腔变浅或无分泌物时才能撤出。

（2）继发外阴蜂窝织炎：多因免疫抑制或抵抗力过低等原因导致感染未能及时控制，进一步扩散。应根据脓汁细菌培养及药物敏感试验结果选择敏感抗生素治疗，在获得药物敏感试验结果之前，应采用经验用药。由于前庭大腺脓肿的病原体多为需氧菌、厌氧菌及衣原体的混合感染，因此，应选择广谱抗生素或联合用药。可参照常用抗生素的抗菌谱：青霉素对革兰氏阳性球菌作用较强，如链球菌、肺炎球菌及敏感的葡萄球菌；第一代头孢菌素对革兰氏阳性球菌作用较强；第二代头孢菌素抗菌谱广，对革兰氏阴性菌的作用较强；第三代头孢菌素的抗菌谱及抗酶性能优于第二代头孢菌素，有些对厌氧菌有效。可以口服用药，但当患者出现发热、白细胞计数升高等全身症状时，建议选用静脉给药。

【术后随访】

术后需定期复查，若脓汁吸收，逐渐转化为清液形成囊肿，较小的囊肿无须处理，定期随诊即可。若囊肿较大，有明显的症状，或疼痛反复发作，可行手术治疗。

（三）阴道活检术

【适应证】

（1）任何级别的阴道上皮内病变都有必要在治疗前进行活检。

（2）阴道内异常赘生物，需明确诊断者。

（3）阴道内反复出现溃疡，或出血性疾病，怀疑恶性变者。

【禁忌证】

无性生活史的患者需充分沟通后再进行操作。阴道急性感染期不适合活检术，建议在抗感染治疗后择期手术。

【临床案例】

（1）病史：患者，黄某，47岁，因宫颈原位癌行腹腔镜子宫全切术后3年，复查阴道断端液基薄层细胞学检查（thin-prep cytology test，TCT）提示非典型鳞状上皮细胞，人乳头瘤病毒（human papilloma virus，HPV）检查提示16型阳性。

（2）查体：外阴发育良，阴道畅，阴道断端愈合良好，阴道内未见异常赘生物，无活动性出血。

（3）病例分析：患者因宫颈原位癌行腹腔镜子宫全切术后3年，阴道断端TCT及HPV检查结果均异常，为进一步明确病变范围及程度，需行阴道活检。

【术前沟通】

3年前是因为宫颈原位癌切除子宫，由于HPV不仅可能感染宫颈细胞，还可以感染阴道壁的细胞，现在根据复查的TCT及HPV检查结果，我们需要进一步明确阴道病变的性质及范围，需要进行阴道镜下阴道活检术，由于阴道壁血供及神经丰富，术中可能会出现出血，如果出血较多，需要缝合创面止血。另外，我们会使用局部麻醉药物缓解疼痛，但仍可能存在不适感，请您尽量配合。

【术前准备】

（1）手术时机：月经干净3～7天，或已行子宫切除术后，非阴道炎症急性感染期。

（2）术区备皮：女性外阴覆盖有阴毛，为保持术区清洁，会阴部手术常规需要剃除阴毛，注意备皮过程中避免刮伤外阴皮肤。

（3）体位：患者取膀胱截石位。

（4）手术器械：活检钳、缝线、持针器。

（5）局部浸润麻醉：阴道内壁神经丰富，没有麻醉的活检会引起患者的疼痛及不适感。为了增加患者的舒适感，可以在阴道内注入1%的利多卡因1～2ml，或用棉签在阴道黏膜活检的部位涂抹少量利多卡因乳膏。

【手术步骤】

（1）所有的阴道活检都应在阴道镜引导下进行，以增加精确性。首先应对阴道壁进行全面的检查，由于阴道壁没有转化区，表面积更大，且有皱褶，阴道窥器的上下叶可遮挡较大面积的阴道病变，需耐心轻旋窥器，对阴道壁进行全面检查。对于绝经后或接受后装放射治疗后的女性，局部使用雌激素2周可使上皮增厚，涂抹鲁氏碘溶液后辨识度更高。

（2）VAIN病变主要集中于阴道上1/3，常呈多灶状生长。最常见的病变部位是阴道顶端及侧穹隆。病变也可发生在阴道中部及下1/3，病变累及阴道全长较罕见，通常见于HPV感染。涂抹醋酸后，病灶会呈现白色，表面颗粒状，边缘清晰，点状血管比镶嵌更常见。涂鲁氏碘溶液后异常上皮因为不着色而呈现出黄色。可疑浸润癌的特点：延伸、不规则的异型血管；突起的结节状病灶；乳头状瘤赘生物，尤其是位于穹隆部；溃疡或糜烂。

（3）活检工具可以选用活检钳或细小的线圈电切器械。未排除浸润癌，需要行多点活检。活检时注意钳夹深度，及时调整所抓取组织的体积，避免损伤膀胱、直肠等周围脏器。活检结束后立即用棉球或棉签压迫创面止血，若出血不止，可用3-0薇乔线缝合创面，因阴道穹隆与腹膜、阴道前壁与膀胱、阴道后壁与直肠间距离太近，不推荐在阴道内使用电外科技术，对邻近组织潜在的热损伤容易造成周围脏器损伤。

（4）全子宫切除术后阴道残端的阴道镜检

查，比检查具有完整宫颈者难度更大。瘢痕引起阴道残端变形会妨碍阴道镜检查视野的完整性，尤其是在角落处。一些术式会使阴道残端形成很深的无法显露的侧角。有时异常上皮可能隐藏在缝合面下方。如果细胞学持续异常，且检查视野不完整，应在麻醉下行阴道镜检查，以便对难以显露的区域进行评估。对这些患者进行点活检也较为困难，特别是当病变沿缝合面生长时，因为此处上皮下间质缺乏且靠近腹膜，在这种情况下，更倾向于用冷刀、针状电极电切或 CO_2 激光切除进行活检。

【术后处理】

（1）标本处理：将标本置于盛有福尔马林的容器中，标记后送病理检查。阴道镜检查中应详细标记取材部位。

（2）创面处理：阴道内可使用抗生素栓剂或乳膏，避免感染。

【术后注意事项】

（1）术后1个月内禁性生活、盆浴及游泳。

（2）术后2周内避免重体力劳动。

（3）进食清淡易消化饮食，避免辛辣刺激的食物。

【术后并发症及处理】

（1）膀胱损伤、直肠损伤、腹膜损伤：由于阴道穹隆与腹膜、阴道前壁与膀胱、阴道后壁与直肠间的距离太近，活检术中需严格掌握取样深度，避免损伤周围脏器。若术后患者出现阴道内有尿液、粪便流出，应及时考虑是否存在副损伤可能，及时探查，必要时及时手术治疗。

（2）出血：阴道壁血供丰富，若止血不彻底，可能出现阴道出血不止或血肿形成。取样后创面可用纱布压迫止血，若出血不止，可行缝合止血，需注意缝合时的进针深度，避免损伤周围脏器。

【术后随访】

病理回报后应及时复诊，根据病理结果决定下一步治疗方案。

第二节　进阶手术

一、外阴病灶切除术

【适应证】

常见外阴良性肿瘤如乳突状瘤、纤维瘤、脂肪瘤、皮脂腺囊肿。

【禁忌证】

外阴病灶急性感染期不宜手术，应先控制感染后再行择期手术。

【临床案例】

（1）病史：患者，钱某，52岁，绝经4年，发现外阴赘生物10年。自述左侧大阴唇中部有一囊性肿物，体积逐渐增大，无触痛，无红肿。既往糖尿病病史多年，未规律用药控制血糖。

（2）查体：外阴老年型，左侧大阴唇中部可见一半球状包块，约3cm×2cm×2cm大小，边界清，活动度差，无触痛，阴道通畅，阴道黏膜菲薄，宫颈萎缩、光滑、子宫前位、萎缩、无压痛，双侧附件区未触及异常。

（3）病例分析：外阴良性肿瘤比较少见，根据肿块的性质和临床表现可将其划分成两大类，囊性肿瘤和实性肿瘤。本例患者外阴肿物10余年，肿物体积逐渐增大。需考虑是否为中胚叶来源的脂肪瘤、外阴平滑肌瘤、中肾管囊肿或子宫内膜异位症囊肿。需要注意的是，外阴的囊肿需排除是否为前庭大腺囊肿。一般子宫内膜异位症囊肿育龄期妇女常见，有经期增大、伴疼痛的特点，病灶一般呈紫蓝色。若绝经后增大，需排除恶性变。若为中肾管残留来源的中肾管囊肿，有时可一直向上延伸到子宫旁，手术时需注意手术的彻底性，注意避免损伤周围脏器。同时外阴的囊性肿物，需排除外阴血管瘤和疝。避免术中大量出血及副损伤的风险。因外阴肿物体积逐渐增大，建议手术治疗。需要注意因患者有多年糖尿病病史，未规律用药控制血糖，术前需多次监测血糖，使血糖控制在可控范围内，避免增加术后感染的风险。

【术前沟通】

根据您的病史、查体，以及外阴超声，我们考虑目前外阴的肿物是个囊肿，因肿物一直在生长、进展，还是建议手术切除，我们会根据切下来的标本的病理检查结果决定下一步治疗方案。外阴手术术后切口疼痛感会比较明显，可以使用镇痛药物。另外，术后仍有肿物复发的风险，需要定期复查，密切随访。

【术前准备】

术前准备同前阴式手术。术前需明确诊断，排除腹股沟疝、血管瘤等疾病，拟采用局部浸润麻醉。

【手术步骤】

根据外阴病灶是否带有瘤蒂分成两部分，带蒂者和无蒂者。

（1）带蒂者

1）外阴常规消毒后，用无菌纱布将瘤体包好，1%普鲁卡因于瘤蒂周围注射局部麻醉。

2）于蒂根部周围做纺锤形切口，将皮肤切开，分离蒂根部约1cm长。

3）用弯止血钳夹住蒂根部，切除肿瘤。

4）用2-0可吸收线贯穿缝合瘤蒂，细丝线间断缝合皮肤。

（2）无蒂者

1）切开皮肤，用纱布裹肿瘤尽量提起，沿肿瘤边缘做切口。

2）分离肿瘤，用鼠齿钳分别牵引肿物及切开的皮肤边缘，用止血钳或解剖剪刀沿肿瘤壁分离至肿瘤完全剥离。

3）闭合瘤腔，如瘤腔较大，应用2-0可吸收线间断缝合瘤腔，自基底部开始闭合瘤腔。

4）用4号丝线或3-0可吸收线间断缝合皮肤及浅腔。

【术后处理】

（1）切除标本送病理检查。

（2）应用抗生素预防感染。

（3）保持外阴清洁，术后1周拆除外阴缝线。

【术后并发症及处理】

（1）外阴血肿：由于外阴组织疏松、血供丰富，若术中未能彻底止血，局部可能形成血肿，若出血量较多，必要时需清除血肿进行二次缝合，手术过程中需注意止血的彻底性，尤其是瘤体根部位置。另外术后创面的局部压迫也能起到止血作用。

（2）切口感染：由于外阴处切口距离尿道、肛门、阴道均较近，术后易出现切口感染。需注意术后应用抗生素预防感染，同时注意外阴清洁，排尿及排便后需使用碘伏或新洁尔灭棉球清理创面，保持外阴切口的干净和清洁。

二、前庭大腺囊肿造口术

【适应证】

（1）前庭大腺囊肿是腺体导管因炎症被纤维组织阻塞而发生的分泌液滞留，多发生于育龄期女性，继发感染可形成脓肿。囊肿较小者可予以观察，较大或反复感染者应行造口术；囊肿非急性感染期，为达根治目的，可行囊肿切除术。

（2）前庭大腺囊肿造口术较简单，出血少，不易损伤周围脏器，恢复快，能够保持前庭大腺功能，尤其适合双侧前庭大腺囊肿患者。

【禁忌证】

前庭大腺急性感染期尚未形成脓肿或囊肿时应先行非手术治疗，脓肿形成者不宜采用切除术而应行造口术。

【临床案例】

（1）病史：患者，王某，39岁，发现外阴囊性肿物3年，肿物体积逐渐增大。无触痛，无发热，自觉外阴坠胀感，走路时外阴不适。

（2）查体：外阴发育良好，左侧大阴唇下部可触及一鸽卵大小囊性肿物，边界清晰，无压痛，根部位置较深。

（3）病例分析：前庭大腺又称巴氏腺，位于阴道口两侧后方4点钟及8点钟位置，前庭大腺腺管开口阻塞时形成囊肿，若继发感染可形成脓肿。囊肿多无症状，脓肿表现为红肿、热、痛。无症状小囊肿无须处理，大囊肿若引起不适及性交困难需要进行手术治疗。本例患者自觉外阴坠胀感，走路时外阴不适，具备手术指征，建议手术治疗。

手术方式：①单纯切开引流术，术后极易复发，一般不推荐。②前庭大腺囊肿造口术，术后保留腺体功能，一般推荐年轻患者选择。③前庭大腺囊肿剥除术，创伤较大，可用于复发性囊肿及脓肿，或年龄较大患者怀疑肿瘤时选择。本例患者较年轻，故推荐前庭大腺囊肿造口术。

【术前沟通】

目前根据我们的查体和辅助检查，考虑外阴的囊肿是前庭大腺囊肿，是腺管阻塞后液体潴留形成的，由于囊肿影响了您的正常生活，建议手术治疗，可以选择前庭大腺囊肿造口术，能保留腺体功能，但是术后需要定期换药，术后有一定的复发风险，也可以选择前庭大腺囊肿剥除术，手术比较彻底，但是术后患侧腺体功能丧失。对于您，我们比较推荐前庭大腺囊肿造口术。术后对性生活质量影响比较小。

【术前准备】

（1）会阴备皮：女性外阴覆盖有阴毛，为保持术区清洁，会阴部手术常规需要剃除阴毛，注意备皮过程中避免刮伤外阴皮肤。若外阴部皮肤有皮炎、湿疹等皮肤疾病，应先予以治疗，待治愈后再行手术。

（2）术前导尿：由于阴道紧靠膀胱和尿道，术前需导尿或留置尿管排空膀胱。

（3）肠道准备：术前1日需口服泻药清洁肠道，术前1日晚上需用温肥皂水清洗肠道。

（4）术前备血：手术过程中有可能损伤大血管，术前需备血。

（5）术前需明确诊断，排除大阴唇腹股沟疝可能。

（6）手术宜选在月经干净3～7日进行。

【手术步骤】

（1）切开囊肿：将小阴唇外翻，在处女膜根部外侧皮肤与黏膜交界处、囊肿突出最薄弱处做纵行切口，长度视囊肿大小而定，一般以距离囊肿上下两端各0.5～1.0cm为宜，切开黏膜及囊肿壁，排出内容物，用生理盐水冲洗囊腔。

（2）缝合：用镊子提起囊肿壁边缘，外翻，使周围黏膜切口对合，2-0肠线、1-0丝线或3-0可吸收缝线将囊肿壁与周围皮肤及黏膜做间断外翻式缝合，呈口袋状，造口中心部形成新的腺管开口，防止腺管开口重新闭锁，腔内放置碘伏纱条或生理盐水纱条引流，伤口覆盖无菌纱布。

【术后处理】

（1）应用抗生素预防感染。

（2）术后24小时更换腔内填塞纱条，根据情况考虑是否继续填塞。

（3）保持外阴清洁，避免污染。

（4）术后1周拆线，若为可吸收线缝合，可不拆线，但需定时随访，每周1次，以消毒镊或钳探查所造腔隙，避免造口粘连闭锁。

【术后并发症】

（1）复发：若手术时造口足够大，复发概率很低，若术后护理不当，过早取出或未及时更换引流条导致切口过早愈合，可能形成新的囊腔。

（2）切口感染：为避免感染，需保持外阴清洁，避免穿过紧内衣，保持创面干燥、透气。

三、前庭大腺囊肿剥除术

【适应证】

前庭大腺囊肿，为避免术后复发可行囊肿剥除术。术后该侧腺体分泌功能丧失。

【禁忌证】

前庭大腺急性感染期尚未形成脓肿或囊肿时应先行非手术治疗，脓肿形成者不宜采用剥除术时应行造口术。

【临床案例】

（1）病史：患者，王某，51岁，发现外阴囊性肿物5年，肿物体积逐渐增大。曾多次出现囊肿增大、红肿、疼痛，经抗感染、药物外敷等非手术治疗后好转。

（2）查体：外阴发育良好，右侧大阴唇下部可触及一鸡蛋大小囊性肿物，边界清晰，无压痛，根部位置较深，囊肿张力大。

（3）病例分析：本例患者前庭大腺囊肿反复继发感染，虽经非手术治疗后好转，但为避免疾病复发，可选择手术治疗，剥除囊肿。手术时机应选择在前庭大腺脓肿急性期控制后进行。由于囊肿反复继发感染，术中需注意囊壁与周围组织界线是否清晰，慢性炎症通常容易导致囊壁与正常组织间关系致密，增加手术难度。

【术前沟通】

目前根据我们的查体和辅助检查，考虑外阴的囊肿是前庭大腺囊肿，就是腺管阻塞后液体潴留形成的，由于囊肿反复继发感染，严重影响了您的正常生活，建议手术治疗，可以选择前庭大腺囊肿造口术，能保留腺体功能，但是术后需要定期换药，术后有一定的复发风险，也可以选择前庭大腺囊肿剥除术，手术比较彻底，但是术后患侧腺体功能丧失。对于您，我们比较推荐前庭大腺囊肿剥除术。

【术前准备】

（1）会阴备皮：女性外阴覆盖有阴毛，为保持术区清洁，会阴部手术常规需要剃除阴毛，注意备皮过程中避免刮伤外阴皮肤。若外阴部皮肤有皮炎、湿疹等皮肤疾病，应先予以治疗，待治愈后再行手术。

（2）术前导尿：由于阴道紧靠膀胱和尿道，术前需导尿或留置尿管排空膀胱。

（3）肠道准备：术前1日需口服泻药清洁肠道，术前1日晚需用温肥皂水清洗肠道。

（4）术前备血：手术过程中有可能损伤大血管，术前需备血。

（5）术前需明确诊断，排除大阴唇腹股沟疝可能。

（6）手术宜选在月经干净后3～7日进行。

【手术步骤】

（1）切开黏膜：将小阴唇外翻，在黏膜上做纵行切口，接近囊肿全长，深达黏膜与囊壁间隙。

（2）剥离囊肿：固定黏膜切口边缘，剥离囊肿壁与黏膜间结缔组织，由浅入深，直至囊肿底部，将囊肿剥除。注意钳夹结扎囊肿根部

供血血管。剥离过程中避免囊肿壁破裂。可遵循边剥离边止血的原则，保持术野干净清晰。若囊壁与周围组织关系致密，可选择锐性分离，注意避免囊壁残留。

（3）闭合囊腔：用2-0可吸收线缝合腔内间隙，注意止血彻底，避免形成血肿，不留死腔，必要时可留置橡胶引流条。

（4）缝合阴道壁：剪除多余的阴道黏膜，用可吸收线间断缝合阴道黏膜处创面。注意留置橡胶引流条时不宜过紧，避免取出困难，不宜过松，以防自行脱落。缝合时应注意避开引流条。

（5）局部压迫：创面局部压迫，纱布48小时后取出。

【术后处理】

（1）应用抗生素预防感染

（2）保持外阴清洁，避免污染。

【术后并发症及处理】

（1）囊肿破裂：若剥离时囊肿破裂，可将囊肿切开，用手指放在囊腔内做指示，用组织钳牵拉皮肤、黏膜，钝性、锐性交替剥除囊肿。

（2）出血：囊肿剥离过程中应注意随时止血，若局部形成小血肿可局部压迫，观察血肿有无进一步增大。若血肿不断增大，需拆除缝线，取出血块，找出出血点止血。

（3）损伤直肠：若囊肿较大，部位较深，剥离和缝合时应特别注意勿损伤直肠，可以将示指置入肛门起到指示作用。

四、阴道壁囊肿切除术

【适应证】

阴道良性囊肿。

【禁忌证】

阴道炎症急性感染期应先行抗感染治疗后再行择期手术。

【临床案例】

（1）病史：邢某，45岁，偶然扪及阴道壁肿物1个月。1个月前清洗阴道时偶然扪及阴道后壁囊性肿物，无触痛，无异常阴道出血，无排尿、排便改变。

（2）查体：外阴发育良好，阴道后壁中段可触及一个梭形囊状物，约3cm×3cm×4cm大小，质软，边界清，无压痛，不活动。直肠指检：直肠黏膜完整，阴道壁肿物未累及直肠浆膜。

（3）病例分析：阴道良性肿瘤手术切除与否，应视每种类型病变情况而定。对于需要手术治疗者，应警惕手术有时伤及阴道血管而出血较多。囊肿位置较高或已达阴道穹隆时，手术剥离应考虑预防输卵管或膀胱损伤。如果肿瘤部分延伸于盆腔，则应考虑操作困难而出血或损伤周围脏器。如为估计手术剥离困难而创伤较大的囊肿（超声证实），也可考虑经阴道壁穿刺抽液，然后注入95%乙醇溶液破坏其上皮分泌，继之抽出乙醇溶液。其他不需手术治疗者，如经病理证实无恶性变的阴道腺病等小病灶可用物理治疗如电灼、激光等治疗。本例患者为阴道后壁囊肿，建议手术治疗。术中需注意直肠损伤风险，必要时可用示指置入直肠中起指示作用。

【术前沟通】

根据查体和辅助检查，目前考虑是阴道后壁的囊肿，具体的病理类型还需要等待术后病理检查结果。由于囊肿距离直肠较近，术中损伤直肠的风险较大，有形成直肠阴道瘘的风险。必要时有二次手术治疗的可能。另外，囊肿也有复发的可能。

【术前准备】

（1）需充分评估囊肿类型、深度、位置，评估手术风险。

（2）局部麻醉或阴道神经阻滞。

（3）会阴备皮：女性外阴覆盖有阴毛，为保持术区清洁，会阴部手术常规需要剃除阴毛，注意备皮过程中避免刮伤外阴皮肤。若外阴部皮肤有皮炎、湿疹等皮肤疾病，应先予以治疗，待治愈后再行手术。

（4）术前导尿：由于阴道紧靠膀胱和尿道，术前需导尿或留置尿管排空膀胱。

（5）肠道准备：术前1日需口服泻药清洁肠道，术前1日晚需用温肥皂水清洗肠道。

（6）术前备血：手术过程中有可能损伤大血管，术前需备血。

（7）手术宜选在月经干净后3～7日进行。

【手术步骤】

（1）切口：患者取膀胱截石位，用阴道拉钩保留囊肿位置，以鼠弯钳钳夹固定覆盖在囊肿上的阴道壁黏膜，于其囊肿外端表面做一纵行切口，切开阴道黏膜贯穿囊肿全长；对于大的囊肿，为使囊肿剥出，在其阴道黏膜表面做一纺锤形切口。注意不要切破囊壁。

（2）用示指包裹纱布或用刀柄剥离囊肿，直至完全游离切除。囊肿壁与阴道壁粘连难用钝性剥离者，给予锐性分离。若仅于根蒂部粘连，则于根蒂处用止血钳钳夹后切下囊肿，然后以丝线缝扎基底止血。

（3）缝合囊腔：囊腔大的用2-0可吸收线缝合腔内间隙，闭锁囊腔，必要时放置引流条。

（4）缝合阴道壁：修剪多余的阴道黏膜，用3-0可吸收线间断或连续缝合阴道壁，注意局部不留空腔。术中需注意保护周围脏器，必要时可将示指置入直肠内起到指示作用。术毕，需再次行直肠指检，检查直肠黏膜的完整性。

（5）阴道内填塞纱布压迫。

【术后处理】

（1）应用抗生素预防感染。

（2）48小时后取出引流条及阴道填塞纱布。保持外阴清洁，避免污染。

（3）术后3日内需进食无渣饮食，避免过早排便，牵拉创面。

【术后并发症】

（1）若剥离时囊肿破裂，或囊肿较大，剥除困难，或手术视野不清晰时可将囊肿切开，用手指放在囊腔内做指示，组织钳牵拉黏膜，钝性、锐性交替剥除囊肿。

（2）若囊肿较大，部位较深，剥离和缝合时应特别注意勿损伤直肠、膀胱、输尿管。

（宁　宁　高建华）

第六章

子宫颈手术

第一节 基础手术

一、宫颈扩张术

【适应证】

（1）原发性痛经。

（2）不孕症的诊治。

（3）先天性或后天性子宫颈狭窄者。

（4）子宫颈管粘连并伴有子宫腔积液或积脓者。

（5）子宫颈手术的准备步骤，如子宫颈管息肉、息肉状肌瘤和子宫颈部分切除术。

（6）子宫腔手术的准备步骤，诊断性刮宫、输卵管造影、宫腔镜检查和手术、子宫腔黏膜下肌瘤或内膜息肉切除术。

（7）子宫颈或子宫腔放射治疗的准备步骤。

【禁忌证】

（1）各种疾病的急性阶段。

（2）生殖道炎症，如阴道炎、急性或亚急性宫颈炎、盆腔炎症，需要经治疗后再行手术。

（3）全身状况不良不能承受手术者。

（4）术前两次间隔（4小时）体温在37.5℃以上者。

（5）可疑宫内妊娠，要求继续妊娠者。

【临床案例】

患者，女性，于某，57岁，因"闭经15年，下腹痛1周，加重5小时"入院，否认阴道流液、出血，否认发热，否认恶心呕吐等。双合诊检查：阴道内少量分泌物，宫颈萎缩，子宫稍大，压痛（＋），双侧附件区未触及异常。妇科彩超提示子宫稍大，宫腔内见约5.0cm×4.0cm暗区，内有光点，双侧附件未触及异常。经分析，诊断为"宫腔积液"，本病例需行宫颈扩张术。

【术前沟通】

沟通要点	医师
一般问候	您好，我是您的主管医师，我叫***
开始谈话	我现在要对您的这次手术进行一次沟通，将手术可能存在的情况及注意事项对您进行说明，其间有问题您可以提出来
分析疾病情况，突出重点，点明手术指征	我们这次做的手术称"宫颈扩张术"。因为，您已经绝经15年了，下腹痛明显，超声提示"宫腔暗区"，目前临床诊断为"宫腔积液"，且具有手术指征
体现人文关怀	请您不要紧张，我接下来详细和您说明
说明手术目的	本次手术在门诊进行，不需要麻醉，目的是扩张宫颈，将宫腔积液放出来，缓解疼痛
沟通手术可能出现的情况及解决办法	可能出现的情况：①宫颈出血：……。②子宫穿孔：……。③人工流产综合征：……。④感染：……。总之，术中、术后有任何不适请及时沟通，手术以安全为主，请您不要紧张
提示患者有无疑问	以上就是术中、术后可能出现的情况，有疑问的地方现在可以指出了，我再和您解释
结尾	好的，请您签署手术知情同意书，祝您早日康复

【麻醉】

一般情况下不需要麻醉，必要时可行子宫颈旁阻滞或注射镇痛剂，也可行短效全身麻醉。

【术前准备】

器械：阴道窥器、宫颈钳、宫颈扩棒、探针等（图6-1-1）。

体位：患者取膀胱截石位。

【手术步骤】

（1）患者排空膀胱，取膀胱截石位，消毒、铺巾。

（2）双合诊检查：了解子宫颈、子宫体位置、大小、子宫体屈度和倾度及有无附件病变。

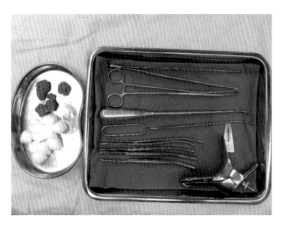

图6-1-1 宫颈扩张术器械

（3）显露子宫颈：使用阴道窥器显露子宫颈，碘伏消毒阴道和宫颈外口。用宫颈钳距宫颈外口1.0～1.5cm处钳夹并固定子宫颈前唇以便手术。

（4）利用探针探测子宫腔倾度、屈度和深度，并记录（图6-1-2）。

（5）子宫颈扩张：扩张前应先检查宫颈扩棒，并由大到小按号排列。扩张子宫颈前，宫颈扩棒前端应蘸拭润滑油以减少其进入子宫颈管的阻力和避免子宫颈损伤。扩张时术者以左手牵拉固定宫颈钳，以右手拇指、示指和中指夹持宫颈扩棒柄端，依子宫体倾度或屈度缓慢将宫颈扩棒送入子宫颈管内，动作要轻、稳、缓、柔，使用指力或腕力进行扩张。为避免过度扩张和深入子宫腔内，扩张时可用右手环指和小指伸展并抵于会阴部做制动和保护。宫

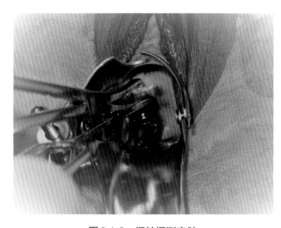

图6-1-2 探针探测宫腔

颈扩棒进入或越过子宫颈内口时常有失空感（图6-1-3）。

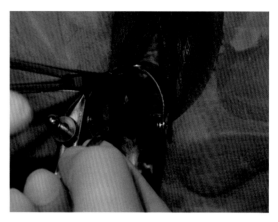

图6-1-3 宫颈扩棒依次扩张宫颈管

（6）扩张深度和程度：子宫颈扩张以宫颈扩棒进入或越过子宫颈内口1cm为度。当宫颈扩棒进入或通过子宫颈内口时常会感到通过括约肌的紧握感。一旦宫颈扩棒进入子宫颈内口，可留置其间1～2分钟，使子宫颈适应性扩张，然后来回抽动宫颈扩棒数次，以便子宫颈管充分扩张。如子宫颈内口较紧，或患者诉有疼痛可暂缓扩张，或将宫颈扩棒停滞于原处1～2分钟使患者适应，然后再予以扩张。当完成较小号的扩张后，再放入较大号的宫颈扩棒，其操作同前。

【术后并发症及处理】

1.子宫颈裂伤 子宫颈轻度裂伤仅为子宫颈内口裂伤，而重度裂伤则引起子宫颈内口、子宫颈管裂伤，甚至子宫破裂，其多为暴力扩张、宫颈扩棒跳号扩张所致。先天性子宫发育不良、未产妇、子宫颈炎症、宫颈癌或原有子宫颈瘢痕者易于放射裂伤。子宫颈扩张时和发现扩张器毫无阻力地进入宫腔内，或原来扩张困难而突然易于扩张，或患者诉有剧烈腹痛和阴道出血时则应考虑子宫颈裂伤，应立即停止手术。

当子宫颈扩张至宫颈扩棒8号以上时，实际上子宫颈内口已有轻度裂伤，但不致引起明显的损伤、出血和腹痛。扩张至宫颈扩棒10号以上时应仔细观察患者反应和局部情况，当子宫颈扩张出血较多时应停止手术，并用纱

布填塞子宫颈管压迫止血，并予以抗生素预防感染。严重的子宫颈裂伤，特别是子宫颈深部、内口以上或子宫破裂引起严重出血时应予以缝扎止血，即循子宫颈裂伤处向上寻找出血点予以缝扎。若子宫下段裂伤不易显露，可将阴道前壁或侧壁切开，上推膀胱，寻找裂伤部位和出血点，缝扎子宫动脉的下行支或主干。若以上步骤仍不能止血，则应开腹探查。

2.子宫穿孔　穿孔原因：①未按照子宫倾度、屈度或轴向扩张，如后屈子宫前壁穿孔和子宫前屈后壁穿孔；②暴力扩张；③子宫颈原有病变或炎症；④老年或哺乳期妇女等。子宫穿孔的部位和程度不一，可穿入膀胱、直肠、子宫阔韧带或进入腹腔内。穿孔损伤的程度取决于穿孔部位、穿孔大小和穿入的器械等。穿孔时，扩张器可毫无阻力地进入、超过子宫颈或子宫腔长度，并伴有失空感、剧烈腹痛和出血。严重者可形成局部血肿和阔韧带血肿、内脏（膀胱或直肠）损伤及休克，晚期则引起继发性感染（盆腔腹膜炎和盆腔结缔组织炎）和盆腔粘连。若怀疑发生穿孔应立即停止手术，绝不允许再探测或请其他医师验证穿孔，以免引起更严重的损伤。若是穿孔，应令患者卧床休息，严密观察，予以子宫收缩剂和抗生素，如怀疑有内脏损伤，应剖腹探查。

3.人工流产综合征　立即停止操作，平卧，吸氧（采用常规湿化，氧流量2～4L/min）；保持气道通畅，监测血压。可使用阿托品0.5mg静脉注射；开放静脉通路，予以心电监护。与患者家属交代病情，常规复查患者血压、脉搏。

4.宫颈出血　一般出血量较少。术中行宫颈扩张，动作一定要轻柔，按宫颈扩棒号顺序对宫颈进行扩张。必要时可以事先使用药物进行扩张，降低宫颈出血风险。

5.感染　原因为原有感染扩散及术后继发感染。术前可以检查生殖道清洁度，对于有阴道炎症的患者需要先行治疗阴道炎。术前预防性应用抗生素，术中严格无菌操作，术后密切观察患者病情，包括体温、腹痛情况、阴道分泌物变化等。

【术后注意事项】

宫颈扩张的幅度和程度依手术目的而异，如治疗痛经和不孕症一般扩张至宫颈扩棒小6～8号；如需扩张至宫颈扩棒9号以上，术前应予以镇痛药或行子宫颈旁阻滞，或局部使用利多卡因，10～15分钟后子宫颈可不同程度地扩大或松弛，此时再行子宫颈扩张；如计划行宫腔镜检查或宫腔镜手术，也可于术前12～24小时于子宫颈内置入细尿管使子宫颈自然扩张，以便次日手术，有些医院也利用阴道上药，即米索前列醇片作为宫腔手术的子宫颈预处理。

【术后随访】

术后1周进行门诊复查，行妇科超声及双合诊检查，必要时再次行子宫颈扩张术。如出现腹痛或发热等异常情况，可复查血常规、C反应蛋白、妇科超声检查等，排除盆腔感染等情况，必要时应用抗生素。禁性生活1个月，注意下腹保暖，下次月经期后复查妇科超声，不适随诊。

二、子宫颈活检术

【适应证】

（1）宫颈脱落细胞涂片检查巴氏Ⅲ级或Ⅲ级以上；宫颈脱落细胞涂片检查巴氏Ⅱ级经抗感染治疗后仍为Ⅱ级；TBS（the Bethesda system）分类鳞状上皮细胞异常低级别鳞状上皮内病变及以上者。

（2）阴道镜检查反复可疑阳性或阳性者。

（3）疑有子宫颈癌或慢性特异性炎症，需进一步明确诊断者。

【禁忌证】

（1）各种疾病的急性阶段。

（2）生殖道炎症，如阴道炎、急性或亚急性宫颈炎、盆腔炎症，需要经治疗后再行手术。

（3）全身状况不良不能承受手术者。

（4）术前两次间隔（4小时）体温在37.5℃以上者。

（5）可疑宫内妊娠，要求继续妊娠者。

【临床案例】

患者，女性，赵某，37岁，因"性生活后阴道点滴出血3个月"入院。16岁有性生活，多性伴。妇科检查：外阴发育良，阴道正常，宫颈呈Ⅲ度糜烂样改变，触之易出血，子宫常大、常硬，双侧附件区未触及异常。妇科彩超提示子宫及双侧附件未见异常，子宫颈腺瘤（纳氏囊）。于当地医院行宫颈液基薄层细胞学检查（TCT）和人乳头状瘤病毒（HPV）检查，HPV检查结果回报为高危型HPV16型阳性，TCT检查结果为高级别鳞状上皮内病变（HSIL）。经分析，本病例需行子宫颈活检术。

【术前沟通】

沟通要点	医师
一般问候	您好，我是您的主管医师，我叫***
开始谈话	我现在要对您的这次手术进行一次沟通，将手术可能存在的情况及注意事项对您进行说明，其间有问题您可以提出来
分析疾病情况，突出重点，点明手术指征	我们这次做的手术称"子宫颈活检术"。因为，您有性生活后阴道点滴出血，且宫颈癌筛查包括HPV及TCT检查均提示异常，目前诊断为"子宫颈病变可能"，且具有手术指征
体现人文关怀	请您不要紧张，我接下来详细和您说明
说明手术目的	本次手术在门诊进行，不需要麻醉，目的是钳取小部分子宫颈组织，对其进行病理检查，以明确现在是否存在子宫颈病变，甚至宫颈癌的可能，以提示医师制订进一步的治疗方案
沟通手术可能出现的情况及解决办法	可能出现的情况：①宫颈出血：……②感染：……③待病理结果回报后再行进一步治疗。总之，术中、术后有任何不适请及时沟通，手术以安全为主，请您不要紧张
提示患者有无疑问	以上就是术中、术后可能出现的情况，有疑问的地方现在可以指出了，我再和您解释
结尾	好的，请您签署手术知情同意书，祝您早日康复

【术前准备】

1.物品准备　子宫颈活检包、消毒棉球、纱块、无菌手套、标本瓶、碘溶液、10%甲醛溶液、消毒液、一次性垫单。

2.医师准备　洗手，戴口罩、帽子；与患者沟通，说明检查的必要性，签手术知情同意书。嘱患者排空膀胱；拉好屏风，保护患者隐私。

3.体位　患者取膀胱截石位。

【手术步骤】

1.活检包检查　患者臀下垫一次性垫单，取子宫颈活检包，检查包的有效期，打开包的外层3/4，打开包的外层1/4及内层，检查灭菌指示卡。

2.消毒顺序　由内向外常规消毒外阴、阴道。消毒范围：阴阜、两侧至大腿内上1/3，消毒3，消毒不留空隙，每次消毒范围小于前一次，最后一次消毒范围大于孔巾孔直径。铺无菌孔巾。

3.子宫颈显露　放置阴道窥器显露子宫颈，用干棉球擦净子宫颈黏液及分泌物，局部消毒。

4.子宫颈管搔刮　显露子宫颈，先用小型子宫颈管刮匙搔刮，并留取子宫颈管内组织送检。

5.子宫颈多点活检　用活检钳直接咬取子宫颈病变组织，或在子宫颈的6、12、3、9点钟处依次采取子宫颈组织，即依照下、上、左、右的顺序依次钳夹宫颈组织，以减少创面流血对操作的干扰。活检组织应于子宫颈鳞柱状上皮移行带或碘试验不着色区取材，或在阴道镜指导下取材，以提高活检阳性率。活检组织块大小以0.5cm³为宜，即应包括病变组织、正常上皮及其间质，以提高活检的准确性。

6.取下子宫颈钳　如宫颈有出血，可压迫片刻或填塞纱布止血，嘱患者24小时后取出。

7.取出阴道窥器　将活检组织分装于标本瓶，用10%甲醛溶液固定，贴标签，整理物品。

【术后并发症及处理】

1.宫颈出血　一般出血量较少。宫颈活检术后可用棉球或无菌纱布压迫止血；阴道出血过多时，可考虑换行电凝止血。

2.感染　比较少见。注意术中严格无菌操作，术前检查生殖道清洁度，对于有阴道炎症的患者需要先治疗阴道炎症。

【术后注意事项】

（1）子宫颈活检后，创面出血可用无菌纱布压迫止血，24小时后取出，具体时间可酌情。

（2）阴道有炎症者，应治愈后再行活检。

（3）所有钳夹的子宫颈组织应分别标注，分装入10%甲醛溶液或95%乙醇溶液中固定送检。

（4）原则上妊娠期不做活检，以避免流产、早产，但临床高度怀疑子宫颈恶性病变者仍应该检查。月经前期不宜做活检，以免与活检处出血混淆，且月经来潮时创口不易愈合，增加内膜在切口种植的机会。

【术后随访】

待病理结果回报后再行进一步治疗。如出现阴道分泌物异常、阴道出血、发热等情况，随时复诊，可视诊阴道及宫颈创面情况，复查阴道分泌物、血常规、C反应蛋白、妇科超声等，排除有无盆腔感染等情况，必要时应用抗生素。禁性生活1个月，注意下腹保暖，不适随诊。

三、子宫颈LEEP锥切术

子宫颈锥切术是诊治宫颈上皮内瘤变（CIN）和早期微小型浸润癌的传统方法，也是评价其他治疗方法临床疗效的标准。宫颈锥切是从子宫颈上切除一个锥状组织，锥体高度为2～2.5cm，锥体底面为子宫颈外口。子宫颈锥状组织应包括整个子宫颈管和子宫颈不典型增生区组织，即最易发生癌变的鳞柱状上皮转化地带。子宫颈锥切标本应行连续病理切片检查，如仅依据少数切片检查则失去锥切意义，并难以做出精确的诊断和治疗，因不精确的病理诊断将导致临床误诊和误治。绝经前妇女子宫颈锥切应于月经后近期施行，妊娠期和月经期禁行子宫颈锥切，有引起流产、早产、出血和感染的可能。

线圈电切（loop electrosurgical excision procedure，LEEP）也称转化带大线圈电切（large loop excision of the transformation zone，LLETZ），是诊治子宫颈癌常用的方法，其优点是简单易行、价格低廉，并可获取供病理检查的子宫颈标本。目前，LEEP已被列入阴道镜指导下进行子宫颈活检的常规诊断程序。LEEP电极或线性探针由连接于绝缘柄的绝缘"T"形棒上不同形状和大小纤细钨丝线圈组成（图6-1-4）。不同LEEP电极供不同大小和形态的子宫颈锥切及阴道、外阴病灶的活检和治疗使用。

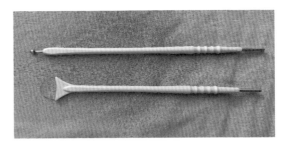

图6-1-4　常见的LEEP电极

【适应证】

（1）宫颈活检为不典型增生，而阴道镜不能确定的宫颈管病变者。

（2）宫颈活检诊断为微小型浸润癌，或阴道镜怀疑浸润癌者。

（3）宫颈管诊刮为不典型增生而阴道镜不能满意观察和确诊者。

（4）角化性不典型增生引起的宫颈白斑。

（5）宫颈活检或宫颈管诊刮怀疑腺上皮恶性变者。

（6）连续性阴道细胞学检查结果均为不典型增生或宫颈癌，但宫颈活检未能证实者。

【临床案例】

患者，女性，钱某，32岁，因"性生活后阴道点滴出血4个月"入院。16岁有性生活，多性伴。妇科检查：外阴发育良，阴道正常，宫颈呈Ⅲ度糜烂样改变，触之易出血，子宫常大、常硬，双侧附件区未触及异常。于当地医院行子宫颈TCT和HPV检查，HPV检查结果回报为高危型HPV52型阳性，TCT检查结果为高级别鳞状上皮内病变。后行子宫颈活检，病理检查提示子宫颈低级别鳞状上皮内病变，局部高级别病变。经分析，本病例需行子宫颈锥切术。

【术前沟通】

沟通要点	医师
一般问候	您好，我是您的主管医师，我叫＊＊＊
开始谈话	我现在要对您的这次手术进行一次沟通，将手术可能存在的情况及注意事项对您进行说明，其间有问题您可以提出来
分析疾病情况，突出重点，点明手术指征	我们这次做的手术称"子宫颈锥切术"。因为，您有性生活后阴道点滴出血，且子宫颈HPV及TCT检查均提示异常，病理检查提示宫颈低级别鳞状上皮内病变，局部高级别病变。现诊断为"宫颈高级别鳞状上皮内病变"，且具有手术指征
体现人文关怀	请您不要紧张，我接下来详细和您说明
说明手术目的	本次手术在门诊进行，拟采用局部麻醉，目的是切除宫颈部分组织，对其进行病理检查，以明确现在是否存在子宫颈癌的可能，以提示医师制订进一步的治疗方案
沟通手术可能出现的情况及解决办法	可能出现的情况：①子宫颈出血：……。②感染：……。③早产、流产。④待病理结果回报后再行进一步治疗。总之，术中、术后有任何不适请及时沟通，手术以安全为主，请您不要紧张
提示患者有无疑问	以上就是术中、术后可能出现的情况，有疑问的地方现在可以指出了，我再和您解释
结尾	好的，请您签署手术知情同意书，祝您早日康复

【手术步骤】

1.手术定位　患者排空膀胱后，取臀高膀胱截石位。双合诊检查子宫颈大小及形态、子宫位置和曲度。消毒，铺巾。利用阴道窥器显露宫颈，先行碘染试验或阴道镜检查确定和描记子宫颈、阴道壁和阴道穹隆部不典型增生区。根据宫颈病变范围，依据子宫颈外形和锥切目的（诊断或治疗）设计锥切大小和形态。

2.子宫颈电切　在碘染试验或阴道镜指导下确定切除标本大小和范围，视诊宫颈形态、位置，阴道宽松度及标本切除是否能够使用1～2个线圈电极完成。对于子宫颈较小的病灶，从一侧向另一侧切割，对于较大的病灶则先切割中央部病灶，然后切割残留病灶（图6-1-5，图6-1-6）。电切时应注意避免电极直接

接触阴道壁以免灼伤。切除子宫颈中央部病灶所使用的线圈电极宽度为1.5～2.0cm，长度为0.8～1.5cm。喙突状电极适于深部电切，活检深度很少需要大于0.8cm。所切割的标本应分别注明部位，并送检。

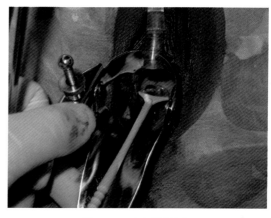

图6-1-5　自上而下电切

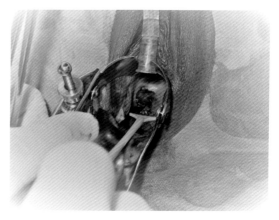

图6-1-6　切除子宫颈组织

行子宫颈电切时，如线圈移动过快或强拉电极可使电极嵌入子宫颈组织中或引起局部灼伤，也仅能切除较表浅的子宫颈组织，而不能彻底切除所有病变组织而达到诊治目的。疑有子宫颈管浸润时，在切除子宫颈管外口组织后，可再用1cm×1cm的线圈电极切除子宫颈管组织，并对残留的子宫颈管施以诊刮。如线圈电极嵌入子宫颈组织或被电凝组织缠绕，可将线圈电极从原路退回，用生理盐水将电极冲洗干净，再从对侧相应部位进行电切。

3.手术创面的处理　子宫颈锥切创面应用棒状电极电凝止血（图6-1-7）。若电凝止血失败则应行缝合止血。

4.观察子宫颈创面　有无活动性出血，标记标本并送病理检查（图6-1-8，图6-1-9）。

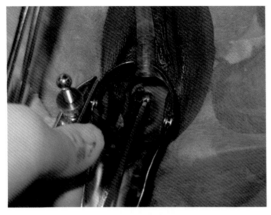

图6-1-7　子宫颈锥切创面电凝止血

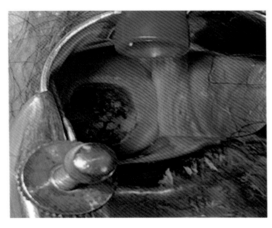

图6-1-8　子宫颈锥切创面

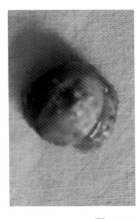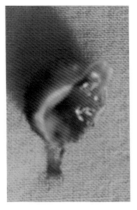

图6-1-9　标本展示

【术后并发症及处理】

1.术时出血　发生率为10%～25%。围手术期平均出血量为5.4ml，发生率为50%～60%，多不需要止血，出血较多时可酌情行阴道纱布填塞止血。

2.阴道排液　锥切后2周可有阴道排液、恶臭白带或血性白带。

3.术后晚期出血　多出现于术后7～14日，平均发生率为3%（1%～8%）。对术后晚期出血应予以电凝或缝合止血。

4.宫颈狭窄　症状性宫颈狭窄罕见，而宫颈外口狭窄难容3mm探针通过者仅占1%。子宫颈狭窄的发生与患者年龄（＞45岁）和锥切深度（＞14mm）有关。LEEP锥切后仍可见子宫颈鳞柱状细胞转化带者占80%。LEEP虽不影响生育力和妊娠转归，但过多地切除子宫颈组织将引起子宫颈狭窄或子宫颈功能不全。

【术后随访】

子宫颈LEEP锥切术后4～6周应进行复查，目的是了解子宫颈创面修复情况和宫颈功能状态。此后，每6周复查一次阴道细胞学检查。若随访发现阴道细胞学异常、宫颈异常或有相关症状者应行阴道镜检查。根据锥切组织学报告做妥善处理。

第二节　进阶手术

一、宫颈冷刀锥切术

【适应证】

（1）宫颈刮片细胞学检查多次找到恶性细胞，而宫颈多处活检及分段诊刮病理检查均未发现癌灶者。

（2）宫颈活检为CIN需要确诊，或可疑为早期浸润癌，为明确病变累及程度及决定手术范围者。

【禁忌证】

（1）阴道、宫颈、子宫及盆腔有急性或亚急性炎症。

（2）有血液病等出血倾向。

【临床案例】

患者，女性，孙某，42岁，因"性生活后阴道点滴出血5个月"入院。16岁有性生活，多性伴。妇科检查：外阴发育良，阴道正常，宫颈呈Ⅲ度糜烂样改变，触之易出血，子宫常大、常硬，双侧附件区未触及异常。于当地医院行宫颈TCT和HPV检查，结果回报为高危型HPV52型阳性，宫颈TCT检查结果为高级别鳞状上皮内病变。后行子宫颈活检，病理检查提示宫颈高级别鳞状上皮内病变，累及腺体。经分析，本病例需行子宫颈冷刀锥切术。

【术前沟通】

沟通要点	医师
一般问候	您好，我是您的主管医师，我叫***
开始谈话	我现在要对您的这次手术进行一次沟通，将手术可能存在的情况及注意事项对您进行说明，其间有问题您可以提出来
分析疾病情况，突出重点，点明手术指征	我们这次做的手术称"子宫颈冷刀锥切术"。因为您有性生活后阴道点滴出血，且宫颈癌筛查包括HPV检测及TCT检查均提示异常，病理检查提示宫颈高级别鳞状上皮内病变，累及腺体。现诊断为"宫颈高级别鳞状上皮内病变"，且具有手术指征
体现人文关怀	请您不要紧张，我接下来详细和您说明
说明手术目的	本次手术在手术室进行，拟采用静吸复合麻醉，目的是切除宫颈大部分组织，对其进行病理检查，以明确是否存在子宫颈癌的可能，并提示医生制订进一步的治疗方案
沟通手术可能出现的情况及解决办法	可能出现的情况：①子宫颈出血：……。②感染：……。③早产、流产。④待病理结果回报后再行进一步治疗。总之，术中、术后有任何不适请及时沟通，手术以安全为主，请您不要紧张
提示患者有无疑问	以上就是术中、术后可能出现的情况，有疑问的地方现在可以指出了，我再和您解释
结尾	好的，请您签署手术知情同意书，祝您早日康复

【手术步骤】

（1）冷刀锥切术应在月经干净后3～7日进行。受检者在蛛网膜下腔阻滞或硬膜外麻醉下取膀胱截石位，外阴、阴道消毒，铺无菌巾。

（2）导尿后，用阴道窥器显露子宫颈（图6-2-1），并消毒阴道、子宫颈及宫颈外口。

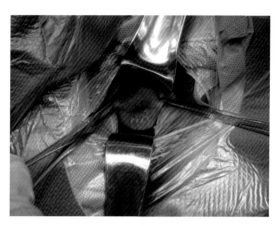

图6-2-1 充分显露子宫颈

（3）以宫颈钳钳夹子宫颈前唇向外牵引，扩张子宫颈管并做子宫颈管搔刮术。子宫颈涂碘液在病灶外或碘不着色区外0.5cm处，以尖刀在子宫颈表面做环形切口，深约0.2cm，包括子宫颈上皮及少许皮下组织。按30°～50°向内做子宫颈锥形切除（图6-2-2），切口深度应达宫颈间质，长度应达2～2.5cm，即包括子宫颈管全长。锥体尖内斜向宫颈内口，用剪刀完整地切除宫颈锥体尖，而不要盲目地进行刀切（图6-2-3～图6-2-5）。

（4）子宫颈锥体切除后，于锥体12点钟处做缝合标志。以10%甲醛溶液固定，送病理检查。

（5）对于将要行子宫切除手术者，子宫切除手术建议在锥切术后48小时内进行，可行宫颈前后唇相对缝合封闭创面止血。若不能在短期内行子宫切除手术或无须做进一步手术，则应行子宫颈成形缝合术或荷包缝合术。创面止血用无菌纱布压迫多可奏效。若有动脉出血，可用肠线缝扎止血，也可加用明胶海绵、凝血酶等止血，缝合具体步骤如下。

1）于子宫颈上缘外侧（1点钟方向）进针，至锥切面顶点出针（图6-2-6）。

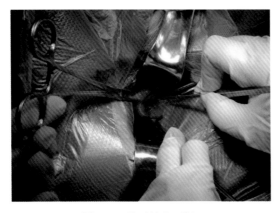

图 6-2-2　顺时针冷刀锥切

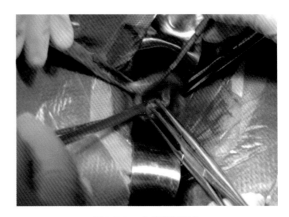

图 6-2-3　完成锥切形体

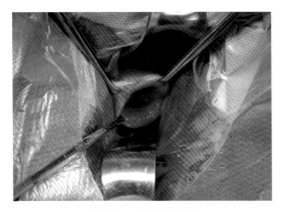

图 6-2-4　完整切除病灶

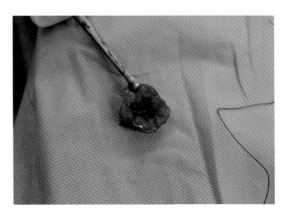

图 6-2-5　锥形病灶

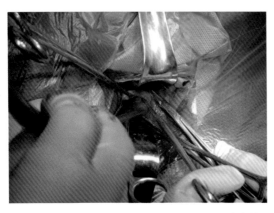

图 6-2-6　于子宫颈上缘外侧进针，至锥切面顶点出针

2）缝合宫颈 12 点钟方向后，再由子宫颈锥切面顶点进针，至子宫颈上缘外侧（11 点钟方向）出针，至此，宫颈前唇缝合完毕，呈"W"形缝合（图 6-2-7）。

3）同法缝合宫颈下唇，使子宫颈创面呈双"W"形缝合（图 6-2-8）。

4）右侧两根尾线进行外科结打结，勒紧缝线后再进行左侧两根尾线打结（图 6-2-9）。

5）探查子宫颈管（图 6-2-10），确保子宫颈管通畅，避免子宫颈管缝扎闭死、经血淤积等不良事件发生。

6）局部加固加压缝合：对于局部有活动性出血或可能出血的部位，可进行局部加固加压缝扎，如在 6、9 点钟外侧方向进行缝合（图 6-2-11）。

（6）再次探查子宫颈管，观察有无活动性出血（图 6-2-12），术毕。

【术后注意事项】

常见并发症包括出血、感染、子宫颈管狭窄和子宫颈管穿孔。锥切术中出血量很少超过 200ml，但术后出血需住院治疗，需行宫颈填塞、缝合和输血者占 3% ～ 15%。术后晚期出血可发生于术后 1 ～ 2 周。如术前未予以预防性应用抗生素，锥切术后感染率

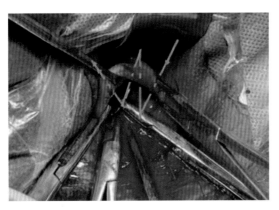

图6-2-7　子宫颈前唇呈"W"形缝合

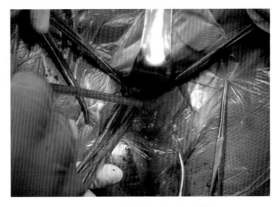

图6-2-8　子宫颈呈双"W"形缝合

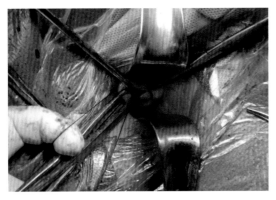

图6-2-9　左右侧尾线分别打结

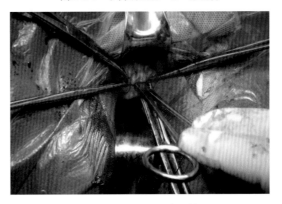

图6-2-10　探查子宫颈管

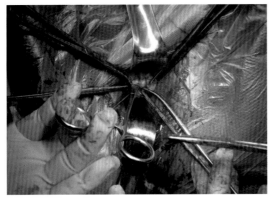

图6-2-11　局部加固加压缝合

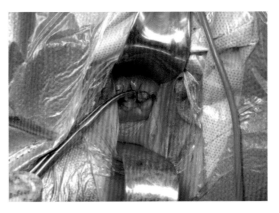

图6-2-12　术后创面展示

高达5%，建议术后用抗生素预防感染。宫颈狭窄发生率为1%～5%，严重者应予以宫颈扩张。

若切除子宫颈锥状组织时不以子宫颈管为中心，则极易造成向子宫直肠陷窝、阴道膀胱隔或子宫颈旁组织内穿孔，使得所切除子宫颈标本也为不合格子宫颈锥状组织。

【术后随访】

术后首次月经后及4～6周后应进行复查，目的是了解子宫颈创面修复情况和子宫颈功能状态，确保经血可以顺畅地流出子宫。术后6周探查子宫颈管有无狭窄。2个月内禁性生活及盆浴。每6周复查一次阴道细胞学检查。如随访发现阴道细胞学异常、宫颈异常或有相关症状者应行阴道镜检查。根据冷刀锥切组织学报告做妥善处理。

二、子宫颈肌瘤核除术

子宫肌瘤按生长部位分为子宫体肌瘤和子宫颈肌瘤，前者多见，约占90%，后者少见，仅占10%左右。子宫颈肌瘤比子宫体肌瘤的发生较少，并以单个肌瘤较为常见。

子宫颈肌瘤生长位置：子宫颈肌瘤与子宫体肌瘤一样，可以向各个方向发展。位于子宫颈壁内的肌瘤，长大后可以使子宫颈外形发生改变，肌瘤所在的子宫颈一侧增大，而对侧则被压变薄，子宫颈外口伸张变平呈新月形。肌瘤向前发展到膀胱后方深侧，使膀胱受压或将膀胱推向上移位，尿道拉长，向后则突向子宫颈与直肠间。

子宫颈肌瘤嵌顿：子宫颈肌瘤不论向哪个方向发展，由于它位于盆腔内，长大后必然嵌顿于骨盆内，出现压迫症状，导致排尿和（或）排便困难，并使盆腔内组织脏器发生解剖学上的变动，给手术带来困难。

子宫颈黏膜下肌瘤：子宫颈肌瘤向子宫颈管内突出而形成子宫颈黏膜下肌瘤。子宫颈黏膜下肌瘤长大后一般不造成盆腔内嵌顿，而是突出于子宫颈外口，逐渐形成蒂而突出于阴道内，甚至阴道口外，表面常发生坏死、出血与感染。

子宫颈肌瘤核除术的手术指征：子宫颈阴道部肌瘤若过大可造成手术困难，宜尽早行手术（经阴道）；肌瘤较大，压迫直肠、输尿管或膀胱，产生压迫症状；肌瘤生长迅速，怀疑恶变者；年轻患者需保留生育功能可行肌瘤核除。

（一）瘤体脱入阴道内的子宫颈肌瘤核除术

【麻醉及体位】

根据手术的难度选择具体麻醉方式，无须麻醉或局部麻醉，也可采用腰硬联合麻醉或全身麻醉。患者取头低臀高的膀胱截石位（图6-2-13），建议患者臀部离开手术台一拳距离，充分显露会阴。

【临床案例】

患者，女性，孙某，45岁，已婚已育，因"阴道不规则出血2个月"入院。妇科检查：

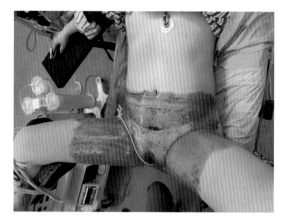

图6-2-13　膀胱截石位

外阴发育良，阴道内见一实性肿物，色暗红，直径约为3cm，其蒂连于子宫颈管内，子宫常大、常硬，双侧附件区未触及异常。妇科彩超提示子宫颈肌瘤。血常规提示血红蛋白77g/L。经分析，患者具有手术指征，本病例需行子宫颈肌瘤核除术。

【术前沟通】

沟通要点	医师
一般问候	您好，我是您的主管医师，我叫***
开始谈话	我现在要对您的这次手术进行一次沟通，将手术可能存在的情况及注意事项对您进行说明，其间有问题您可以提出来
分析疾病情况，突出重点，点明手术指征	我们这次做的手术称"子宫颈肌瘤核除术"。因为，您现在阴道内肿物明显，超声提示为子宫颈肌瘤，且继发中度贫血，目前诊断为"子宫颈肌瘤中度贫血"。临床症状及体征明显，且具有手术指征
体现人文关怀	请您不要紧张，我接下来详细和您说明
说明手术目的	本次手术拟采用全身麻醉，目的是切除子宫颈肌瘤病灶。消除阴道异常出血及继续贫血的风险
沟通手术可能出现的情况及解决办法	可能出现的情况：①大出血、输血；……②感染；……③宫颈管挛缩、粘连；……④复发、二次手术等。总之，术中、术后有任何不适请及时沟通，手术以安全为主，请您不要紧张
提示患者有无疑问	以上就是术中、术后可能出现的情况，有疑问的地方现在可以指出了，我再和您解释
结尾	好的，请您签署手术知情同意书，祝您早日康复

【术前准备】

一般选择月经干净后3～7日进行治疗，做常规妇科检查，查血常规、凝血功能和心电图，以及做好阴道清洁准备。建议手术患者均做宫颈细胞学检查排除子宫及子宫颈恶性病变。当子宫颈肌瘤脱入阴道内时，子宫颈管多已被扩张，故核除肌瘤前应先行双合诊检查，明确子宫颈扩张程度和肌瘤瘤蒂粗细、附着部位和深度。

【手术步骤】

（1）排空膀胱，摆好体位，麻醉满意后常规消毒外阴、阴道、宫颈，必要时导尿。利用阴道拉钩充分显露宫颈管和子宫颈肌瘤。

（2）如瘤体较小，瘤蒂附着于子宫颈外口处，利用一把艾丽斯钳钳夹肌瘤，并稍用力向下牵引，再用一把止血钳将近蒂的基底部钳夹，切除蒂部。一般出血量少，如有出血多者，可以采用纱布填塞压迫或电凝止血。

（3）如肌瘤较大，瘤蒂较粗且附着部位较深，子宫颈虽已扩张但难以充分显露瘤蒂根部者，可先将子宫肌瘤被膜切开，于被膜下将子宫肌瘤核除，或按前述从肌瘤游离缘剥出肌瘤，然后于瘤蒂根部将肌瘤被膜切除。

（4）切除肌瘤后，对瘤蒂断端应予以可吸收线缝合或电凝止血，并仔细检查有无子宫颈损伤和穿孔。必要时辅以无菌纱布压迫止血。

（5）因肌瘤仍有一定的恶变率，切除瘤体后应常规送病理检查。

【术后注意事项】

（1）对于脱出宫颈外口或瘤蒂深且宽大但可触及的黏膜下肌瘤，处理瘤蒂时可采用套扎术。用1-0可吸收线制作一个"套圈"，充分显露瘤体后，将线圈推向蒂根部，拉紧"套圈"形成线结，收线时用力扎紧线圈。收线拉紧前，术者必须用手探查线圈位置是否正确，避免将邻近组织扎入圈内。根据瘤蒂大小可分次套扎。术后应注意阴道出血情况。

（2）预防出血：因肌瘤血供主要由瘤蒂内血管供应，子宫颈肌瘤一般出血较少。如瘤蒂结扎牢靠且扎线不滑脱，极少发生出血。为防止子宫出血，也可于子宫颈处注射缩宫素

10U。如术中发现大量或鲜红色出血，应警惕有无肌壁和血管损伤，应仔细找出出血原因和出血点，予以对症处理，必要时应剖腹探查。一般情况下，对于瘤蒂出血，纱布填塞压迫可止血。

（3）预防损伤：应仔细检查瘤蒂位置，避免子宫穿孔和子宫壁损伤，注意避免过度切除瘤蒂。如子宫穿孔较小，可严密观察。如穿孔较大且有活动性出血和急腹症症状、体征时，应行急症开腹探查，根据实际情况做妥善处理。

（4）预防感染：几乎所有的子宫颈肌瘤均存在感染、坏死或出血，因此术前、术后应予以预防性使用抗生素，并注意阴道局部清洁处理。

（二）瘤体位于子宫颈管的子宫颈肌瘤核除术

【麻醉及体位】

根据手术的难度选择具体麻醉方式，可采用腰硬联合麻醉或全身麻醉。患者取头低臀高的膀胱截石位（图6-2-13）。

【术前准备】

一般选择月经干净后3～7日进行治疗，做常规妇科检查，查血常规、凝血功能和心电图，以及做好阴道清洁准备。建议手术患者均做宫颈细胞学检查排除子宫及宫颈恶性病变。

【手术步骤】

（1）排空膀胱，摆好体位，麻醉满意后常规消毒外阴、阴道、子宫颈，必要时导尿。利用阴道拉钩充分显露子宫颈管和子宫颈肌瘤。

（2）对于瘤体位于子宫颈管内的子宫颈肌瘤，由于子宫颈管尚未完全扩张而难以充分显露肌瘤瘤蒂，故应先将子宫颈前唇切开，显露瘤蒂并于根部将肌瘤切除。若瘤蒂较粗大或瘤体部分附着部位较深，则应适当上推膀胱，然后切开子宫颈前唇，显露瘤蒂根部予以切除，或于瘤体游离缘正中剖开，尤以瘤蒂粗短者为著，这样可清晰地分辨出瘤体界线，进而完整地核出肌瘤而不至于损伤子宫颈壁或遗留部分肌瘤组织而复发。

（3）切除瘤体后标注，常规送病理检查。

【术后注意事项】

同"瘤体脱入阴道内的子宫颈肌瘤核除术"。

（三）经宫腔镜子宫颈肌瘤核除术

宫腔镜手术适用于子宫颈肌瘤位置较深、显露不清、经阴道不便手术的患者。具体操作同后续"宫腔镜子宫黏膜下肌瘤核除术"。

（四）经腹子宫颈肌瘤核除术

由于肌瘤生长于子宫颈的部位不同，使子宫颈、子宫体变形变位而触不清，使膀胱、直肠、输尿管等器官移位。以上情况将考虑行经腹子宫颈肌瘤核除术。

【术前评估】

子宫颈肌瘤位于骨盆深部，其前有膀胱，两侧有输尿管和丰富的血管，而使局部解剖更为复杂，故在切开肌瘤假包膜、分离及核除肌瘤时尤应谨慎仔细，辨清假包膜与肌瘤之间的间隙，层次要清晰。否则容易造成出血或损伤。在剥离过程中，尽量避免损坏子宫颈管，建议不进入子宫颈管，不破坏子宫颈管内膜，否则有可能引起子宫颈管狭窄而致经血梗阻等一系列问题。同样，缝合瘤腔时也不要缝闭子宫颈管，特别是瘤腔不整、扭曲时应首先恢复正常子宫颈解剖关系后再行缝合。

【临床案例】

患者，女性，李某，40岁，已婚已育，因"尿频2个月"入院。妇科检查：外阴发育良，子宫颈光滑、外口紧闭，子宫颈管明显增粗，子宫颈管前壁触及一实性结节，直径约为10cm，质硬，瘤体位于耻骨联合后。子宫后位，双侧附件区未触及异常。妇科彩超提示子宫颈肌瘤压迫膀胱。经分析，患者具有手术指征，本病例需行经腹子宫颈肌瘤核除术。

【术前沟通】

沟通要点	医师
一般问候	您好，我是您的主管医师，我叫***
开始谈话	我现在要对您的这次手术进行一次沟通，将手术可能存在的情况及注意事项对您进行说明，其间有问题您可以提出来

续表

沟通要点	医师
分析疾病情况，突出重点，点明手术指征	我们这次做的手术称"经腹子宫颈肌瘤核除术"。因为您现在尿频明显，宫颈肿物较大，超声提示子宫颈肌瘤压迫膀胱，目前诊断为"子宫颈肌瘤"。临床症状及体征明显，具有手术指征
体现人文关怀	请您不要紧张，我接下来详细和您说明
说明手术目的	本次手术拟采用全身麻醉，目的是完整切除子宫颈肌瘤病灶，消除尿频的症状
沟通手术可能出现的情况及解决办法	可能出现的情况：①大出血、输血：……。②感染：……。③膀胱功能障碍、损伤：……。④复发、二次手术等。总之，术中、术后有任何不适请及时沟通，手术以安全为主，请您不要紧张
提示患者有无疑问	以上就是术中、术后可能出现的情况，有疑问的地方现在可以指出了，我再和您解释
结尾	好的，请您签署手术知情同意书，祝您早日康复

【麻醉及体位】

患者取平卧位，拟采用腰硬联合麻醉或全身麻醉。

【手术步骤】

1.开腹探查肌瘤　开腹后先排垫肠管，直视下探查肌瘤大小位置，初步判断肌瘤体对周围脏器的影响程度。对于宫颈前壁肌瘤，特别应先识别子宫颈肌瘤将膀胱推移的部位，选准膀胱子宫反折腹膜的切开部位，以避免损伤膀胱。以下是以子宫颈前壁肌瘤为例施行手术。

2.剪开膀胱子宫反折腹膜　如果两侧圆韧带影响操作术野，可先行钳断缝扎（肌瘤剥除后再进行圆韧带连接缝合）。从一侧或中线处剪开反折腹膜扩大切口至子宫颈肌瘤的两侧缘。

3.下推膀胱　如间隙正确，易于从子宫颈肌瘤上推下膀胱，直至将膀胱下推至显露出子宫颈肌瘤大部即可。

4.切开肌瘤假包膜　显露肌瘤后，于最突出处横行切开其假包膜全层，然后用刀柄或手指试分离假包膜与瘤体间隙，如疏松不出血、易分离，说明间隙正确，最终将切口扩大至肌瘤两侧缘以能挖出为限。

5.挖出肌瘤　四指并拢沿假包膜切口下缘间隙，手指着力点紧贴瘤体，向下向两侧扩大分离面，并绕过瘤体下极至瘤体背面，掀起整个肌瘤将其挖出。如果瘤腔有出血，应先予以止血。对于无出血，且要求保留子宫者，应检查瘤腔是否穿透宫颈管，有之则应修剪过剩的子宫颈管内膜，为防止子宫颈管狭窄或关闭、扭曲等，可在子宫颈管成形前放硅胶导管作支架，然后用1-0号或1号可吸收线间断缝闭瘤腔。

6.其他　其余步骤同后章节"经腹子宫肌瘤核除术"。

【并发症及处置】

1.输尿管损伤　核除子宫颈肌瘤时因输尿管走行变化，预防其损伤是非常重要的。需要辨清移位后输尿管走行，如宫颈侧壁向阔韧带前后叶生长的巨大肌瘤，有的尿管及膀胱侧角可被肌瘤推向上方，有的可在下方或外侧。此外，闭合瘤腔或缝合后腹膜也应注意输尿管走行，因肌瘤使包壁及腹膜扩大，核除瘤体后可将多余部分修剪掉，剪前及缝合前可直视下触摸清输尿管的走行，以缝合后不使输尿管扭曲为宜。

2.术中瘤腔渗血　根据肌瘤部位、类型，选择合适长度与深度（一般为1～2mm）的切口，找准其肌瘤与包壁的正确层次可减少渗血。手指剥离肌瘤过程中，可借助鼠齿钳咬住瘤体或双十号线缝扎瘤体向外牵拉，旋转牵拉时向一个方向，至瘤体底部处应在直视下沿瘤体表面进行核除，配合适当缝扎。如瘤腔渗血，首先行温热纱布压迫止血，也可用缩宫素行子宫肌壁注射促进子宫收缩，及时缝扎瘤腔基底部。闭合瘤腔后，观察子宫切口片刻，看是否渗血，挤压子宫也无出血者，不必特殊处理。如渗血仍较多，需打开缝合瘤腔，寻找出血血管予以钳夹结扎。对于伸入阴道旁的子宫颈肌瘤，术毕，应于阴道填塞纱布，避免后腔隙渗血的可能。

3.术后局部血肿　比较常见。主要由瘤体周围血管丰富、术野显露不佳、正常组织较少、缝合不确切等因素造成。可对症治疗，适当应用抗生素预防感染，控制血肿病灶。

【术后随访】

注意休息，加强营养。使用腹带1个月，3个月内禁性生活及盆浴。3个月后复查妇科超声、内诊检查等。注意个人卫生，因为是在子宫颈进行了手术，宫缩欠佳，易于感染，一般1个月内会出现阴道异常分泌物，可行中药洗液清洗外阴。不适随诊。

三、腹腔镜子宫颈环扎术

子宫颈功能不全可为先天性发育不良或后天性子宫颈损伤所致，由于子宫颈内口纤维结缔组织断裂造成子宫颈括约功能降低，而使子宫颈内口呈现病理性扩张和松弛。妊娠中期以后，由于重力学因素，胎囊可沿着扩张的子宫颈内口下垂，楔形嵌入子宫颈管内并过早地形成前羊水囊，诱发子宫收缩引起流产和早产。

通过解剖组织学和子宫造影可发现子宫颈、子宫体和子宫峡在月经周期和妊娠期的不同阶段组织结构、生化组成、形态结构和功能特性呈现不同的变化，以维持正常的生殖生理功能。子宫颈括约功能受卵巢激素、胎盘激素、细胞因子和多种细胞活性因子的调控。

子宫颈功能不全的临床及解剖特点：

（1）有2次或2次以上妊娠中期以后的晚期流产或早产史。

（2）既往有子宫颈或子宫腔手术史，如子宫颈扩张、子宫颈切除、子宫颈修补、子宫颈电熨或电灼术和诊刮史。

（3）第1胎分娩有引产、急产、手术产（产钳、吸头器、臀位牵引）或子宫颈损伤史。

（4）非妊娠期子宫颈呈现病理性扩张，即可毫无阻力地顺利通过8号以上扩张器。子宫造影可见子宫颈内口或子宫颈峡呈现病理性扩张和应激性收缩。

（5）妊娠期超声检查可发现子宫颈管缩短小于2cm，子宫颈管呈圆柱状扩张，子宫颈管内径大于1.5cm，子宫颈内口径大于1.5cm。胎囊可沿着扩张的子宫颈管内口下垂并楔形嵌入子宫颈管内口，或进入子宫颈管内，甚至突入阴道内。子宫下段过度伸展并出现应激性收缩。

【麻醉方式】

全身麻醉。

【临床案例】

患者，女性，周某，31岁，孕3产0，既往宫颈LEEP锥切术史，3年前引产一次。因"体检发现颈管内口松弛5个月"入院。患者5个月前因妊娠29周早产就诊于当地医院，行宫腔镜检查提示内口松弛，子宫颈功能不全。妇科检查：外阴发育良，阴道畅，宫颈外口一指松，子宫前位、常大、常硬，双侧附件区未触及异常。妇科彩超提示子宫及双侧附件未见异常。患者现有生育要求，经分析，患者具有手术指征，本病例需行腹腔镜子宫颈环扎术。

【术前沟通】

沟通要点	医师
一般问候	您好，我是您的主管医师，我叫***
开始谈话	我现在要对您的这次手术进行一次沟通，将手术可能存在的情况及注意事项对您进行说明，其间有问题您可以提出来
分析疾病情况，突出重点，点明手术指征	我们这次做的手术称"腹腔镜子宫颈环扎术"。因为您有宫颈锥切术史，且有引产及早产史，现在子宫颈内口明显松弛，目前诊断为"子宫颈功能不全"。为了进一步实现您渴望生育的想法，可行本次手术
体现人文关怀	请您不要紧张，我接下来详细和您说明
说明手术目的	本次手术拟采用全身麻醉，目的是通过手术环扎加固宫颈的内口，提高宫颈对妊娠状态的稳定程度。避免再次发生流产、早产等情况
沟通手术可能出现的情况及解决办法	可能出现的情况：①大出血、输血：……。②感染：……。③副损伤：……。④二次手术等。总之，术中、术后有任何不适请及时沟通，手术以安全为主，请您不要紧张
提示患者有无疑问	以上就是术中、术后可能出现的情况，有疑问的地方现在可以指出了，我再和您解释
结尾	好的，请您签署手术知情同意书，祝您早日康复

【手术步骤】

（1）患者取膀胱截石位，使用4孔法展开腹腔镜操作，将第1孔置于患者脐轮上方，穿刺入腹之后，给予CO_2气体构建气腹，并放置举宫杯。

（2）将第2孔与第3孔分别置于患者下腹侧方，在观察子宫实际大小的同时，将第4孔置于患者左侧，并利用举宫杯将子宫上举。

（3）首先应用单极电凝将患者膀胱反折腹膜切开，由子宫颈推开膀胱，便于充分显露子宫峡部及两侧血管区。

（4）利用两端带针的宫颈环扎线，扳直两端的大弯针，于右侧子宫峡部水平，自子宫颈前壁、子宫峡部水平位置，紧贴子宫组织朝着子宫动脉内侧实施进针，需穿过肌层，至子宫骶骨韧带、子宫动脉间出针，拔针时应将环扎带带出，并将缝合针剪下，自Trocar取出。以同样的方法处理左侧。

（5）调整位于子宫颈前壁的环扎带，使其平顺。取出举宫器，于子宫颈后方的子宫内口水平处做4～5个结，并拉紧线结。

（6）最后采用宫腔镜检查验证环扎带是否穿过子宫颈管腔，术毕。

【术后注意事项】

（1）环扎宫颈、宫腔：进行宫腔镜检查时如探见子宫颈管被环扎，必须及时剪开环扎线，检查周围组织受损情况，如无明显出血或严重肌层损伤，可再行环扎。若出血明显，需及时对症止血，具体参照前述"子宫颈肌瘤核除术"。

（2）感染：比较少见，多见于既往有多次腹部手术史、局部解剖关系复杂的患者。可术前应用抗生素预防感染，术后酌情应用。

（3）此项手术应于月经后3～5日施行，因为此时子宫颈组织较为松软易于手术。如有宫颈裂伤应同时予以修补，术后6个月内应避孕。

【术后随访】

术后1个月后复查，可行内诊检查、妇科超声检查等。必要时可行宫腔镜检查。禁重体力劳动，加强休息。不适随诊。

（王可新　张丹丹）

第七章　子宫腔内手术

第一节　基础手术

一、人工流产术

人工流产（artificial abortion）是指因意外妊娠、疾病等原因而采用人工方法终止妊娠，是避孕失败的补救方法，多用于避孕失败后、孕妇因某种疾病而不适于继续妊娠者或预防遗传病及先天性畸形。人工流产包括药物流产和手术流产两种方法，药物流产限制于妊娠7周内，在妊娠7～10周可用负压吸引术，妊娠大于10周，甚至达14周，需行钳刮术。

术前评估：

（1）确定孕周：了解受术者既往月经史、受孕时间与子宫大小是否相符，必要时行B超检查协助确定孕周，以便于根据孕周大小采用不同的流产方法。

（2）了解有无妊娠合并症：通过妇科检查可了解有无盆腔炎、子宫肌瘤、卵巢肿瘤等异常，可及时给予抗生素治疗炎症；对于合并子宫肌瘤者，应了解妊娠部位与肌瘤的关系，考虑肌瘤对流产的影响；对于合并全身性疾病如严重贫血、心力衰竭者，应视所患疾病程度，决定治疗好转后手术，或选择较为安全的方式终止妊娠。

（3）阴道洁净：流产前1周宜无性生活；行常规白带检查，除排除滴虫、真菌外，有条件者应排除细菌性阴道病和衣原体感染，以防流产后上行性感染。

（4）受术者知情：对流产可能发生的术中、术后并发症及未来的妊娠与否必须讲清楚，让受术者自己选择决定，对估计困难的流产者，应由有经验的医师施行，减少或避免可能的并发症。

（一）药物流产

药物流产（medical induction）是用药物而非手术终止早孕的一种避孕失败的补救措施。目前临床应用的药物为米非司酮和米索前列醇。米非司酮是一种类固醇类的抗孕激素制剂，具有抗孕激素及抗糖皮质激素作用。米索前列醇是前列腺素类似物，具有兴奋子宫和软化宫颈作用。两者配伍应用终止早孕完全流产率达90%以上。

【适应证】

（1）早期妊娠≤49天可门诊行药物流产，大于49天应酌情考虑，必要时住院行流产。

（2）本人自愿，血人绒毛膜促性腺激素（human chorionic gonadotropin，HCG）或尿HCG阳性，超声确诊为宫内妊娠。

（3）人工流产术高危因素者，如瘢痕子宫、哺乳期、宫颈发育不良或严重骨盆畸形。

（4）多次人工流产术史，对手术流产有恐惧和顾虑心理者。

【禁忌证】

（1）有使用米非司酮禁忌证，如肾上腺及其他内分泌疾病、妊娠期皮肤瘙痒史、血液病、血管栓塞等。

（2）有使用前列腺素药物禁忌证，如心血管疾病、青光眼、哮喘、癫痫、结肠炎等。

（3）带器妊娠、异位妊娠。

（4）其他，如过敏体质、妊娠剧吐及长期服用抗结核、抗癫痫、抗抑郁、抗前列腺素药等。

【临床案例】

患者，女性，周某，25岁，孕2产1，既往自然分娩一男婴，因"停经40天"入院。患者停经40天，5天前自测尿妊娠试纸阳性，后就诊于我院计划生育诊室，行妇科超声检查，提示"宫内早孕见妊娠囊"。患者暂无生育要求，要求终止妊娠。考虑患者妊娠时间，建议行药物流产。

【术前沟通】

沟通要点	医师
一般问候	您好，我是您的主管医师，我叫***
开始谈话	我现在要对您的这次手术进行一次沟通，将手术可能存在的情况及注意事项对您进行说明，其间有问题您可以提出来
分析疾病情况，突出重点，点明手术指征	您目前诊断为"宫内早孕"。考虑您的妊娠时间小于49天，我们这次做的手术称"药物流产"
体现人文关怀	请您不要紧张，我接下来详细和您说明
说明手术目的	本次操作不需要麻醉，目的是通过药物的作用诱发流产，整个服药时间是3天，需要在不同的时间服用相应的药物
沟通手术可能出现的情况及解决办法	可能出现的情况：①大出血、输血：……。②胃肠道症状：……。③流产失败：……。④急诊刮宫终止妊娠等。总之，术中、术后有任何不舒服请及时沟通，手术以安全为主，请您不要紧张
提示患者有无疑问	以上就是术中、术后可能出现的情况，有疑问的地方现在可以指出了，我再和您解释
结尾	好的，请您签署手术知情同意书，祝您早日康复

【用药方法】

（1）应用米非司酮分为顿服法和分服法。顿服法：米非司酮200mg，一次性口服。分服法：总量150mg米非司酮，分2天服用；第1天晨服50mg，8～12小时再服25mg，第2天早、晚各服米非司酮25mg；第3天上午7时服25mg。每次服药前后至少空腹1小时。

（2）应用米索前列醇：两种方法均于服药的第3天早上口服米索前列醇0.6mg，服药前后空腹1小时。服药后可出现恶心、呕吐、腹痛、腹泻等胃肠道症状。服用米索前列醇时，应在医院观察，并检查用药后妊囊是否完全排出，对不完全者或未见绒毛者应予以刮宫。妊囊排出后需要观察1小时，无异常后才可离院。

（3）肉眼检测绒毛是否完整，有无遗漏，是否与孕周相符，如出现绒毛不全或未见绒毛等情况，需要警惕胚物残留、继续妊娠等情况。图7-1-1为妊娠40天排出的绒毛组织。

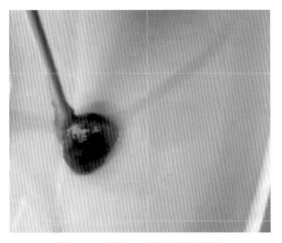

图7-1-1 妊娠40天排出的绒毛组织

【术后注意事项】

（1）药物流产必须在有正规抢救条件的医疗机构进行。

（2）必须在医护人员监护下使用药物，严密观察出血及副作用的发生情况，注意观察生命体征、恶心、呕吐、腹痛、腹泻、头晕、药物过敏等情况。

（3）注意鉴别异位妊娠、葡萄胎等疾病，防止漏诊或误诊。

（4）出血时间长、出血多是药物流产的主要副作用。极少数人可大量出血而需急诊刮宫终止妊娠。

（5）行药物流产后需落实避孕措施，可立即服用复方短效口服避孕药。

【术后随访】

1周后门诊复查妇科超声，并检测血hCG的变化，直至超声及血hCG提示阴性为止。期间严格避孕，预防短期内二次妊娠影响预后。如出现阴道出血较多或腹痛剧烈，应随时就诊。

（二）负压吸引术

利用负压吸引妊娠12周以内宫内妊娠产物称为人工流产负压吸引术或简称吸宫术，大多数适用于妊娠10周内，对妊娠11～12周者建议事先做扩宫准备。一次性明胶扩张棒放置6小时后，宫颈内口可扩张至10mm或以上，这样便于对妊娠11～12周孕妇进行负压吸引术。

【适应证】

（1）避孕失败或不愿继续妊娠而在妊娠12周以内，无终止妊娠禁忌证者。

（2）因患有疾病或不宜继续妊娠者。

（3）经证实有家族遗传病、早孕经盆腔多次暴露放射线及误服较大量对胚胎及胎儿发育有影响的药物等不宜继续妊娠者。

【禁忌证】

（1）各种疾病的急性期。

（2）生殖器急性或亚急性炎症，如阴道炎、宫颈炎、盆腔炎等。

（3）全身情况不能耐受手术者，如严重贫血、高血压、心力衰竭、重度酸中毒等。经短期处理情况改善后，在最佳条件下，包括最佳技术进行吸宫术。

（4）初孕流产应慎重，可能会涉及政策、社会或法律问题，也可能影响日后妊娠。

【术前准备】

1.按术前评估内容详细询问病史、确定孕周，了解有无妊娠合并症、阴道清洁度等，做好各项术前准备。流产当天重新再次核实术前病史，查看化验结果，对于伴有贫血、肝肾疾病的患者，尤其要检查其血常规、出凝血时间、肝肾功能等是否正常。对有生殖系统炎症者应行妇科检查核实是否已治愈。对人工流产术精神紧张者，需做好解释，消除其恐惧心理。进一步了解近一周有无性生活等。一般人工流产术在门诊进行，合并高危因素者宜住院进行手术。

2.器械、药物准备

（1）负压吸引器：目前均采用专门用于人工流产的负压吸引器。它含负压储备装置且设有安全阀。人工流产术只能应用这种人工流产负压吸引器，不能使用一般吸引器，因一般吸引器可能会形成正压，产生致命气栓。人工流产负压吸引器，电压一般为220V，负压400～500mmHg（图7-1-2）。

负压吸引器的负压瓶（容量为500ml）连于40cm长、硬质、透明塑料导管或橡皮导管，导管末端接伸入宫腔的吸管，吸管为不锈钢制或塑料制，吸管前略有弯度，并开窗于弯曲侧，根据其外径大小分不同型号，根据妊娠月份选择不同型号吸管，如对妊娠8周以内者，一般选用5～7号吸管，对妊娠8～12周者，选用7～9号吸管等。

（2）宫颈扩张器：由小号至大号备齐，中间不能缺号（图7-1-3）。

（3）药物：局部麻醉药如1%地卡因宫颈管黏膜麻醉；0.5%普鲁卡因、2%利多卡因行宫旁阻滞；镇静药如地西泮；镇痛药如曲马多等；子宫收缩药如缩宫素；抢救用药如阿托品、肾上腺素、麻黄碱等。

【手术步骤】

1.体位　患者排空膀胱，取膀胱截石位。

2.消毒　外阴及阴道消毒，外阴铺无菌巾（图7-1-4）。

3.显露　阴道窥器显露宫颈（图7-1-5），用干棉球擦拭干净积液后，再次消毒宫颈。

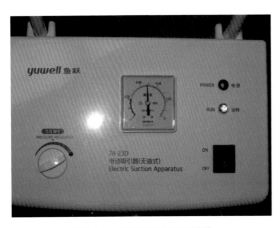

图7-1-2　人工流产负压吸引器

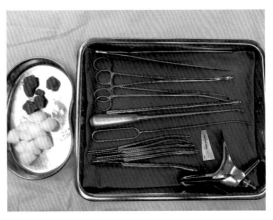

图7-1-3　器械展示

4.测量宫腔深度　用宫颈钳夹持宫颈前唇（子宫后位时钳夹后唇）中部，以子宫探针按子宫曲向缓缓探入宫腔（图7-1-6），以确定子宫曲度和深度。

5.扩张宫颈　按子宫曲向，用宫颈扩张器自小号开始逐渐扩张宫颈，一般扩张至大于吸管半号或1号，逐个扩棒依次扩张，用力要匀、缓、稳、慢（图7-1-7）。对精神紧张、恐惧或疼痛敏感者，扩张宫颈前可以考虑用宫颈黏膜麻醉药。

6.连接宫腔吸管　应用一次性塑料导管，一端接于吸管外端，另一端由助手接在人工流产负压吸引器负压瓶引出的橡皮管上。

7.负压吸引（图7-1-8）　送入吸管并开动负压，对妊娠8周以内者，用5～7号吸管，对妊娠8～12周者，用7～9号吸管。送入吸管曲度应与子宫曲度一致。当吸管送达宫腔底部后将吸管开孔处对准孕卵着床处（一般前屈子宫胚囊附着于前壁，后屈子宫胚囊附着于后壁），开动负压，待升至400～500mmHg时开

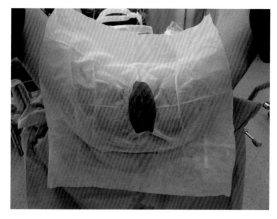

图7-1-4　体位与消毒范围

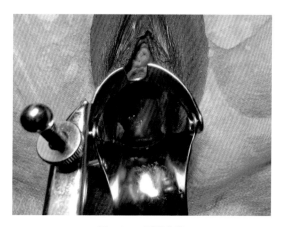

图7-1-5　显露宫颈

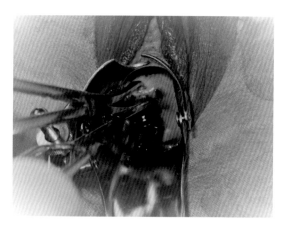

图7-1-6　以子宫探针探查宫腔

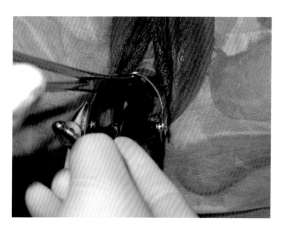

图7-1-7　用扩棒扩张宫颈

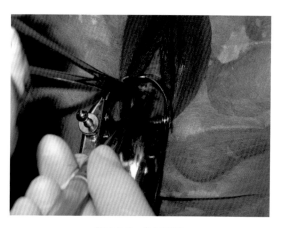

图7-1-8　负压吸引

始上下移动并同时顺时针或逆时针转动吸管，能较迅速吸出胚胎及蜕膜组织时，透明瓶内可见有组织物排出。当宫腔内容物排尽时，手持的吸管有被一种收缩的子宫扎紧的感觉，吸管转动受限，即表示宫腔内容物已被吸尽，且出血明显减少。折叠一次性塑料导管，在无负压的情况下抽出吸管，目的是保护宫颈管内膜。只要手术吸出物完整，最后可用或不用小刮匙轻刮宫腔底及两侧宫角。

8.探查术后宫腔深度　宫腔内容物吸净者其深度较术前应有减小。

9.退器械　取出宫颈钳，用棉球拭净宫颈及阴道内血迹。最后取出阴道窥器。

10.检查　将全部吸出物用纱布过滤，检查有无绒毛及胚胎组织，并注意有无水疱状物，如没有或未见绒毛，首先检查吸引导管或吸管内是否存留，可以开动吸引器抽清水检查排出，否则应送吸出物做病理组织学检查。

11.记录　记录出血量，填写手术记录。告知术后注意事项及如何随诊。

【术后随访】

术后观察1～2小时，注意阴道出血及腹痛情况，对阴道出血较多者，应肌内注射缩宫素10U；休息2周；1个月内禁止性生活和盆浴；必要时给予抗生素预防感染；对术后未放置宫内节育器者指导避孕。术后定期复查妇科超声及血hCG变化，直至结果均呈阴性。

（三）钳刮术

妊娠13～14周因胎儿已较大，单纯用负压吸引术困难大、出血多，易发生子宫损伤、流产不全等并发症。

【适应证】

凡妊娠10～14周不愿或不宜继续妊娠，而又无禁忌证者。

【禁忌证】

同负压吸引术。

【术前准备】

同负压吸引术。

【手术步骤】

1.消毒外阴、阴道　对于阴道内有纱布及导尿管者先将导尿管取出。消毒外阴、阴道、宫颈。

2.扩张宫颈　用宫颈钳夹持宫颈，试用小弯头卵圆钳经宫颈管放入宫腔内，如遇有阻力，则必须用宫颈扩张器扩张至10～11号，以便能通过小头卵圆钳。

3.夹破羊膜　沿宫腔曲向放入小头卵圆钳，钳破胎膜，使羊水流尽。以避免术时羊水栓塞。

4.钳取胎盘及胎儿　将卵圆钳钳头张开，寻找胎盘附着处后，钳夹住胎盘按顺时针或逆时针方向旋转数次，当感到旋转无阻力时向外牵拉取出胎盘组织。取出后再放入，重复以上动作。如钳取大块胎盘组织较顺利，则子宫出血量少；如每次仅钳取小块组织，通常出血量较多。卵圆钳经过宫颈有阻力时，可轻轻旋转，则较易取出，切忌使用暴力。在宫腔内张开卵圆钳钳头可将胎体大部分夹住，然后向外牵拉以尽量取出完整胎儿或骨骼。因在钳夹胎儿时，合拢钳即可将胎儿夹碎，如果单独遗留下胎头，也应耐心钳夹、夹碎取出。最后再探查宫腔深度，以了解子宫收缩程度。

5.负压吸宫　经数次钳取胎盘和（或）胎儿夹碎的骨骼，感到所剩无几时，可用7～8号吸管，放入宫腔内（负压300mmHg左右）吸取。待子宫收缩后，仍有包紧吸管感，表示宫腔已清除完毕。取出吸管时用吸管测量宫腔深度。

术后观察1～2小时，注意阴道出血及腹痛情况，对阴道出血较多者，应肌内注射缩宫素10U；休息2周；1个月内禁止性生活和盆浴；必要时给予抗生素预防感染；对术后未放置宫内节育器者指导避孕。术后定期复查妇科超声及血hCG变化，直至结果均呈阴性。

二、宫内节育器放置术

【适应证】

（1）育龄妇女自愿应用宫内节育器（IUD）避孕而无禁忌证者。

（2）某些疾病的辅助治疗，如宫腔粘连、功能性子宫出血及子宫腺肌病等的非手术治疗（含有孕激素的宫内节育器）等。

【禁忌证】

（1）妊娠或妊娠可疑。

（2）生殖道急性炎症。

（3）人工流产出血多，怀疑有妊娠组织物残留或感染；中期妊娠引产、分娩或剖宫产胎盘娩出后，子宫收缩不良有出血或潜在感染可能。

（4）生殖器肿瘤。

（5）生殖器畸形，如纵隔子宫、双角子宫等。

（6）宫颈内口过松、重度陈旧性宫颈裂伤或子宫脱垂。

（7）严重的全身性疾病。

（8）宫腔深度小于5.5cm或大于9.0cm（除外足月分娩后、大月份引产后或放置含铜无支架IUD）。

（9）近3个月内有月经失调、阴道不规则出血。

（10）有铜过敏史。

【放置时间】

（1）月经干净3～7天无性交。

（2）人工流产后立即放置。

（3）产后42天恶露已净，会阴伤口愈合，子宫恢复正常。

（4）含孕激素宫内节育器在月经第4～7天放置。

（5）对自然流产者于转经后放置，对药物流产者两次正常月经后放置。

（6）哺乳期放置应先排除早孕。

（7）性交后5天内放置为紧急避孕方法之一。

【临床案例】

患者，女性，赵某，29岁，咨询避孕方法。平素月经周期规律，4～6/28～30天，量多，痛经（＋），末次月经13天前，干净5天。既往体健。孕4产1，5年前足月顺产一健康男婴，人工流产两次，药物流产一次。平素采取安全期及避孕套避孕。患者暂无生育要求，要求避孕处理。考虑患者避孕的目的，建议患者行宫内节育器放置术。

【术前沟通】

沟通要点	医师
一般问候	您好，我是您的主管医师，我叫***
开始谈话	我现在要对您的这次手术进行一次沟通，将手术可能存在的情况及注意事项对您进行说明，其间有问题您可以提出来
分析情况，突出重点，说明手术目的	我们这次做的手术称"宫内节育器放置术"，也就是常说的上环术。您现在没有继续生育的想法，要求避孕。放置IUD的目的是长期比较安全地进行避孕
体现人文关怀	请您不要紧张，我接下来详细和您说明
沟通手术可能出现的情况及解决办法	本次操作不需要麻醉，术中、术后可能出现的情况：①子宫出血：……。②子宫穿孔：……。③感染：……。④节育器断裂、异位等。总之，术中、术后有任何不舒服请及时沟通，手术以安全为主，请您不要紧张
提示患者有无疑问	以上就是术中、术后可能出现的情况，有疑问的地方现在可以指出了，我再和您解释
结尾	好的，请您签署手术知情同意书，祝您早日康复

【术前准备】

1.医师准备 穿工作服，戴口罩、帽子，洗手；男医师要求女性医务人员陪同，核对床号、姓名，询问患者病史，排除禁忌证，测量患者生命体征。嘱患者排尿、清洁外阴；患者知情同意并签字，拉起屏风，保护患者隐私。

2.用物准备 上环包、络合碘、无菌棉签、无菌纱布、手套、一次性垫单、节育器（IUD，图7-1-9，图7-1-10）。检查一次性物品是否在有效期内、包装是否完好。

【操作步骤】

（1）患者排空膀胱，取膀胱截石位。外阴、阴道部常规消毒铺巾。双合诊检查子宫大小、位置及附件情况（图7-1-11）。

（2）更换无菌手套，利用阴道窥器显露宫颈，消毒宫颈与宫颈管（图7-1-12）。

（3）术者左手以宫颈钳夹持宫颈前唇，向外缓慢牵引使子宫尽量拉直。右手用子宫探针

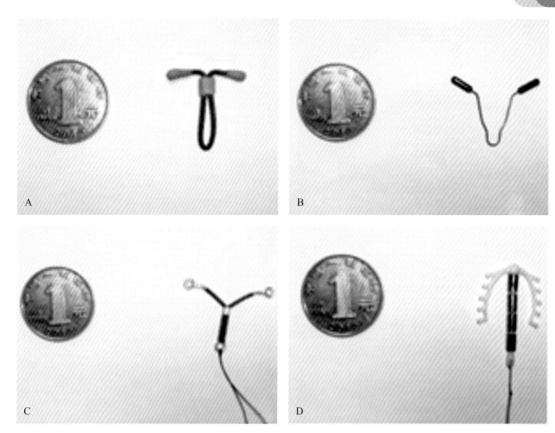

图7-1-9 宫内节育器

A.γ环；B.爱母环；C、D.两款带尾丝的母体乐

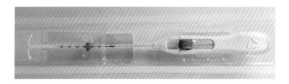

图7-1-10 含药宫内节育器（曼月乐）

顺子宫位置探测宫腔深度（图7-1-13）。

（4）用放置器将IUD推送进入宫腔，IUD上缘必须抵达宫底部，带有尾丝的IUD在距宫颈外口2cm处剪断尾丝，个别特殊的IUD需要参考自带的说明书。观察无出血即可取出宫颈

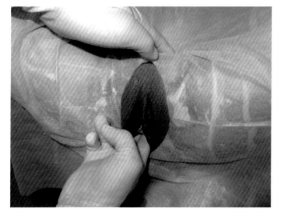

图7-1-11 双合诊

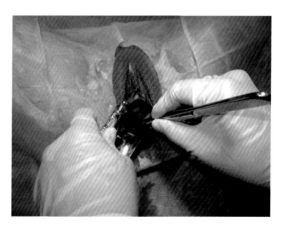

图7-1-12 显露并消毒宫颈

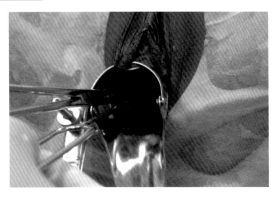

图7-1-13   钳夹宫颈，探针探查宫腔

钳和阴道窥器。

（5）再次消毒宫颈及阴道，检查阴道内有无异物残留。取下宫颈钳、阴道窥器，擦拭外阴，术毕。

【技能操作参考标准】

宫内节育器放置术评分标准如下

项目（分）	具体内容及评分细则	满分（分）	得分（分）	备注
准备（15）	核对患者信息及病历资料，确认操作的必要性及无手术禁忌证	2		
	告知患者宫内节育器放置的目的、必要性及注意事项，取得患者的配合，并签署手术同意书	4		
	环境评估，注意隐私保护。男性检查者操作时需有女性医务人员在场	2		
	准备术中需要使用的器械，检查是否在有效期内	2		
	服装整洁，戴好口罩、帽子，洗手	2		
	准备一次性垫单，患者排空膀胱后（询问），取膀胱截石位	3		
手术过程（70）	核对包内器械是否备齐，将络合碘倒入相应容器内	7		
	正确戴无菌手套，消毒外阴2遍，注意消毒顺序	7		
	铺孔巾	1		
	采用阴道窥器显露宫颈、阴道，消毒阴道2遍	5		
	双合诊确定子宫大小及位置	5		

续表

项目（分）	具体内容及评分细则	满分（分）	得分（分）	备注
手术过程（70）	采用阴道窥器显露宫颈，固定窥器，宫颈钳夹持宫颈	3		
	络合碘小棉签消毒宫颈管2遍	2		
	探查子宫位置及深度，根据宫腔的深度及宽度来选择节育器	8		
	用放置器或放环叉将节育器推送入宫腔	9		
	如宫颈管过紧，可用宫颈扩棒将其扩张至4～5号后再放置	3		
	带有尾丝者在距宫口2cm处剪断尾丝	5		
	观察无出血，再次消毒，确认无异物残留，取下宫颈钳及阴道窥器	3		
	撤去患者臀下垫单，脱手套，洗手，协助患者恢复体位，整理衣物及被褥	4		
	术后注意事项的交代。完成手术记录	8		
熟练度（5）	操作规范，动作熟练、迅速、轻柔	5		
无菌观念（10）	术中必须无菌操作	10		
总分		100		

【术后并发症及处理】

1.感染   术后近期急性感染由生殖道炎症治疗不彻底、消毒灭菌不严、术后过早性生活等导致。根据临床表现及盆腔、阴道相关检查诊断急性感染不难，必要时参照宫颈分泌物培养及药物敏感试验结果，选用合适的抗生素，严重者则需取出IUD，加强炎症控制才能治愈。一旦发生盆腔脓肿，应手术切开引流。炎症可使输卵管阻塞而导致输卵管性不孕。

2.子宫穿孔   IUD致子宫肌层全部或部分损伤，而浆膜层保持完整，称为不完全子宫穿孔。如子宫肌壁包括浆膜全部损伤称为子宫穿孔。子宫穿孔有急性子宫穿孔（为放置过程中穿孔）和慢性子宫穿孔（IUD放后压迫宫壁逐渐移入子宫肌层所致）之分。子宫穿孔易发生于子宫较脆弱者，如哺乳期、妊娠期，或子宫过度倾曲、畸形子宫、操作时粗暴或技术不够熟练，使进宫腔器械穿通宫壁，或宫壁损伤放入IUD后子宫收缩，使IUD不同程度穿入宫壁，或放置器直接把IUD送入腹腔。子宫穿孔一旦发生，患者突感下腹剧痛或微痛；如损伤子宫血管可有较多的内出血，甚至休克；若损伤肠管未发现及处理，术后可致感染性休克，甚至死亡。发生子宫穿孔时通常有落空感，即放入宫腔的器械遇不到阻力，进入深度远超过妇科检查或所探宫腔的深度。

如发现子宫穿孔或可疑穿孔应立即停止操作，严格监测血压、脉搏、体温。如无内出血及腹膜刺激症状，患者情况良好，应用抗生素预防感染。如IUD已送入腹盆腔，经B超或X线检查确诊，可在腹腔镜下取出，并电凝穿孔处出血点。穿孔较大或位置在阔韧带内者，应剖腹探查处理。如IUD异位于子宫直肠窝内，出血不多，也可经阴道后穹隆切开取出。在合并肠损伤时，应立即修补肠管或行部分肠管切除手术。

3. 子宫出血　术后2小时内出血量大于100ml或术后出血7～14天，量大于100ml，诊断放置IUD后出血。当时即出血者，多为组织损伤，应查明损伤部位。少量出血给予止血药即会停止，一般不会发生大量出血。发生大量出血应想到子宫穿孔、宫体损伤，应补充血容量，必要时剖腹探查。放置IUD数天后出血，多为IUD压迫子宫内膜导致坏死、感染所致，应给予止血与抗感染治疗，无效者取出IUD，或行诊断性刮宫；如为人工流产同时放置IUD，还应想到宫内妊娠组织残留，可做B超确诊后取环清宫。

4. IUD断裂、变形　与制作质量或放置操作技术有关，或宫腔形态不适于IUD而变形，如宫型IUD接口处断裂、缠绕铜丝断裂等。通常引起出血、腹痛、腰酸，确诊后用子宫钳或血管钳取出。

5. 腹痛　除感染、子宫损伤可致腹痛外，还可因个体对异物敏感，如带铜IUD出现皮疹、全身瘙痒、心慌、腹痛等过敏现象，引起子宫痉挛性收缩而发生较重腹痛、腰骶部疼痛、性交痛等，其发生率在10%左右，甚至需取出后症状才能缓解。

6. 节育器下移或脱落　通常无症状，超声可以提示，也可有白带增多及下腹不适感。节育器下移容易发生带器妊娠。节育器脱落更是会造成意外妊娠。

7. 节育器异位　是指IUD部分或全部嵌入子宫肌层或异位于腹腔、阔韧带。其主要见于子宫穿孔，把IUD放于子宫外；IUD与宫腔不适应，或子宫畸形，IUD压迫子宫致收缩过强，渐嵌入肌层，甚或部分逼出宫腔外；或IUD断裂，尖锐部分刺伤宫壁而嵌顿在宫壁；T形IUD两横臂嵌入狭窄的子宫下段使之变形下移等。

异位IUD通常无症状，多在随访、带器妊娠或取环时发现，但也有部分患者出现腰腹不适或不规则阴道出血。异位于腹腔并损伤脏器时，可出现相应的症状与体征。异位的IUD一经发现，应尽早取出。取出的方法与途径可根据异位的部位而定。凡IUD嵌入子宫肌层，均可经阴道用刮匙、取环钩、血管钳等牵出，有时还可剪断拉直后取出。当取出有困难时，可在B超监视下取出。当发现IUD大部分已在宫外或盆腔时，宜选用腹腔镜或剖腹探查针对性处理。

8. 带器妊娠　可发生在宫内，也可发生在宫外。临床上多主张带器妊娠者以终止妊娠为宜，但也有足月妊娠剖宫产时一并取出。

【术后随访】

术后休息3天，1周内禁忌重体力劳动，2周内忌性交及盆浴，保持外阴清洁；术后第一年的1、3、6、12个月进行随访，复查妇科超声，以后每年随访1次直至停用。如有剧烈腹痛、阴道大量出血、发热等异常情况，随诊。

三、宫内节育器取出术

【术前评估】

（1）了解受术者放置IUD种类、时间及放置期间有无不良反应及取器原因，根据IUD种类准备不同取器器械。若放置期间尾丝脱落或上移，可使用血管钳钳取。

（2）了解IUD位置，积极处理生殖道感染。可通过B超或X线检查了解IUD在宫腔内的位置。若疑有嵌顿，可使用稀释造影剂行子宫造影，明确IUD位置。了解生殖道炎症存在与否，如有炎症存在，给予积极处理。

【适应证】

（1）因不良反应治疗无效及发生并发症者。

（2）计划再生育者。

（3）改用其他避孕措施或不需要再避孕（如离异、丧偶）。

（4）放置期限已到需要更换者

（5）绝经6个月后，应及时取出。

（6）随访发现IUD变形、断裂、已部分脱落或带器妊娠者。

【禁忌证】

（1）阴道、宫颈急性炎症期需治疗后再进行。

（2）有子宫及盆腔感染者应在使用抗生素治疗3天后取出。

（3）患病不能耐受手术者，待病情稳定后取出。

【取出时间】

通常取出时间建议在月经干净后3～7天，因合并症需要取环者可随时进行。带器妊娠者早孕时在流产时取出；中、晚孕于胎儿、胎盘娩出后仔细检查IUD是否排出，未排出者做宫腔探查取出，或待产后3个月，或转经后做B超检查确定位置后取出。绝经后取器必须在子宫萎缩变小前取出。

【临床案例】

患者，女性，赵某，34岁，欲要二胎，要求取环。平素月经周期规律，4～6/28～30天，量多，痛经（－），末次月经5天前。既往体健，育有1子。8年前因为避孕佩戴圆形IUD，现就诊要求取环。计划行宫内节育器取出术。

【术前沟通】

沟通要点	医师
一般问候	您好，我是您的主管医师，我叫***
开始谈话	我现在要对您的这次手术进行一次沟通，将手术可能存在的情况及注意事项对您进行说明，其间有问题您可以提出来
分析情况，突出重点，说明手术目的	我们这次做的手术称"宫内节育器取出术"，也就是常说的取环术，取环后可计划妊娠
体现人文关怀	请您不要紧张，我接下来详细和您说明
沟通手术可能出现的情况及解决办法	本次操作不需要麻醉，术中、术后可能出现的情况：①子宫出血：……②子宫穿孔：……③感染：……④节育器断裂等。总之，术中、术后有任何不舒服请及时沟通，手术以安全为主，请您不要紧张
提示患者有无疑问	以上就是术中、术后可能出现的情况，有疑问的地方现在可以指出了，我再和您解释
结尾	好的，请您签署手术知情同意书，祝您早日康复

【术前准备】

1.医师准备　同宫内节育器放置术要求。

2.用物准备　取环包（图7-1-14）、络合碘、无菌纱布、手套、一次性垫单。检查一次性物品是否在有效期内，包装是否完好。

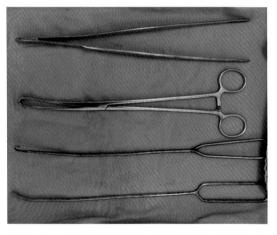

图7-1-14　部分取环器械（自上而下为长镊、宫颈钳、取环钩、探针）

【手术步骤】

（1）患者排空膀胱，取膀胱截石位。双合诊检查子宫大小、位置及附件情况。

（2）外阴及阴道消毒。

（3）阴道窥器显露宫颈：消毒宫颈与宫颈管，术者左手用宫颈钳夹持宫颈前唇，向外缓慢牵引使子宫尽量拉直。右手用子宫探针顺子宫位置探测宫腔深度，并判断IUD的位置。

（4）不带尾丝的节育器：必要时视宫颈管情况行宫颈扩张，用取环钩或取环钳取出IUD。检查节育器的完整性（图7-1-15）。

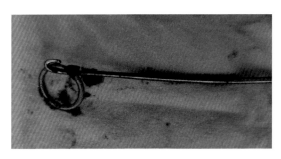

图7-1-15　视检节育器是否完整

（5）带尾丝的节育器：用长血管钳夹持尾丝，轻缓向外牵拉直至取出，如遇有阻力经稍用劲，一般可顺利取出。若尾丝断裂，按无尾丝IUD取法取出。若开始牵拉IUD即有阻力，可向一个方向旋转使粘连或轻度嵌顿IUD松动，无阻力时再牵出。

【术后并发症及处理】

1.出血　一般术后出血量少。如出血较多，需考虑子宫穿孔可能，给予促宫缩、止血等对症处理，并密切观察出血量。

2.感染　术中应严格无菌操作。术后可预防性使用抗生素。术后定期随访，注意个人卫生。

3.子宫穿孔　取环前，行常规检查了解子宫内IUD的位置及有无嵌顿等情况。必要时在宫腔镜或腹腔镜下取环。监测患者生命体征，注意腹痛的发生情况，必要时行B超检查，并请外科处理。

4.节育器断裂　切勿暴力操作，容易引起节育器断裂、残留。取出节育器后务必检查其完整性，必要时行腹部X线或宫腔镜检查。

【术后随诊】

建议术后休息1天。2周内禁止性交、盆浴及重体力劳动。首次为术后1个月月经干净后复查妇科超声。育龄妇女在取器后应采用其他避孕措施，以免发生非意愿妊娠。如愿再放置IUD，需待下次月经后重新放置。

四、宫腔镜检查术

20世纪70年代，随着纤维光学、冷光技术和有效膨宫介质的发展与应用，宫腔镜检查术已比较广泛地应用于临床。用宫腔镜直接检视宫腔内病变、定位取材，比传统的诊断性刮宫（diagnostic dilatation and curettage，D&C）、子宫输卵管碘油造影（hysterosalpingography，HSG），甚至比B超要更直观、准确、可靠，能减少漏诊，明显提高了诊断准确率。宫腔镜检查已成为一项普遍应用的、有价值的妇科诊断技术，是诊断宫腔内疾病的金标准。

【器械】

1.硬管型宫腔镜　由镜体和镜鞘组成（图7-1-16）。镜体在液体膨宫介质中具有轻微放大效果，物镜与物像间距离越大，放大倍数越小。镜管内含有光导纤维，经连接光缆将冷光源的光线传导至物镜端，在检查时能照亮宫腔。镜鞘，在操作时液体膨宫介质通过其入水管道灌注、冲洗、膨胀宫腔，保持清晰的宫腔内视野。有些宫腔镜还附有闭孔器，插入镜鞘内后其前端类似子宫扩张器。

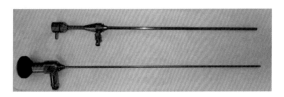

图7-1-16　硬管型宫腔镜镜体和镜鞘

2.软管型宫腔镜　即纤维宫腔镜，其镜体为软性，可向两侧各弯曲100°～120°，比硬管型宫腔镜的视野盲区少，容易观察两侧输卵管开口。

此外，宫腔镜还需要照明的冷光源、膨宫装置和图像转播系统。

【适应证】

（1）异常子宫出血。

（2）可疑宫腔粘连及畸形。

（3）可疑妊娠物残留。

（4）超声检查提示有异常宫腔回声或宫内占位病变。

（5）原因不明的不孕或反复流产。

（6）IUD异常。

（7）宫腔内异物。

【禁忌证】

1.绝对禁忌证

（1）急、亚急性生殖道感染。

（2）心力衰竭、肝衰竭、肾衰竭急性期及其他不能耐受手术者。

2.相对禁忌证

（1）体温＞37.5℃。

（2）子宫颈瘢痕，不能充分扩张者。

（3）近期（3个月内）有子宫穿孔史或子宫手术史者。

（4）浸润性宫颈癌、生殖道结核未经系统抗结核治疗者。

【临床案例】

患者，女性，孙某，35岁，因"阴道不规则出血3个月"入院。贫血貌，妇科检查：外阴发育良，阴道正常，宫颈纳氏囊，肥大，子宫前位、常大、常硬，双侧附件区未触及异常。于当地医院行妇科超声检查，提示子宫内膜回声不均，见12cm×15mm稍高回声光团，息肉待排；血常规提示血红蛋白88g/L。患者孕1产1，5年前行剖宫产术。现患者有生育要求，今为治疗特来我院门诊就诊。经分析，本病例需行宫腔镜检查术。

【术前沟通】

沟通要点	医师
一般问候	您好，我是您的主管医师，我叫***
开始谈话	我现在要对您的这次手术进行一次沟通，将手术可能存在的情况及注意事项对您进行说明，其间有问题您可以提出来

续表

沟通要点	医师
分析疾病情况，突出重点，点明手术指征	我们这次做的手术称"宫腔镜检查术"。因为您有生育要求，现阴道不规则出血，超声提示宫腔回声异常。现诊断为"子宫内膜息肉？中度贫血"。具有宫腔镜检查指征
体现人文关怀	请您不要紧张，我接下来详细和您说明
说明手术目的	本次检查需要在局部麻醉下进行，主要是消除您的紧张情绪。帮助医师制订进一步的治疗方案
沟通手术可能出现的情况及解决办法	可能出现的情况：①出血：……。②感染：……。③子宫穿孔：……。④心脑综合征等。总之，术中、术后有任何不舒服请及时沟通，检查以安全为主，请您不要紧张
提示患者有无疑问	以上就是术中、术后可能出现的情况，有疑问的地方现在可以指出了，我再和您解释
结尾	好的，请您签署手术知情同意书，祝您早日康复

【术前准备】

1.检查时间　以月经干净后1周内为宜，此时子宫内膜处于增生期早期，薄且不易出血，黏液分泌少，宫腔病变易见。

2.麻醉准备　可用2%利多卡因做宫颈管局部麻醉。对于宫颈管松弛的患者可以不用麻醉。

3.膨宫液准备　使用单极电切或电凝时，膨宫液必须选用非导电的5%葡萄糖溶液，使用双极电切或电凝，则选用生理盐水，后者可减少过量低渗液体灌注导致的过度水化综合征。对合并糖尿病的患者可选用5%甘露醇膨宫。

【手术步骤】

（1）受术者于术前排空膀胱，如需与B超联合检查，则保持膀胱适度充盈。

（2）取膀胱截石位，以0.5%碘伏常规消毒外阴、阴道，用宫颈钳夹持宫颈前唇，以探针探明宫腔深度和方向，根据鞘套外径，扩张宫颈，一般使用硬管型宫腔镜需扩张至4.5～5号。

（3）液体膨宫需排空鞘套与光学管间的空气，缓慢置入宫腔镜，打开光源，注入膨宫液，膨宫压力为98～110mmHg（13～15kPa）。待宫腔充盈后，视野明亮，可转动镜体并按顺序全面观察。先检视宫底和宫腔前、后、左、右侧壁，再检视子宫角及输卵管开口（图7-1-17，图7-1-18），注意宫腔形态，有无子宫内膜异常或占位性病变，必要时取材活检，最后在缓慢退出镜体时，仔细检视宫颈内口和宫颈管（图7-1-19）。

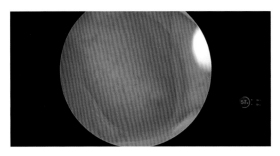

图7-1-17　检视右侧宫角及宫底

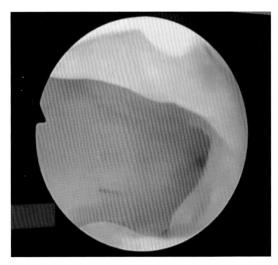

图7-1-18　检视左侧壁及宫角

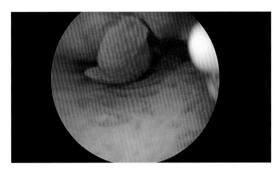

图7-1-19　检视宫颈管（见颈管息肉）

（4）需要取内膜做组织病理学检查的患者，对于一般病变，宫腔镜检查后可吸宫或随机刮取内膜送检。对于明显的局灶病变，应行镜下活检或定位取材送检。

（5）撤去宫腔镜设备，观察子宫有无活动性出血及患者生命体征变化，如无异常，术毕。

【术后并发症及处理】

1. 损伤　在扩张宫颈和插入鞘套时，易发生宫颈撕裂、子宫穿孔等，多与操作粗暴有关。一般B超同步进行监测可以降低损伤的发生风险。对于宫颈管狭窄的患者，于检查前4小时放入宫颈扩棒，可使宫颈软化，防止损伤。

2. 出血　一般宫腔镜检查术后可有少量出血，多在1周内干净。出血较多时可给予对症处理。

3. 感染　很少见，偶发病例一般有慢性盆腔炎病史，故术前应详细询问病史，进行盆腔检查时注意有无触痛和增厚，术后酌情给予抗生素。

4. 心脑综合征　扩张宫颈和膨胀宫腔可能导致迷走神经张力增加，表现出与人工流产时相同的心脑综合征症状，少见，可给予对症处理。

5. 空气栓塞和气腹　液体膨宫时注水管内空气未及时排净，可能引起气体栓塞，表现为气急、胸闷、呛咳等，应立即停止操作，以防发生生命危险。

【术后注意事项】

（1）检查时，患者可诉下腹隐痛，大多于术后休息后缓解。术后1周内有少量出血，故术后禁止性生活2周，必要时给予抗生素预防感染，并针对原发病进行处理。

（2）对于检查镜纤细的设备，可不做宫颈扩张，避免术中出血、视野模糊的情况发生，同时也会降低患者的疼痛感及缩短手术操作时间。

（3）操作要轻柔，对于宫颈管曲折的患者可顺势进镜，避免损伤宫颈管、宫颈管粘连等情况发生。

【术后随访】

建议休息3天，禁性生活及盆浴2周。术

后少量出血属于正常，如出血量接近平时月经量，门诊复诊。应用抗生素预防感染，一般口服应用即可。不适随诊。

第二节　进阶手术

一、宫腔镜子宫内膜息肉切除术

【适应证】

（1）有症状的子宫内膜息肉患者，除外息肉恶性变。

（2）子宫内膜息肉导致不孕症的生育期女性。

【禁忌证】

（1）宫颈瘢痕，不能充分扩张者。

（2）子宫曲度过大，宫腔镜不能进入宫底者。

（3）生殖道感染的急性期。

（4）心力衰竭、肝衰竭、肾衰竭急性期，不能耐受手术者。

【临床案例】

患者，女性，李某，35岁，因"阴道不规则出血3个月"入院。贫血貌，妇科检查：外阴发育良，阴道正常，宫颈纳氏囊，肥大，子宫前位、常大、常硬，双侧附件区未触及异常。于当地医院行妇科超声检查，提示子宫内膜回声不均，见12cm×15mm稍高回声光团，息肉待排；血常规提示血红蛋白88g/L；行宫腔镜检查术，提示宫腔见多发息肉。患者孕1产1，5年前行剖宫产术。患者今为治疗特来我院，门诊收入病房。经分析，本病例需行宫腔镜子宫内膜息肉切除术。

【术前沟通】

沟通要点	医师
一般问候	您好，我是您的主管医师，我叫***
开始谈话	我现在要对您的这次手术进行一次沟通，将手术可能存在的情况及注意事项对您进行说明，其间有问题您可以提出来

续表

沟通要点	医师
分析疾病情况，突出重点，点明手术指征	我们这次做的手术称"宫腔镜子宫内膜息肉切除术"。因为您有阴道不规则出血，超声提示宫腔回声异常，宫腔镜检查提示宫腔多发息肉。现诊断为"子宫内膜息肉、中度贫血"。具有宫腔镜手术指征
体现人文关怀	请您不要紧张，我接下来详细和您说明
说明手术目的	本次手术需要在静吸复合麻醉下进行，目的是切除宫腔内多余的息肉组织，减轻阴道不规则出血的情况，并帮助医师制订进一步的治疗方案
沟通手术可能出现的情况及解决办法	可能出现的情况：①出血：……。②感染：……。③子宫穿孔：……。④离子紊乱：……。⑤息肉复发，二次手术等。总之，术中、术后有任何不舒服请及时沟通，手术以安全为主，请您不要紧张
提示患者有无疑问	以上就是术中、术后可能出现的情况，有疑问的地方现在可以指出了，我再和您解释
结尾	好的，请您签署手术知情同意书，祝您早日康复

【术前准备】

1.宫颈预处理　手术前一天晚上可行宫颈插扩张，并在阴道填塞纱布避免扩棒脱出，目的是使术时宫颈软化和宫颈管扩张。也可应用米索前列醇片阴道上药。

2.手术日的准备　早晨禁食禁水6～8小时，如需术中B超监护，可晨起后不排尿。

3.麻醉准备　一般选用硬膜外麻醉或静吸复合麻醉，取决于患者的愿望、有无合并症、医师的选择及手术时间长短，伴随腹腔镜联合手术者应选择全身麻醉。

【手术步骤】

（1）患者取膀胱截石位，建议臀部超出操作台一拳（便于器械操作），常规消毒外阴、阴道，术者戴无菌手套取出宫颈扩棒及填塞的纱布，再次消毒阴道。

（2）消毒阴道及宫颈管，左手以宫颈钳夹持宫颈前唇，右手以探针探测宫腔的方向和深度，利用宫颈扩棒扩张宫颈至10号，标准是刚好超出宫腔镜外鞘宽度。

（3）安装好宫腔电切镜（图7-2-1），插上连接高频电流发生器的电缆导线和连接冷光源的导光束。打开光源，进行白平衡，运行膨宫机，打开入水管阀门，排空注水管及镜鞘间的气泡（图7-2-2）。

（4）扩张宫颈结束后，缓慢置入宫腔电切镜，调节出水管阀门，使膨宫液充分冲洗宫腔，至宫腔内图像清晰显示，再次检视宫内病变（图7-2-3）。若探及子宫内膜息肉病灶可即时进行机械性预处理，然后再开始手术电切。

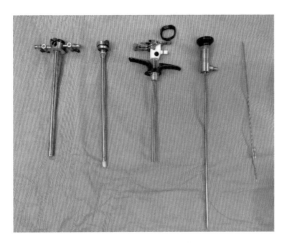

图7-2-1　宫腔电切镜

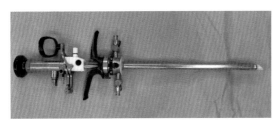

图7-2-2　安装后的宫腔镜

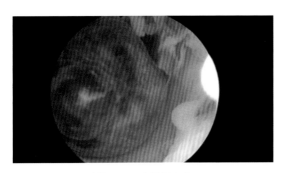

图7-2-3　宫腔见息肉

（5）电极切除：清理被覆在息肉病灶表面及周围的内膜，只剩下息肉的间质组织，这样可以缩小息肉的体积，便于切除并减少副损伤。需要指出的是，电切过程中切忌急躁，或切除深度过深伤害内膜基底层，造成医源性粘连（图7-2-4，图7-2-5）。

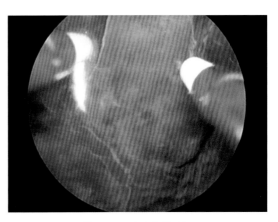

图7-2-4　由内向外平切

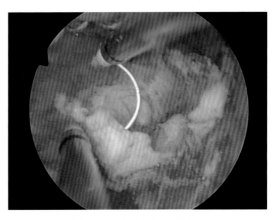

图7-2-5　注意蒂部不要过深

（6）切除干净后，后撤宫腔镜至宫颈内口，观察宫腔整体形态及有无息肉残留（图7-2-6）。

（7）撤去宫腔镜设备，关闭出水管阀门，观察有无活动性出血，记录膨宫液的入量和出量，术毕。

【术后注意事项】

（1）扩张宫颈管时，扩棒突破宫颈内口即可，无须直达宫底，降低子宫穿孔的概率。如扩棒进入宫腔后始终未探到宫底阻挡感，应高

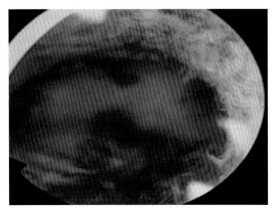

图7-2-6　术后检视宫腔

度怀疑子宫穿孔可能。

（2）术中常规监护，观察患者生命体征变化，如心率、血压及血氧，若手术时间较长或膨宫液灌流差值达到1000ml，可随时查血气分析，观察血清钾离子、钙离子、钠离子等的水平，同时需密切关注患者结膜水肿情况，适时应用呋塞米及地塞米松，必要时终止手术。

（3）切除息肉时，因为电极存在热损伤效应，所以运行电刀的过程中不要紧贴息肉蒂部，否则容易造成运刀过深，伤及内膜基底层，造成宫腔粘连。对于有生育要求的年轻女性患者，更要保护内膜，保障患者的生育能力。

【术后并发症及处理】

1.子宫穿孔　多发生于子宫底、子宫角及子宫峡部等处，严重者伴有邻近脏器（肠管、膀胱等）或大血管损伤，引起腹膜炎、瘘管或大出血。多数穿孔发生在扩宫阶段。穿孔明显时可见腹膜或肠管，有时诊断仍十分困难。当灌流液突然大量吸收或渐进性膨宫时，应警惕此症。子宫穿孔的严重性取决于造成穿孔的器械，如穿孔来源于电切环，因可伤及子宫的邻近器官，应立即开腹探查；如穿孔来自滚球电极电凝，电热损伤可波及膀胱、肠管等邻近脏器，术后数天出现血尿、腹泻、发热、疼痛等症状，故对术后24小时的疼痛应进行全面检查。

2.过度水化综合征　是宫腔镜电切治疗的

一种急性并发症，因最初见于经尿道前列腺切除术（TURP），故又被命名为TURP综合征，是由于大量灌流液吸收入血液循环，导致血容量过多及低血钠所引起的全身的一系列症状，严重者可致死亡。灌流液迅速而大量进入血液循环的途径主要为创面上开放的静脉，其次为输卵管。血容量过多的后果是急性左心衰竭和肺水肿，如得不到及时处理，可进一步发展为呼吸困难、代谢性酸中毒，使心力衰竭进一步恶化，引起休克或严重的室性心律失常而致死。发生水中毒及低钠血症时细胞外液电解质成分被稀释，由于细胞外液的主要电解质成分是钠离子，因此钠离子浓度降低，出现低钠血症。水中毒对脑神经组织的危害最大，血清钠降至125mmol/L以下时，水分开始进入脑细胞内，使脑细胞内的含水量增加，患者可出现恶心、呕吐、嗜睡、头痛、腱反射减弱或消失等症状，严重时脑细胞肿胀，颅内压升高，可引起各种神经、精神症状，如凝视、失语、精神错乱、定向能力失常等。严重脑水肿时可发生脑疝，出现心搏及呼吸骤停，甚至死亡，一旦发生，处理如下。

（1）利尿：呋塞米20mg静脉注射，减少体循环的水分，减轻心脏负荷。

（2）治疗低钠血症：对于中度及重度者可补充高渗盐水。一般常用3%或5%的氯化钠溶液，计算公式如下：所需补钠量＝（血钠正常值－测得血钠值）×52%×体重（kg）。

（3）处理急性左心衰竭：应用洋地黄制剂给予治疗。

（4）纠正电解质紊乱及酸碱失衡：大量利尿时钾离子在尿中排出，造成低血钾，可发生心律失常，重度低钠血症时常有氢离子的代谢紊乱，出现酸中毒，故术中需注意监护并及时纠正，一旦发生建议立即终止手术，通常手术时间尽量控制在1小时内。

3.空气栓塞　目前认为空气栓塞的气体可来源于入水管和组织气化所产生的气泡，应注意排空入水管内的气体，空气栓塞的危险随宫内压力的增加而增加，故术时应选择有效的最小膨宫压力。避免头低臀高位，小心扩张宫颈管，避免损伤和（或）部分穿入肌壁。

4.感染　术前可预防性应用抗生素。注意无菌操作。

5.宫腔粘连　手术致内膜受损显露浅肌层，子宫底部和两侧壁术后容易形成粘连，导致宫腔狭窄或缩短。有些宫腔粘连多无症状，腹痛或不孕为促使患者就诊的主要症状，或是做宫腔镜检查时发现。术后复查宫腔镜，可及时发现此症。

【术后随访】

建议休息2周，热敷下腹，可配合理疗。禁盆浴2周，禁性生活1个月。3个月后月经干净复查宫腔镜，如有生育要求，可复查后计划妊娠。不适随诊。

二、宫腔镜子宫黏膜下肌瘤切除术

【适应证】

任何患有黏膜下肌瘤、内突壁间肌瘤和宫颈肌瘤的患者都应该首先考虑做宫腔镜手术，一般肌瘤的大小限于直径5cm以下，若技术娴熟，适应证可扩展。对于深埋于肌层内的黏膜下肌瘤和内突壁间肌瘤，有时需做两次以上手术才能完成。对于未引起宫腔变形的壁间肌瘤和浆膜下肌瘤患者不宜做宫腔镜手术。

【禁忌证】

（1）宫颈瘢痕，不能充分扩张者。

（2）生殖道感染的急性期。

（3）心力衰竭、肝衰竭、肾衰竭的急性期。

【临床案例】

患者，女性，王某，44岁，孕2产1，因"月经量增多2个月"入院。贫血貌，妇科检查：外阴发育良，阴道正常，宫颈纳氏囊，肥大，子宫前位、常大、常硬，双侧附件区未触及异常。于当地医院行妇科超声检查，提示宫腔内低回声结节，大小约为23mm×35mm；血常规提示血红蛋白95g/L；行宫腔镜检查，提示子宫黏膜下肌瘤，大部分突入宫腔。患者为治疗特来我院，门诊收入病房。经分析，本病例需行宫腔镜子宫黏膜下肌瘤切除术。

【术前沟通】

沟通要点	医师
一般问候	您好，我是您的主管医师，我叫***
开始谈话	我现在要对您的这次手术进行一次沟通，将手术可能存在的情况及注意事项对您进行说明，其间有问题您可以提出来
分析疾病情况，突出重点，点明手术指征	我们这次做的手术称"宫腔镜子宫黏膜下肌瘤切除术"。因为您月经量增多2个月，超声提示宫腔内低回声结节，宫腔镜检查提示子宫黏膜下肌瘤。现诊断为"子宫黏膜下肌瘤，轻度贫血"。具有宫腔镜手术指征
体现人文关怀	请您不要紧张，我接下来详细和您说明
说明手术目的	本次手术需要在麻醉下进行，目的是切除宫腔内黏膜下肌瘤，消除贫血的病因，并帮助医师制订进一步的治疗方案
沟通手术可能出现的情况及解决办法	可能出现的情况：①出血：……。②感染：……。③子宫穿孔：……。④离子紊乱：……。⑤肌瘤复发、二次手术等。总之，术中、术后有任何不舒服请及时沟通，手术以安全为主，请您不要紧张
提示患者有无疑问	以上就是术中、术后可能出现的情况，有疑问的地方现在可以指出了，我再和您解释
结尾	好的，请您签署手术知情同意书，祝您早日康复

【术前准备】

同"宫腔镜子宫内膜息肉切除术"。

【手术步骤】

（1）患者取膀胱截石位，建议臀部超出操作台一拳（便于器械操作），常规消毒外阴、阴道，术者戴无菌手套取出宫颈扩棒及填塞的纱布，再次消毒阴道。

（2）消毒阴道及宫颈管，左手用宫颈钳夹持宫颈前唇，右手用探针探测宫腔的方向和深度，利用宫颈扩棒扩张宫颈至10号，标准是刚好超出宫腔镜外鞘宽度。

（3）安装好宫腔电切镜，插上连接高频电流发生器的电缆导线和连接冷光源的导光束。打开光源，进行白平衡，运行膨宫机，打开入水管阀门，排空注水管及镜鞘间的气泡。

（4）扩张宫颈结束后，缓慢置入电切镜，调节出水管阀门，使膨宫液充分冲洗宫腔，至宫腔内图像清晰显示，再次检视宫内病变。

（5）对于有蒂黏膜下肌瘤，即0型黏膜下肌瘤（图7-2-7），体积小者可用环形电极切断瘤蒂，然后将瘤体夹出（图7-2-8），体积大者（图7-2-9）一般术中需超声引导进行监护。充

分显露肌瘤后开始，切割前先电凝肌瘤表面的大血管和瘤蒂血管，可减少术中出血。

1）首先用环形电极分次、片状切割瘤体（图7-2-10），扩大切割瘤体使肌瘤体积缩小（图7-2-11），过程中可以左右对向切割瘤体（图7-2-12），保证手术视野，然后再切断瘤蒂夹出。

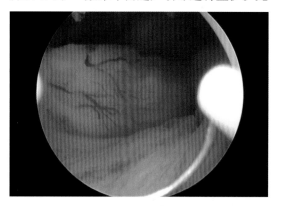

图7-2-7　0型黏膜下肌瘤

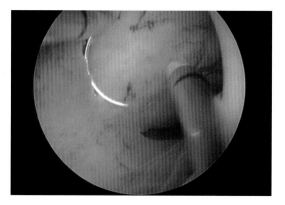

图7-2-8　处理肌瘤蒂部

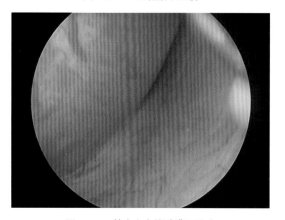

图7-2-9　基底宽大的黏膜下肌瘤

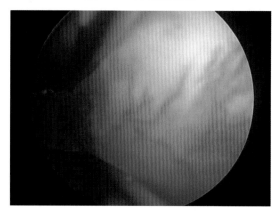

图7-2-10　分次、片状切割瘤体

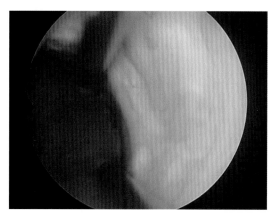

图7-2-11　扩大切割瘤体

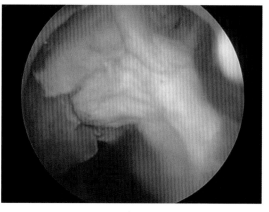

图7-2-12　左右对向切割瘤体

2）切除肌瘤基底必须十分小心（图7-2-13），以免损伤周围内膜，若有出血，可电凝基底，或用宫缩剂。术中切下的肌瘤碎片可随时取出，或先推至宫底处，待积攒至一定量一起取出。

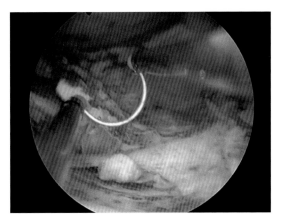

图7-2-13　仔细处理肌瘤基底

（6）对于无蒂黏膜下肌瘤，即Ⅰ、Ⅱ型黏膜下肌瘤，此型肌瘤在肌壁间有较宽的基底，切除无蒂黏膜下肌瘤需B超或腹腔镜监护。切除腔内部分肌瘤技术同有蒂黏膜下肌瘤；切除肌壁内部分时必须识别肌瘤和包膜的界面，肌瘤组织较硬或质中，而周围的薄膜则相对柔软，切割的深度与子宫肌壁水平即可。手术过程中子宫肌壁的不断收缩会将剩余在肌壁内的瘤体挤入宫腔，因而大部分瘤体可被切除，而残留的肌瘤组织有需行二次手术的可能。

（7）对于内突壁间肌瘤，内突壁间肌瘤表面被覆有薄层的肌壁组织。手术常需分期进行，第一步为开窗，先用针状电极划开被覆肌瘤表面的肌肉组织，形成窗口。若肌瘤向宫腔内突出，再行第二步，切割肌瘤，技术同无蒂黏膜下肌瘤；若肌瘤保持原位不动，则停止手术，因肌瘤的血供来自包膜，在切开包膜过程中血管已凝结封闭。

（8）撤去宫腔镜设备，关闭出水管阀门，观察有无活动性出血，记录膨宫液的入量和出量，术毕。

【术后注意事项】

（1）肌瘤的预处理：对于体积过大的、血流信号丰富的黏膜下肌瘤，术前1个月患者可皮下注射GnRHa，目的是薄化子宫内膜，缩小肌瘤和子宫的体积，减少子宫的血供。对于GnRHa一次治疗效果欠佳的肌瘤，可继续应用GnRHa2～3针。

（2）通常切除肌瘤需要超声监护，可提高手术的安全系数。术后辅以缩宫素等进行促宫缩治疗，降低术后大出血风险。

（3）因为手术过程中创面的持续暴露，且子宫大量静脉打开，会有更多的膨宫液进入盆腔，故手术时长一般不超过1小时。术中可给予地塞米松及呋塞米，以降低相应手术风险，并及时检测血气分析或离子水平。

【术后并发症及处理】

同"宫腔镜子宫内膜息肉切除术"。

【术后随访】

建议休息2周，热敷下腹，可配合理疗。禁盆浴2周，禁性生活1个月。3个月后月经干净复查宫腔镜检查，如有生育要求，复查宫腔镜后才能计划妊娠。不适随诊。

三、宫腔镜宫腔内妊娠残留物切除术

【适应证】

宫腔内妊娠残留物常见于过期流产、不全流产、粘连胎盘、植入胎盘等胚物存留在宫腔内，可引起宫腔粘连、闭经或不规则出血，如粘连严重，诊断性刮宫可能探不到或刮不净残留的胚物。宫腔镜既可诊断，又可在B超监护下用电切环将胚物刮出或切除，取出的组织送病理检查。一旦临床诊断为妊娠物残留，且考虑胚物不易自行排出，即可进行宫腔镜手术。

【禁忌证】

生殖道感染的急性期。

【术前准备】

同"宫腔镜子宫内膜息肉切除术"。

【临床案例】

患者，女性，赵某，30岁，已婚，孕1产0，3个月前因胚胎停育行人工流产术，术后1个月患者出现阴道不规则出血，淋漓不尽，量少，色鲜红。妇科检查：外阴发育良，阴道正常，宫颈纳氏囊，肥大，子宫前位、稍大、质中，双侧附件区未触及异常。于当地医院行妇科超声检查，提示"宫腔内异常混合回声伴星点样血流信号"，行宫腔镜检查术，提示"宫腔占位界限不清"。血 hCG 15.4 U/L。患者为治疗特来我院，门诊收入病房。经分析，诊断为"宫内胚物残留"，本病例需行宫腔镜宫腔内妊娠残留物切除术。

【术前沟通】

沟通要点	医师
一般问候	您好，我是您的主管医师，我叫***
开始谈话	我现在要对您的这次手术进行一次沟通，将手术可能存在的情况及注意事项对您进行说明，其间有问题您也可以提出来
分析疾病情况，突出重点，点明手术指征	现在您阴道不规则出血，血 hCG 为阳性，考虑您有人工流产史及影像学检查结果，现诊断为"宫内胚物残留"。手术指征明显，拟行宫腔镜宫腔内妊娠残留物切除术
体现人文关怀	请您不要紧张，我接下来详细和您说明
说明手术目的	本次手术需要在静吸复合麻醉下进行，目的是切除宫腔内残留的妊娠物，恢复正常宫腔形态及激素水平，满足生育条件，为进一步妊娠做准备
沟通手术可能出现的情况及解决办法	可能出现的情况：①出血：……。②感染：……。③子宫穿孔：……。④离子紊乱：……。⑤二次手术等。总之，术中、术后有任何不舒服请及时沟通，手术以安全为主，请您不要紧张
提示患者有无疑问	以上就是术中、术后可能出现的情况及相应的解决办法，有疑问的地方现在可以指出了，我再和您解释
结尾	好的，请您签署手术知情同意书，祝您早日康复

【手术步骤】

（1）患者取膀胱截石位，建议臀部超出手术台一拳（便于器械操作），常规消毒外阴、阴道，术者戴无菌手套取出宫颈扩棒及填塞的纱布，再次消毒阴道。

（2）消毒阴道及宫颈管，宫颈钳夹持宫颈前唇，以探针探测宫腔的方向和深度。一般利用宫颈扩棒扩张宫颈至10号，标准是刚好超出宫腔镜外鞘。

（3）安装好宫腔电切镜，插上连接高频电流发生器的电缆导线和连接冷光源的导光束。

打开光源，进行白平衡，运行膨宫机，打开入水管阀门，排空注水管及镜鞘间的气泡。

（4）扩张宫颈结束后，缓慢置入电切镜，调节出水管阀门，使膨宫液充分冲洗宫腔，至宫腔内图像清晰显示，再次检视宫内病变。残留物病灶一般形态不规整，与正常肌壁界限不清，表面可呈黄白色，部分可见淤血或坏死样改变（图7-2-14）。

（5）对于残留物较小、残留胚物较薄的病灶，先利用环状电极沿病灶边缘进行游离，逐步撬起并剥离病灶（图7-2-15）。对于组织较大的病灶，剥离过程中遇到血供较多、组织较厚的部分可以进行电切（图7-2-16），发现出血点及时行电凝止血。利用游离和电切最终切除病灶。过程中要重视对正常内膜组织的保护。

（6）观察有无活动性出血及宫腔形态（图7-2-17），撤去宫腔镜设备，记录灌注量，术毕。

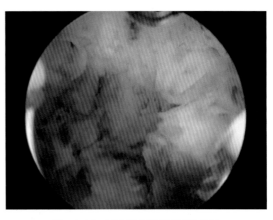

图7-2-14　附着于前壁的残留物病灶

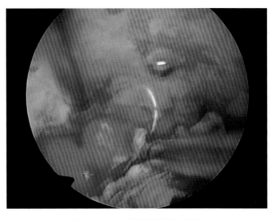

图7-2-15　游离并撬动病灶

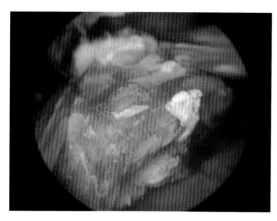

图7-2-16 由内向外进行电切

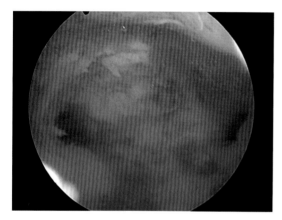

图7-2-17 术后镜检宫腔

【术后并发症及处理】

1.**子宫穿孔** 胚物残留通常发生于不全流产、胎盘粘连、胎盘植入等疾病后，妊娠组织深入子宫肌层，侵及越深，正常的肌层越薄，手术的风险越高。因为子宫肌层丧失了原有的解剖结构，故极易造成子宫穿孔，所以此类手术通常需要在超声监护下进行。如病灶较深，切除妊娠物极易造成子宫穿孔，此时需立即停止手术，择期行二次手术。

2.**过度水化综合征** 胚物残留病灶一般具有丰富的血供，手术切除过程中切面血管暴露于膨宫液环境中，随着宫腔压力及手术时间累计，大量膨宫液会进入体循环，造成过度水化综合征。术中一旦发现离子紊乱、血氧进行性下降、球结膜过度水肿等情况，需立即停止手术，并给予对症治疗。

3.**残留胎骨** 比较特殊，临床少见。在做大月份人工流产时，有时会发生胎骨残留，常造成出血或继发不孕，有时残留胎骨可占据宫腔的大部分，超声检查会提示宫腔强回声结构，只有宫腔镜下直视检查可以查出。用宫腔镜的环状电极或宫腔镜取物钳可以将其取出（图7-2-18）。流产后胎骨残留属于罕见的并发症。

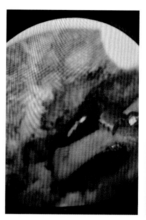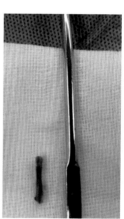

图7-2-18 残留胎骨（取物钳取出）

【术后随访】

1周后复查妇科超声，复查血HCG水平，如有反弹或居高不下，常提示仍有病灶残留。术后建议休息2周，热敷下腹，可配合理疗。禁盆浴2周，禁性生活1个月。一般3个月后月经干净复查宫腔镜，如有生育要求，复查宫腔镜后才能计划妊娠。不适随诊。

四、宫腔镜子宫内粘连分离术

宫腔粘连（intrauterine adhesion，IUA）是指由创伤、感染等因素造成的宫腔内粘连组织形成，引起宫腔变形，甚至形态消失。临床上多表现为月经量少、腹痛、不孕等。正常子宫内膜功能层受激素调节周期性脱落，基底层能够再生并修复内膜创面，当基底层修复有障碍时多继发宫腔粘连，因此，任何因素造成的子宫内膜损害都是宫腔粘连发生的主要原因。宫腔粘连治疗方法为手术分离或切除粘连。宫腔镜子宫内粘连分离术（transcervical resection of adhesions，TCRA）是指在直视下有针对性地分离或切除宫腔粘连使患者术后恢复正常月经周期，改善与提高妊娠及分娩结果，已成为治疗宫腔粘连的标准方法。

宫腔粘连的形式和坚韧度各种各样，粘连带含有大量纤维、肌肉或结缔组织成分。宫腔封闭的范围和类型与损伤范围密切相关，可局部或全部封闭宫腔（图7-2-19）。生殖预后与粘连类型和宫腔闭锁的范围关系密切，因此区分粘连的组成类型和宫腔闭锁程度十分重要。子宫粘连分为三度：轻度，膜样粘连，由基底层子宫内膜组成，宫腔局部或全部闭锁；中度，纤维肌肉粘连，较厚，仍被覆子宫内膜，分离时会出血，宫腔局部或全部闭锁；重度，仅由结缔组织组成，无子宫内膜组织，分离时很可能不出血，宫腔局部或全部闭锁。

【适应证】

凡与宫腔粘连相关的月经异常、痛经、妊娠失败及不孕均为手术适应证。

【禁忌证】

生殖道感染的急性期。

【术前准备】

同"宫腔镜子宫内膜息肉切除术"。

【临床案例】

患者，女性，刘某，29岁，已婚，孕2产0，3年前及6个月前分别行人工流产术。患者4个月前无明显诱因出现月经量减少，约为平时经量的1/3。既往月经规律，末次月经7天

前。妇科检查：外阴发育良，阴道正常，宫颈纳氏囊，肥大，子宫前位、常大、常硬，双侧附件区未触及异常。于当地医院行妇科超声检查，提示"宫腔内见条索状回声宫腔粘连可能"，行宫腔镜检查术，提示"宫腔粘连"。患者为计划妊娠特来我院，门诊收入病房。经分析，本病例需行宫腔镜子宫内粘连分离术。

【术前沟通】

沟通要点	医师
一般问候	您好，我是您的主管医师，我叫***
开始谈话	我现在要对您的这次手术进行一次沟通，将手术可能存在的情况及注意事项对您进行说明，其间有问题您可以提出来
分析疾病情况，突出重点，点明手术指征	我们这次做的手术称"宫腔镜子宫内粘连分离术"。现在您月经量明显减少，宫腔镜检查提示"宫腔粘连"，现诊断为"宫腔内粘连"。考虑您有计划妊娠的生育要求，手术指征明显，拟行宫腔镜子宫内粘连分离术
体现人文关怀	请您不要紧张，我接下来详细和您说明
说明手术目的	本次手术需要在静吸复合麻醉下进行，目的是切开宫腔内粘连带，恢复正常宫腔形态及正常月经周期，满足生育条件，为进一步计划妊娠做准备
沟通手术可能出现的情况及解决办法	可能出现的情况：①出血：……。②感染：……。③子宫穿孔：……。④离子紊乱：……。⑤再次粘连、二次手术等。手术以安全为主，请您不要紧张

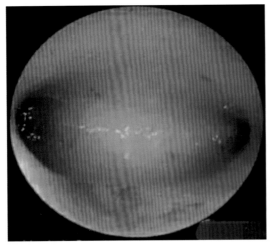
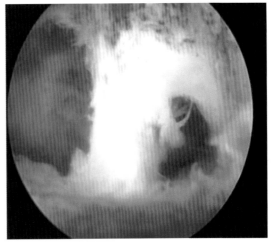

图7-2-19　左图为正常宫腔形态，右图为宫腔粘连

续表

沟通要点	医师
提示患者有无疑问	以上就是术中、术后可能出现的情况及相应的解决办法，有疑问的地方现在可以指出了，我再和您解释
结尾	好的，请您签署手术知情同意书，祝您早日康复

【手术步骤】

对膜样粘连只需用诊断性宫腔镜的尖端推压进行分离，不一定需要扩张宫颈，宫腔镜子宫内粘连分离术只适用于新鲜粘连或陈旧的宫颈内口粘连，此操作简单、容易、快速。对波及宫底和宫腔两侧壁的陈旧、复杂粘连，则需要在宫腔镜下用微型剪、电切环或激光光纤切除。

（1）患者取膀胱截石位，建议臀部超出手术台一拳（便于器械操作），常规消毒外阴、阴道，术者戴无菌手套取出宫颈扩棒及填塞的纱布。

（2）消毒阴道及宫颈管，用宫颈钳夹持宫颈前唇，以探针探测宫腔的方向和深度。宫腔粘连手术中一般会用到针状电极，此类电极通常比环状电极略长，所以一般利用宫颈扩棒扩张宫颈至10.5号，标准是刚好超出宫腔镜外鞘及针状电极长度。

（3）安装好宫腔电切镜，插上连接高频电流发生器的电缆导线和连接冷光源的导光束。打开光源，进行白平衡，运行膨宫机，打开入水管阀门，排空注水管及镜鞘间的气泡。

（4）扩张宫颈结束后，缓慢置入电切镜，调节出水管阀门，使膨宫液充分冲洗宫腔，至宫腔内图像清晰显示，再次检视宫内病变。

（5）宫腔镜剪刀分离法：可用弯曲的半硬剪或硬剪，自宫腔中央分离粘连，使宫腔扩大。当宫腔全部闭锁时，应自宫颈内口处进行分离，直至打开一个新的宫腔，游离出宫角部。若存在广泛粘连，要警惕子宫穿孔。此法的优点：①机械分离粘连，可提供良好的标志，特别对于接近肌层的粘连，切割至肌层时可观察到出血，提醒术者停止切割，避免子宫穿孔。②广泛粘连时，正常健康子宫内膜较少，保留子宫内膜很重要，剪刀分离法没有电热辐射或激光切除所致的瘢痕形成和破坏正常子宫内膜。缺点为有时使用半硬剪操作较困难，剪刀咬合不好时，切割粘连不够锋利。

（6）宫腔电切镜切除法利用环状或针状电极直接分离或切除粘连。术中不易确定粘连带的深浅，粘连部分与子宫肌肉之间的分界标志可能消失，所以切割较深时，部分子宫内膜在分离粘连时被切除，故需注意电热辐射引起的瘢痕形成和对邻近正常子宫内膜的损伤。针状电极普遍适用于宫腔粘连，尤其是致两侧宫壁瘢痕化而宫腔狭小呈桶形者，用针状电极以两侧宫角为参照点，沿子宫长轴划开侧壁，打开粘连带（图7-2-20），过程可以反复进行，扩大切除深度直至恢复正常宫腔形态（图7-2-21）；对于粘连严重或丧失月经的患者，可以划开4～5条，使宫腔扩大，术后配合激素治疗，尽量恢复月经周期。宫腔的粘连带一般无血管，而切开达子宫肌层时会出现小血管出血，可采用电凝止血，同时停止切割。

（7）如粘连打开后创面毛糙，可利用环状

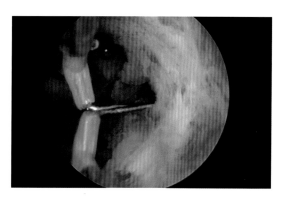

图7-2-20　初步打开粘连带

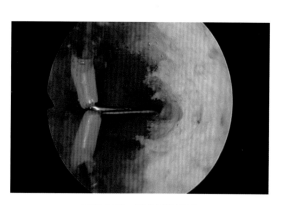

图7-2-21　扩大切除深度

电极局部修整创面（图7-2-22），降低术后粘连的风险。要注意保护正常的子宫内膜。切除过程中建议反复将宫腔镜退至子宫内口处，观察宫腔的对称性（图7-2-23）。

（8）恢复正常宫腔形态后，通常会在术中应用其他方法进一步预防宫腔粘连的复发详见注意事项，常见的有放置宫内节育器、宫腔球

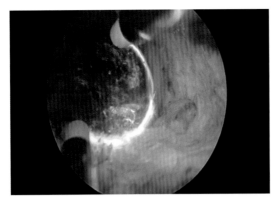

图7-2-22 修整创面

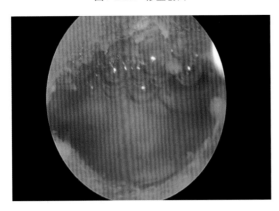

图7-2-23 术后观察宫腔形态

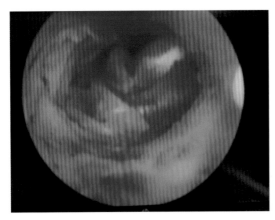

图7-2-24 术后在宫腔放置圆形节育器及防粘连膜

囊等（图7-2-24）。撤去宫腔镜设备，关闭出水管阀门，观察有无活动性出血，记录膨宫液的入量和出量，术毕。

【术后注意事项】

1. 术中监护 宫腔粘连使宫腔变形、狭窄，甚至闭锁，丧失正常宫腔解剖形态，故手术操作难度大，容易发生子宫穿孔，因此术中常应用超声或腹腔镜监护。

（1）超声监护：于手术开始前先全方位扫描，了解宫腔粘连水平及其后方宫腔方向和大小。在超声监护下，先放好电切环位置，设计好切割范围，经超声确认无误后再切除粘连组织。术中超声经常进行横切扫描，观察切除的强回声光带是否居中，完全切除粘连带后会形成一个四壁等厚、左右对称的宫腔。借助超声也可以判断子宫直肠窝积液量，从而对判断子宫穿孔及膨宫液灌注量有一定的指导意义。

（2）腹腔镜监护：先常规探查盆腔，切割接近子宫角部时，注意局部浆膜面的变化，如起小水疱，说明即将穿孔，应立即停止操作。也可将腹腔镜贴在子宫角的浆膜上，取下光源，如看到宫腔内的光亮，说明宫底已薄，提示术者应终止手术。

2. 预防宫腔粘连复发 宫腔粘连手术在打开粘连带后，创面仍会彼此接触，进而形成瘢痕愈合，造成宫腔粘连复发，为此临床上在手术时或术后会采取措施阻止宫腔粘连的复发，常见方法如下。

（1）药物治疗：一般采用含雌激素制剂或雌孕激素序贯疗法（人工周期）。雌激素具有促进子宫内膜增殖、修复内膜的功能。副作用是胃肠道反应、水钠潴留、头痛、血管栓塞。常用药物是戊酸雌二醇联合地屈孕酮、屈螺酮炔雌醇等。药物的剂量选择有待进一步研究。

（2）放置宫内节育器：术中切除粘连带后放置宫内节育器，目的是物理隔离创面，起到预防粘连形成作用，并可达到避孕的目的，但宫内节育器面积有限，不能完全分隔子宫前后壁，对预防宫角部粘连效果不佳，长时间应用宫内节育器可继发炎症反应，增加粘连的发生概率。

（3）放置宫腔球囊：球囊拥有更大的面积

和体积，通过向球囊内注入适量液体达到充起球囊的目的，以此压迫止血，也可有效分离宫腔，避免创面贴合。同时放置宫腔球囊有利于术后内膜沿球面生长。但注入液体量过多会造成患者不适，球囊过度膨胀会影响子宫内膜血液供应，不利于内膜的再生。此外存在发生逆行感染的风险。

（4）其他：宫腔内局部药物治疗，如应用透明质酸钠预防粘连及炎症反应。干细胞移植，目前临床应用较少。

【术后随访】

术后建议休息2周，热敷下腹，可配合理疗。禁盆浴2周，禁性生活1个月。如术后口服药物调理子宫内膜，可于药物疗程后再行复诊。一般3个月后月经干净复查宫腔镜，如有生育要求，复查宫腔镜后才能计划妊娠。对于术中放置宫内节育器的患者，3个月复查，同时行取环术。不适随诊。

五、宫腔镜子宫纵隔切除术

【疾病简介】

子宫纵隔使宫腔的对称形态发生改变，并可能干扰正常生育功能，流产和早产的相对危险度为5%～95%。输卵管和子宫均来源于米勒管（副中肾管）。在胚胎发育早期，副中肾管尾端融合，下段形成阴道和子宫，上段形成输卵管，此过程发生在胚胎发育的4～6周，12～14周完成。当体内不存在来自睾丸的米勒管抑制因子（Mullerian inhibiting factor，MIF）时，副中肾管正常发育，在胚胎发育19～20周时子宫纵隔完全吸收，若未吸收则形成部分或完全纵隔。副中肾管的融合、腔化或吸收受阻，造成子宫的解剖学异常，其程度取决于受阻时间。因子宫纵隔的融合并未受阻，子宫外观是一个，但需与双角子宫鉴别。后者融合有缺陷，外观有分离现象。将子宫体分开的纵隔有不同的长度和宽度，有的纵隔薄，有的厚（图7-2-25，图7-2-26），有的纵隔仅分开宫腔的一部分，有的延伸至宫体全长，甚至宫颈全长。20%～25%的患者合并有阴道纵隔。

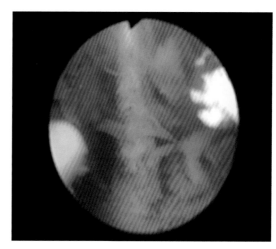

图7-2-25　子宫不全纵隔

【适应证】

大多数有子宫纵隔的女性能正常生育，仅20%～25%妊娠失败。需辅助生育技术的原发不孕症或难以治疗的不孕症应考虑为子宫纵隔切除的适应证。手术必须在月经干净后近期进行，以免窄小宫腔被覆较厚内膜，视野不清，操作困难。

【禁忌证】

生殖道感染的急性期。

【临床案例】

患者，女性，王某，27岁，已婚，孕1产0，1年前自然流产。既往月经规律，末次月经7天前。患者1个月前于自然流产后就诊于当地医院，行妇科超声检查提示"见左右两个宫腔子宫纵隔可能"，行宫腔镜检查术，提示"宫腔形态异常不全纵隔"。妇科检查：外阴发育良，阴道正常，宫颈纳氏囊，肥大，子宫前位、常大、常硬，双侧附件区未触及异常。患者为治疗特来我院，门诊收入病房。经分析，本病例诊断为"纵隔子宫"，需行宫腔镜子宫纵隔切除术。

【术前沟通】

沟通要点	医师
一般问候	您好，我是您的主管医师，我叫***

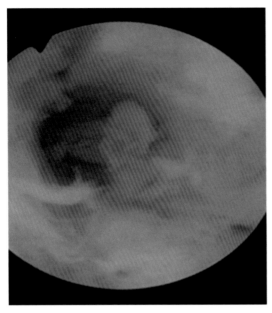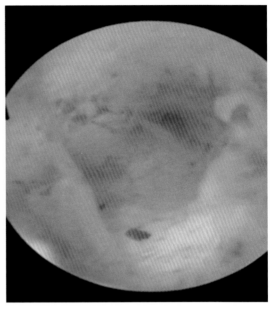

图7-2-26　左右宫腔及宫角

续表

沟通要点	医师
开始谈话	我现在要对您的这次手术进行一次沟通，将手术可能存在的情况及注意事项对您进行说明，其间有问题您可以提出来
分析疾病情况，突出重点，点明手术指征	我们这次做的手术称"宫腔镜子宫纵隔切除术"。现在您的宫腔镜检查提示"宫腔形态异常不全纵隔"，现诊断为"纵隔子宫"。考虑您有计划妊娠的生育要求，手术指征明显，拟行宫腔镜子宫纵隔切除术
体现人文关怀	请您不要紧张，我接下来详细和您说明
说明手术目的	子宫纵隔属于生殖器发育异常疾病，需要在静吸复合麻醉下进行手术治疗。目的是切开宫腔纵隔，恢复正常宫腔形态，满足生育条件，为进一步计划妊娠做准备
沟通手术可能出现的情况及解决办法	可能出现的情况：①出血：……。②感染：……。③子宫穿孔：……。④离子紊乱：……。⑤宫腔粘连等。手术以安全为主，请您不要紧张
提示患者有无疑问	以上就是术中、术后可能出现的情况及相应的解决办法，有疑问的地方现在可以指出了，我再和您解释
结尾	好的，请签署手术知情同意书，祝您早日康复

【术前准备】

1.器械、灌流系统、麻醉方式同"宫腔镜子宫内膜息肉切除术"。

2.术前评估子宫输卵管造影是诊断子宫纵隔最准确和有效的方法，特别是宫腔分离者。术前应该进行妊娠失败其他因素的评估，包括夫妇双方的染色体检查等。由于米勒管与副中肾管在胚胎时期的关系密切，发生子宫畸形时，应排除肾畸形。

【手术步骤】

1.患者取膀胱截石位，建议臀部超出手术台一拳（便于器械操作），常规消毒外阴、阴道，术者戴无菌手套取出宫颈扩棒及填塞的纱布，再次消毒阴道。

2.消毒阴道及宫颈管，用宫颈钳夹持宫颈前唇，以探针探测宫腔的方向和深度。子宫纵隔切除手术中一般会用到针状电极，此类电极通常比环状电极略长，所以一般利用宫颈扩棒扩张宫颈至10.5号，标准是刚好超出宫腔镜外鞘及针状电极长度。

3.安装好宫腔电切镜，插上连接高频电流发生器的电缆导线和连接冷光源的导光束。打开光源，进行白平衡，运行膨宫机，打开入水管阀门，排空注水管及镜鞘间的气泡。

4.扩张宫颈结束后，缓慢置入电切镜，调节出水管阀门，使膨宫液充分冲洗宫腔，至宫腔内图像清晰显示，再次检视宫内病变。

5.宫腔镜剪刀机械切除术 宫腔镜剪刀可对组织直接进行分离，即在一个良好的全景视野条件下，对须分离处进行选择性地分离并随意退回。剪刀在切除纵隔时需对残留纵隔组织进行小的、浅表的切割而避免深部肌层穿孔。切割应从一侧开始，逐渐向对侧剪切，每次剪切下一小块纵隔组织，一旦看到子宫输卵管开口，切割应变浅，并应仔细观察来自子宫肌层的小血管，避免穿透子宫肌层。切除纵隔后，器械退出之前，应在宫腔镜下观察宫底部，降低宫内灌注压力来观察有无明显出血，如有动脉出血，可进行选择性的电凝止血。

6.宫腔电切镜切除子宫纵隔一般利用针状电极或环状电极切割纵隔（图7-2-27）。切割时电刀向前移动，即逆行切割，而不像切除内膜息肉或黏膜下肌瘤时，电刀朝术者方向移动的顺行切割。注意穿透深度及电极的方向，左右对等地进行切割。注意观察宫腔的对称性，避免一侧切割过深，导致宫腔变形。切至纵隔基底部时，必须十分注意，切勿切割过深伤及子宫底，基本和两侧输卵管开口处同一水平即可，否认容易造成子宫穿孔（图7-2-28）。

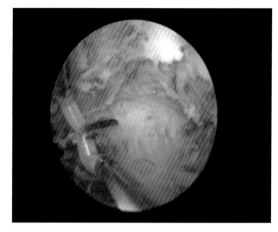

图7-2-28 基底部平输卵管开口处即可

7.术中将宫腔镜退至宫颈内口处，观察宫腔的对称性及有无活动性出血（图7-2-29），放置宫内节育器（同宫腔镜子宫内粘连分离术后），术后2～3个月后取出。

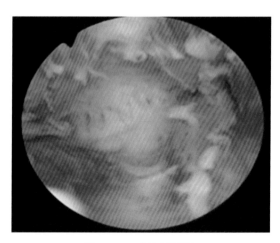

图7-2-29 术后宫腔形态

【术后注意事项】
同"宫腔镜子宫内粘连分离术"。

【术后随访】
术后建议休息2周，热敷下腹，可配合理疗。禁盆浴2周，禁性生活1个月。如术后口服药物调理内膜，可于药物疗程后再行复诊。一般3个月后月经干净复查宫腔镜，如有生育要求，复查宫腔镜后才能计划妊娠。术中放置的宫内节育器，3个月复查时行取环术。不适随诊。

（王可新 伊铁忠 韩 翠）

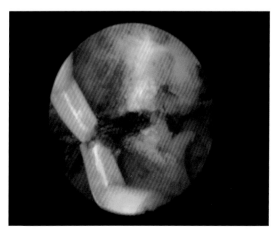

图7-2-27 针状电极切割纵隔（由外向内）

第八章　子宫体病变手术

第一节　常见子宫体疾病及基础手术

一、子宫体病变种类及特点

（一）子宫肌瘤

子宫肌瘤是女性生殖器最常见的良性肿瘤，由平滑肌及结缔组织组成，多见于育龄期女性。子宫肌瘤病因尚不明确，目前认为肌瘤组织局部对雌激素的高敏感性是肌瘤发生的重要因素之一，此外，研究证实孕激素有促进肌瘤生长的作用。根据肌瘤与子宫肌壁关系可把肌瘤分为浆膜下肌瘤、肌壁间肌瘤及黏膜下肌瘤。肌瘤可发生变性，主要为玻璃样变、囊性变、红色变性、肉瘤样变及钙化。子宫肌瘤的主要临床表现为月经量增多、月经期延长、下腹部包块、白带增多及压迫症状，治疗需根据患者年龄、症状、生育要求及肌瘤情况综合考虑，以药物治疗和手术治疗为主。

（二）子宫肉瘤

子宫肉瘤较为少见，恶性程度高，占子宫恶性肿瘤的2%～4%，占女性生殖道恶性肿瘤的1%，来源于子宫肌层、肌层内结缔组织和内膜间质，也可激发于子宫平滑肌瘤，多见于40～60岁以上女性。子宫肉瘤根据不同组织来源可分为子宫平滑肌肉瘤、子宫内膜间质肉瘤及腺肉瘤，其转移途径包括血性播散、直接蔓延及淋巴转移。早期无明显特异临床表现，随着病情进展可出现阴道不规则出血、腹痛、腹部包块及压迫症状等。治疗以手术为主。子宫肉瘤复发率高，预后差，5年生存率为20%～30%。

（三）子宫腺肌病

子宫腺肌病为子宫内膜腺体及间质侵入子宫肌层发生的病变，多见于30～50岁经产妇，约15%合并子宫内膜异位症，约50%合并子宫肌瘤。子宫腺肌病的病因与多次妊娠及分娩、人工流产、慢性子宫内膜炎等造成的子宫内膜基底层损伤、子宫内膜侵入肌层生长相关。临床表现主要为月经量增多、月经期延长和进行性加重的痛经。治疗需根据患者的年龄、症状和生育要求而定。治疗方式主要包括药物治疗和手术治疗。

（四）子宫内膜癌

子宫内膜癌是发生于子宫内膜的一组上皮性恶性肿瘤，以来源于子宫内膜腺体的腺癌最为常见，为女性生殖道三大恶性肿瘤之一，占女性全身恶性肿瘤的7%，占女性生殖道恶性肿瘤的20%～30%，发病平均年龄为60岁，其中75%发生于50岁以上女性。病因尚不明确，激素依赖型子宫内膜癌可能与无孕激素拮抗的长期雌激素作用进而发生子宫内膜增生有关。不典型增生，继发癌变。子宫内膜癌常见于年轻、肥胖、高血压、糖尿病、不孕或绝经延迟及无排卵性疾病患者。非激素依赖型子宫内膜癌发病与雌激素无明确关系，且病理类型属少见类型，多发生于老年女性，恶性程度高、分化差，预后不良。子宫内膜癌多数生长缓慢，长时间局限于内膜或宫腔内。其主要转移途径为直接蔓延、淋巴转移和血行转移。临床表现主要为绝经后阴道出血、阴道排液、腹痛及其他症状。治疗上，早期患者采用以手术治疗为主的综合治疗，晚期患者采用手术治疗、放射治疗、药物治疗及综合治疗。

（五）子宫颈鳞状上皮内病变及子宫颈癌

子宫颈鳞状上皮内病变与子宫颈癌密切相关，均与HPV感染密切相关，诱发因素还包括多个性伴侣、吸烟、性生活过早、性传播疾病、免疫抑制相关。常见的典型临床表现为阴道排液及接触性出血。子宫颈鳞状上皮内病变及子宫颈癌的诊断主要依靠子宫颈细胞学检查、HPV检测、阴道镜检查及子宫颈活检。宫颈癌的主要转移途径为直接蔓延和淋巴转移，血行转移少见。宫颈癌的治疗需根据患者的年龄、生育要求及全身状况制订个体化治疗方案，以手术治疗和放射治疗为主。

（六）子宫发育异常

子宫发育异常多数由子宫段副中肾管发育及融合异常导致。常见类型包括先天性无子宫、始基子宫、幼稚子宫、单角子宫、残角子宫、双子宫、双角子宫、纵隔子宫、弓形子宫等。部分类型具有子宫内膜的优势宫腔具备生育功能。部分类型需要手术干预进行矫形治疗。

二、子宫肌瘤核除术

（一）经腹子宫肌瘤核除术

【适应证】

（1）月经过多或不规则出血，导致继发贫血，药物治疗无效。

（2）肌瘤超过妊娠12周大小。

（3）肌瘤生长迅速。

（4）严重腹痛、性交痛或慢性腹痛、有蒂肌瘤扭转引起的急性腹痛。

（5）体积大或引起膀胱、直肠等压迫症状。

（6）排除其他因素的不孕症或反复流产。

【禁忌证】

（1）急性盆腔炎症。

（2）有恶变或合并恶性肿瘤倾向者。

（3）患者一般状态不能耐受手术者。

【临床案例】

患者，已婚，未育，33岁，孕0产0。主诉：阴道不规则出血3个月。专科查体：外阴发育正常，阴道通畅，宫颈光滑，子宫约10cm×10cm×10cm大小，表面凹凸不平，多发肌瘤结节，活动度差，双侧附件区未触及异常包块。腹部无压痛。辅助检查：妇科彩超提示子宫大小为108mm×87mm×75mm，多发低回声团块数十枚，较大者直径达4cm，超声下呈铺路石样改变，包膜完整，部分压向子宫内膜。子宫内膜厚度为6mm，光滑。双附件未见异常回声。

【案例分析】

（1）患者已婚未育，有生育意愿，希望保留子宫及生育能力。目前子宫多发肌瘤导致患者月经不规律、出血增多，通常会导致不同程度的贫血。密集的肌瘤和增大的子宫不利于患者受孕。充分向患者交代可选择的治疗方案，包括手术治疗和药物治疗，手术治疗包括开腹子宫肌瘤核除术或腹腔镜子宫肌瘤核除术（子宫切除术、子宫动脉栓塞术及子宫内膜切除术不适用于有生育要求的患者），药物治疗包括GnRH-a及米非司酮等。

（2）患者子宫多发肌瘤数十枚，入院后行盆腔磁共振检查可见瘤体弥漫性分布于子宫体，血管来源平滑肌瘤病不除外。回顾相关文献，此类肌瘤复发率高，暂时行保留子宫的手术，但术后需严密观察复发情况。此患者生育意愿强烈，要求保留子宫，但肌瘤密集，肌瘤间隙存留正常子宫组织较少，需在术前交代此类手术保留子宫和将肌瘤切除干净难以兼顾，充分沟通获得患者认可，一般选择开腹子宫肌瘤核除术。

（3）手术第一原则是保留子宫及生育功能。尽量以最少的手术切口取出最多的肌瘤，需根据术中情况设计手术切口，沿子宫纵向切口较为常见。由于肌瘤密布，肌瘤间正常组织残留少，手术目的主要在于切除较大肌瘤，缩减子宫体积，减少出血，同时也要切除凸向子宫内膜的肌瘤，恢复子宫内膜的解剖形态，降低对受精卵着床的影响，减少出血，手术既要贴近子宫内膜切除肌瘤又不能损伤子宫内膜，需要极为精细的手术操作。另外，此患者的手术创伤大，时间长，术中出血较多。术前一般合并中重度贫血，需在术前纠正贫血，术中充足备血。根据术中情况，密集而较小的肌瘤团块可不予以处理，避免为追求切除干净将子宫挖成蜂窝状，导致没有足够肌层用于缝合或阻断血供造成组织坏死。缝合时务必关闭所有可疑的"无效腔"，避免术后子宫肌层血肿及感染。术后应持续给予促宫缩药物及抗生素预防感染，并留置腹腔引流管，观察渗出情况。术后早期即给予GnRh-a治疗（也可在术前应用，减小肌瘤体积），密切随访，建议维持药物治疗18个月以上，指导患者尽早妊娠或人工助孕。

【术前准备】

（1）常规术前检查；阴道消毒；备皮；备血；术前留置导尿管。

（2）手术器械准备持针器、不同型号止血钳、组织钳、无齿镊子、有齿镊子、肌肉拉钩、弹力拉钩、压肠板、4号丝线、7号丝线、1-0/2-0可吸收线。

（3）患者取平卧位，一般选择全身麻醉、单纯硬膜外麻醉或腰硬联合麻醉。常规消毒，铺无菌手术单，显露手术区域，擦干消毒碘伏。

【手术步骤】

（1）下腹部取正中或左旁正中纵切口10cm左右，一般下缘达耻骨联合水平。逐层进腹。执弓式握持手术刀，切开表皮和真皮层。用有齿镊对称夹持创口皮缘，电刀纵行切开脂肪层及腹直肌前鞘（注意切开过程中电凝止血），沿腹直肌外侧缘游离，显露腹膜。用有齿镊交替对称提起腹膜较薄部位，剪开腹膜（注意避免损伤粘连于腹膜下的肠管），向耻骨联合方向切开腹膜时注意绕开膀胱尖，避免损伤膀胱。湿盐水开腹纱布排垫肠管，用弹力拉钩牵开腹壁及膀胱，充分显露盆腔（必要时松解粘连，恢复盆腔正常解剖结构），探查肌瘤大小、位置、深浅、数目以决定手术方式（图8-1-1）。

（2）提拉子宫，用弹力拉钩牵开膀胱，显露子宫，沿肌瘤表面肌层壁薄、无血管区纵行切开肌瘤表面浆膜层至子宫肌瘤假包膜，切口大小等于或略小于肌瘤直径（图8-1-2）。以手指、止血钳等伸入肌瘤与假包膜间隙行钝性分离，可同时用组织钳或双爪钳夹持（也可用丝线缝合瘤体）、向外牵拉肌瘤。分离过程中注意辨认组织间隙，找到合适的间隙时多数组织疏松，分离不困难，出血也较少。如遇粗大滋养血管或组织粘连，必要时使用组织剪或电刀进行锐性分离并及时进行缝扎或电凝止血。至肌瘤根部可用血管钳夹闭、切断、缝扎肌瘤根部，避免肌瘤滋养血管蒂回缩及出血。尽量完整剥除肌瘤，剥离过程中应注意避免穿透子宫内膜（如肌瘤较大或外凸明显，可选横切口或梭形切口；如肌瘤靠近输卵管间质部，切口应避开宫角，防止缝合、牵拉影响输卵管的走行造成不孕或异位妊娠），如为带蒂浆膜下肌瘤，可于肌瘤根部贴近子宫钳夹、切断、缝扎瘤蒂；对于宽蒂浆膜下肌瘤宜保留足够的浆膜层，做梭形切口剥除肌瘤至根部。如为多发肌瘤，可在同一切口内剥除多枚肌瘤（需根据实际情况设计切口走行方向）。

（3）探查创腔内无小肌瘤残留，用可吸收线连续缝合子宫肌层（如肌层较厚或合并腺肌病灶，可分层缝合肌层）（图8-1-3），注意不留无效腔，避免缝线穿透子宫内膜。褥式缝合浆膜层（图8-1-4），恢复子宫浆膜层完整性，减少术后粘连。关闭肌瘤创腔后如有针眼活动性出血，可选4号丝线"8"字缝合或间断缝合止血。

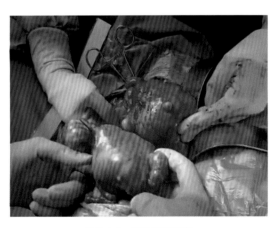

图8-1-1　充分显露子宫

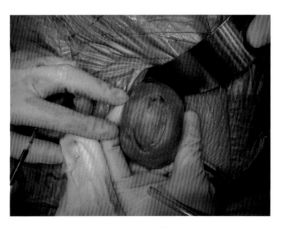

图8-1-2　切开浆肌层

（4）冲洗盆腔，确切止血。必要时留置引流管，逐层关腹。

【手术技巧】

1.阔韧带肌瘤的处理　真性阔韧带肌瘤与子宫不相连，子宫血管多位于肌瘤内下方，输尿管受压内移多见。假性阔韧带肌瘤与子宫相连，子宫血管多向上向外移位，输尿管常压向骨盆侧壁。术中先探查辨认肌瘤与输尿管、输卵管、子宫圆韧带的关系及瘤蒂附着位置（图8-1-5）。打开阔韧带前叶或后叶，钝性剥离肌瘤周围组织。分离过程中应选择疏松组织间隙，边分离边止血，并注意分辨，保护输尿管、血管及输卵管。如肌瘤较大，必要时术前放置输尿管导管。

2.子宫颈肌瘤的处理　先探查肌瘤与膀胱及输尿管（直肠）的关系。宫颈肌瘤因瘤体位置较深，一般需横向打开膀胱腹膜反折至两侧圆韧带，钝性分离，下推宫颈膀胱间隙（或后方的子宫直肠窝内分离直肠阴道间隙），以便于充分显露肌瘤（图8-1-6，图8-1-7）。关闭肌瘤创腔后，需缝合膀胱腹膜反折，对膀胱进行解剖学复位。靠近宫颈外口或较大的宫颈肌瘤可能导致术后宫颈功能不全，术前可酌情应用药物进行预处理，缩小肌瘤体积，减少组织损伤，保留宫颈功能。如为宫颈侧壁或较大居中的肌瘤，输尿管常压向骨盆侧壁，分离过程中易损伤输尿管，必要时术前留置输尿管导管。

3.技术要点　核除肌瘤过程中如肌瘤与周

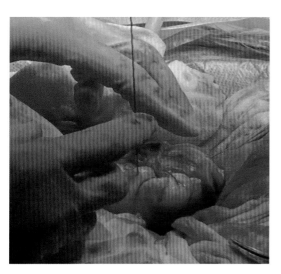

图8-1-3　用可吸收线连续缝合子宫肌层

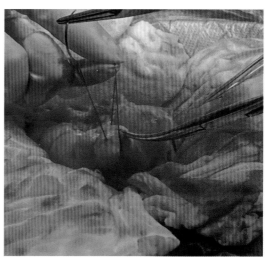

图8-1-4　褥式缝合浆膜层

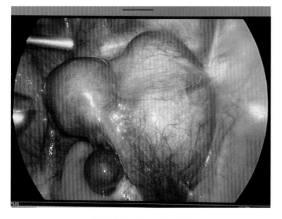

图8-1-5　阔韧带肌瘤

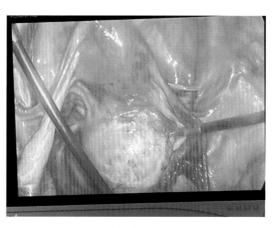

图8-1-6　子宫颈肌瘤

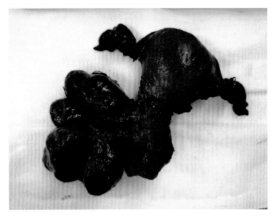

图8-1-7　多发宫颈肌瘤

围组织关系紧密，暴力拉扯容易导致出血增多或带出较多的正常肌层组织。贴近子宫内膜的肌瘤还容易损伤甚至穿透子宫内膜，且在剥除过程中，肌瘤假包膜分为多层包绕肌瘤，如果只在开口处切至瘤体，在剥除中仍会有包膜组织粘连，可使用电刀与肌瘤成90°垂直画圈电切，边牵拉边画圈切开肌瘤包膜，这种做法不但不易损伤子宫内膜，还能最大限度地保留正常的肌层组织，出血也较少。

4.子宫肌瘤创腔缝合要点　首先，要保证不留死腔。单个子宫肌瘤创腔呈底部窄、中间宽、外口窄的球形空间结构。同一切口核除多枚肌瘤的创腔呈不规则缺损形状，因此缝合过程与缝合一般的整齐切缘不同，需根据缺损组织调整缝合两侧肌层的深度以便于切缘的对合和闭合。其次，应尽量保留子宫肌层功能。子宫肌层由内环外纵中交叉的三层纤维构成，缝合时尽量保持肌层平面相应的对接，不仅利于缝合创面的光滑平整，也有助于宫缩的均匀。最后，由于子宫平滑肌具有较大的可延展性，连续缝合过程中应保持持续而均匀的张力，既不可让缝线切割组织，又要保证缝线具有足够的张力拉紧而不留死腔。缝合针距一般在0.8～1.0cm即可，针距过宽不利于止血和创面对合，针距过密则影响局部血供。

5.弥漫性子宫平滑肌瘤病（DUL）的减瘤手术　此种肌瘤较为少见，特征为遍布子宫肌层、密集而多发的小肌瘤，也可合并融合或为独立的直径5cm以上肌瘤。超声下子宫肌壁间呈铺路石样改变，可凸向宫腔导致月经过多或经期延长。解剖学特点为肌瘤几乎占据肌层全层，残余正常肌层少。此类患者如无生育要求一般建议行全子宫切除术，如生育意愿强烈，要求行肌瘤核除术（减瘤手术）则有以下手术要点：手术目的为减少子宫体积、减少凸向内膜的肌瘤，为妊娠营造更好的子宫环境。尽可能在同一切口内取出更多的肌瘤，如肌瘤凸向宫腔导致月经过多，可在同一切口基底部分贴近内膜部分横向扩展核除更多的肌瘤。不可追求切得干净，此类患者肌瘤遍布整个肌层，以切除大块肌瘤、减少子宫体积为目的，手术需合理设计，避免肌层缺损过多，适当保留0.5cm以下的小肌瘤，有利于缝合，避免妊娠期子宫破裂。

【术后处理】

（1）术后常规给予缩宫素10～20mg，肌内注射，促宫缩治疗，减少创面渗出。卡孕栓阴道上药也可促进子宫收缩。如术后观察到引流血色深、浓，可给予腹部压沙袋压迫止血。

（2）严密观察引流物性状及引流量，观察阴道出血情况及宫缩情况。

（3）术中出血的处理：行子宫肌瘤核除时，通常出血较多，尤其是较大且多发的肌瘤，因此预防和减少术中出血很有必要。物理压迫法：常选用橡胶压脉带暂时束紧子宫峡部以减少术中出血。需注意避免长时间压迫导致的子宫缺血。药物法：常用稀释的缩宫素或垂体后叶素，注入子宫肌瘤假包膜层，以促进子宫肌层收缩，减少出血（需避免误注入血管，注意血压心率变化）。

（4）手术后并发症及处理同一般妇科手术术后处理。

（5）术后健康指导根据肌瘤深度，指导避孕1～2年，避免过早妊娠增加发生子宫破裂的风险。

（6）手术后随访需长期随访，注意有无子宫肌瘤复发。

（二）经腹腔镜子宫肌瘤核除术

【适应证】

同"经腹子宫肌瘤核除术"。

【禁忌证】

（1）急性盆腔炎症；有恶变或合并恶性肿瘤倾向者；患者一般状态不能耐受手术者；气腹相关禁忌证。

（2）既往认为多发性子宫肌瘤、大部分凸向宫腔的肌壁间肌瘤、子宫腺肌瘤或肌瘤直径大于10cm为腹腔镜子宫肌瘤核除术的禁忌证，但随着手术技术的日趋成熟，上述情况已不再是绝对禁忌证，但因腹腔镜手术局限性需向患者告知小肌瘤残留可能。

【临床案例1】

患者，25岁，孕3产1，无自觉症状，患者有强烈的再次生育意愿。主诉：体检发现子宫肌瘤。专科查体：外阴发育正常，阴道畅，宫颈光滑，子宫增大，前壁近宫底可触及约鹅蛋大小肿物，边界清，活动良好。双侧附件区未及异常包块。腹部无压痛。辅助检查：妇科彩超提示子宫80mm×55mm×45mm，前壁见65mm×62mm低回声团块，大部分凸出于子宫浆膜，部分压向子宫内膜。子宫内膜厚度为8mm，光滑。双附件未见异常回声。

【案例1分析】

（1）该患者单发肌壁间肌瘤，有强烈的生育意愿，但肌瘤较大，一般药物治疗效果不佳，如肌瘤继续进展可能引起明显的症状，且手术创伤会更大，子宫肌层破坏更多。因此，对于此类单发肌瘤选择腹腔镜肌瘤核除术尤为适合，既能将肌瘤切除干净又比开腹手术创伤小，造成术后盆腔粘连的可能性更低，对于患者再次妊娠的影响也更小。

（2）手术要点：完善常规术前检查后，选择腹腔镜子宫肌瘤核除术。进入腹腔探查见子宫肌壁间肌瘤，中心点位于子宫底前壁，大部分外凸。注射稀释的垂体后叶素，观察到子宫收缩、肌层变白。用单极电钩沿肌瘤表面横行切开浆肌层至子宫肌瘤假包膜，切开范围略小于或等于肌瘤直径。助手用爪钳夹持肌瘤并向外牵拉，术者沿肌瘤包膜钝性或锐性分离至肌

瘤根部，切断肌瘤根部，在处理肌瘤根部时尤其要注意牵拉和剥除肌瘤的力度，避免穿透子宫内膜。取出肌瘤后，可用倒刺缝合线自切口远端连续分层缝合肌层和浆膜层，也可进行全层连续缝合。

【临床案例2】

患者，55岁，绝经5年。主诉：尿频，尿急，偶有排尿困难。专科查体：外阴发育正常，阴道畅，宫颈光滑，子宫萎缩，左侧附件区可及直径约8cm质韧肿物，活动稍差，右侧附件区未及异常包块。腹部无压痛。辅助检查：妇科彩超提示子宫45mm×40mm×39mm，左侧阔韧带内7.5cm×7cm低回声区，与子宫左侧壁关系密切，血流信号丰富。双侧卵巢未见异常回声。尿常规及泌尿系统彩超无异常。

【案例2分析】

（1）患者已绝经，无生育要求。患者症状以压迫症状为主，且依照泌尿系统彩超及相关检查基本排除泌尿系统疾病及老年性阴道炎导致的尿路感染。可选手术方式包括肌瘤核除术或子宫附件切除术。

（2）手术要点：行腹腔镜子宫肌瘤核除术，常规进镜术中探查所见，肌瘤位于左侧输卵管与卵巢间的阔韧带内，蒂与左侧宫角相连，在输卵管峡部及卵巢固有韧带之间。切开肌瘤表面阔韧带浆膜层，钝性剥离肌瘤至瘤蒂，双极电凝肌瘤蒂，切断肌瘤。创腔电凝止血。

（3）手术要点：行腹腔镜子宫肌瘤核除术，常规进镜术中探查所见，肌瘤位于左侧阔韧带内，凸向直肠侧窝，蒂近左侧宫颈，子宫受压偏向右侧。于肌瘤水平，高位打开阔韧带腹膜，沿肌瘤表面剪开腹膜，探查输尿管位置及走行。充分游离肌瘤及阔韧带间隙至瘤蒂，需辨认瘤蒂与子宫动脉关系，避免损伤或切断子宫动脉，双极电凝肌瘤蒂，切断肌瘤，创腔电凝止血（如肌瘤蒂较宽需缝合瘤蒂止血）。

【术前准备】

1.体位　多选用膀胱截石位并头低臀高，可放置举宫器于宫腔，以便抬高及转动宫体，便于操作，也可选用平卧头低臀高位。改良

膀胱截石位（臀部略超出手术床边缘，双下肢外展分开85°，略外旋，屈膝120°，大腿略高于腹部或与腹部保持在同一平面。术中调整头低足高角度为20°～30°）。全身麻醉，常规消毒，铺无菌手术单，留置导尿管。

2.消毒范围 常规妇科腹腔镜（下腹部）手术消毒范围。

3.器械选择 选择常规腹腔镜器械，如腹腔镜基础器械及穿刺套管、腹腔镜持针器、腹腔镜旋切器、可吸收线（目前常用带倒刺的可吸收线，不但能有效避免缝合线松动还不需要打结，降低了手术难度，缩短手术时间）。

4.切口选择 常规妇科腹腔镜切口，即脐部、双侧下腹部无血管区。

【手术步骤】

（1）常规妇科腹腔镜手术穿刺点进腹（脐孔上缘或下缘，左右下腹壁二孔，耻上两横指），经阴道置举宫器。常规建立气腹，探查盆腹腔。动态调整举宫器及镜头在方便操作的角度。

（2）使用长针注射器向子宫肌瘤假包膜层注入稀释的子宫收缩剂（常用20U缩宫素＋40ml生理盐水，或2ml垂体后叶素＋40ml生理盐水），注射后观察子宫肌肉收缩，组织变白（图8-1-8）。此时应注意监测患者生命体征变化，避免药物误入血管。

（3）可根据肌瘤大小及位置选择线性切口或梭形切口。使用单极电钩切开肌瘤表面浆肌层至子宫肌瘤假包膜（图8-1-9），切口略小于

肌瘤直径，用腹腔镜爪钳夹持、牵拉肌瘤，钝性分离或用单极电钩锐性沿着肌瘤包膜进行分离直到肌瘤完整剥离（图8-1-10）。剥离过程中有活动性出血需边分离边止血，可使用双极电凝止血（图8-1-11）。核除的瘤体可置于子宫直肠窝或一侧髂窝暂存。

（4）用可吸收线或倒刺缝合线连续缝合创腔浆肌层，根据创面深度必要时采取分层缝合（图8-1-12）。缝合原则同开腹手术。因腹腔镜手术操作空间的局限性，缝合时可依据个人习惯采用不同的缝合方向，分别有不同的优点和缺点。从远端开始缝：从助手侧起始，便于助手拉紧缝合线，且缝合线不易缠绕打结，但收尾缝合处于术者近侧，进针角度困难，容易存留死腔；从近端开始缝：从术者侧起始，缝合线容易打结，助手拉线动作与术者操作相互干扰，且由于视野遮挡，针距的掌控依赖于个人经验，但收尾的最后一针缝合相对容易。

（5）缝合肌瘤完毕后观察有无针孔出血，必要时给予电凝止血（注意避免热损伤缝合线导致缝合线断开），取出肌瘤标本时常规选用组织破碎旋切刀取出（注意避免标本遗留、种植）。组织旋切器直径一般略大于穿刺套管，需扩大切口后置入。先用配套的大号爪钳夹持合适厚度的肌瘤组织，助手则使用小号爪钳调整旋切角度，以便每次旋切的组织呈完整的条状取出，避免破碎肌瘤的种植（图8-1-13）。如肌瘤较小也可由后穹隆小切口或腹壁小切口

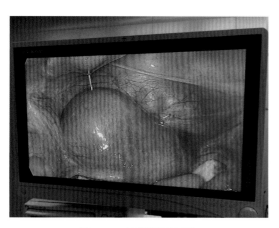

图8-1-8 注射垂体后叶素

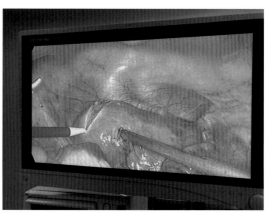

图8-1-9 切开

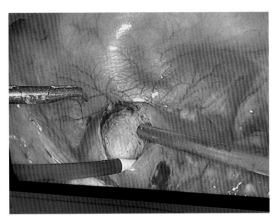

图8-1-10　分离

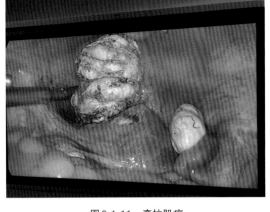

图8-1-11　牵拉肌瘤

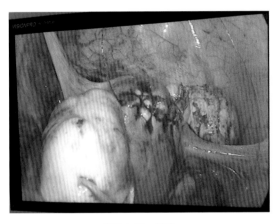

图8-1-12　缝合

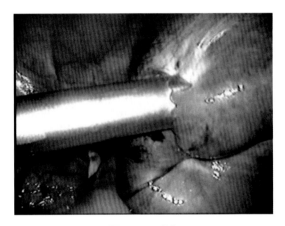

图8-1-13　旋切

直接取出。

（6）探查无活动性出血及标本遗留，冲洗盆腹腔，必要时留置盆腔引流管，放尽气体，取出穿刺套管，缝合穿刺口。

【手术技巧】

因腹腔镜手术器械限制，常选择子宫体横切口，这样有利于腹腔镜下的缝合。若肌瘤较大，钝性分离过程中常用腹腔镜吸引器末端进行钝性分离，其质地坚韧不易损坏，且末端为圆形，可避免副损伤。锐性分离时使用单极电钩采用由内向外画圈式切开子宫肌瘤包膜，依靠宫缩的张力使肌瘤被"挤出来"，助手用爪钳夹持肌瘤时应保持适度张力，避免暴力撕扯。整个肌瘤剥除过程中依据组织间隙的疏松程度合理采用钝性分离及锐性分离结合的剥除方式最佳。对于邻近肌瘤根部或贴近子宫内膜

部分，为避免牵拉导致的出血及子宫内膜破损，常用单极电切或电凝进行锐性分离（单孔腹腔镜手术及达芬奇机器人手术与多孔腹腔镜手术原理相似，但手术技巧要求更高，在本章不做讲述）。

【术后处理】

（1）术后常规给予缩宫素10～20mg肌内注射或静脉滴注促宫缩治疗，减少创面渗出。卡孕栓阴道上药也可促进子宫收缩。如术后观察到引流血色深、浓，可给予腹部压沙袋压迫止血。

（2）严密观察引流物性状及引流量，观察阴道出血情况及宫缩情况。

（3）术中出血的处理：核除子宫肌瘤时，通常出血较多，尤其是核除较大的肌瘤时，因此预防和减少术中出血很有必要。腹腔镜手术

中常用药物法：将稀释后的缩宫素或垂体后叶素，注入子宫肌瘤假包膜层，以促进子宫肌层收缩，减少出血（需避免误注入血管，注意血压、心率变化）。

（4）手术后并发症及处理同一般妇科手术。

（5）术后健康指导：根据肌瘤深度，指导避孕1～2年，避免过早妊娠增加发生子宫破裂的风险。

（6）术后需长期随访，注意有无子宫肌瘤复发。

（三）经阴道子宫肌瘤核除术

经阴道子宫肌瘤核除术的优势在于所用器械简单、手术直观、有开放式手术的优点。阴式手术可节约手术成本、降低费用，带来更加微创的效果。符合经自然腔道的内镜手术（NOTES手术）的发展理念。但经阴道子宫肌瘤核除术操作者要有较熟练的解剖学及开腹手术基础，并逐步提高阴式手术的技能和技巧。

【适应证】

（1）盆腔无粘连、无炎症和附件无肿块者。

（2）为了腹部美观而不愿留瘢痕或腹部肥胖者。

（3）子宫或肌瘤体积不超过3个月妊娠大小者。

（4）合并子宫脱垂者。

【禁忌证】

（1）急性盆腔炎症。

（2）有恶变或合并恶性肿瘤倾向者。

（3）患者一般状态不能耐受手术者。

（4）严重盆腔粘连尤其可疑高位肠管及大网膜粘连者。

（5）子宫体积超过妊娠4个月大小。

【临床案例1】

患者，31岁，已婚未育。主诉：经期延长半年，尿频3个月。现病史：平素月经规律，近6个月经期延长15～20天，经量如常，无痛经，无腹痛。近6个月自觉尿频、尿急。来我院就诊行下腹部CT，提示盆腔实性占位。行妇科彩超提示宫颈肌瘤直径约10cm。查体：

外阴发育正常，阴道畅，宫颈显露困难，触诊宫颈丧失正常解剖结构，后唇及阴道后穹隆展平，可触及直径约10cm肿物，子宫大小正常，活动良好，双侧附件区未及异常。辅助检查：妇科彩超提示子宫70mm×60mm×52mm，宫颈后唇见95mm×100mm×90mm低回声，凸向阴道后穹隆。双侧卵巢未见异常回声。

【案例1分析】

（1）患者已婚未育，有生育意愿。宫颈肌瘤与宫颈峡部及阴道部相连位置极低。手术治疗首先需要考虑保留生育功能，可行经阴道子宫肌瘤核除术。

（2）肌瘤巨大，宫颈展平，宫颈功能已遭到破坏，手术核除肌瘤术后需考虑宫颈松弛或狭窄的可能。可在术前注射醋酸亮丙瑞林4～6个周期，以缩小肌瘤体积，降低手术难度，避免过多组织缺损导致的宫颈功能不全。

（3）为避免缝合宫颈导致的狭窄，可在术前于宫腔内留置球囊导管（一般选用14号导尿管）作为手术中的指引。术中也可采取"人"字位体位，开腹联合阴式切除肌瘤。

（4）患者肌瘤位于宫颈后壁，可能与双侧输尿管关系密切，可术前留置双侧输尿管双J管，避免术中损伤两侧受压的输尿管。

（5）该部位肌瘤凸向阴道直肠间隙可能性较大，术中需仔细辨别阴道、宫颈与直肠的关系，避免损伤。另外，此部位肌瘤可能与子宫动脉下行支关系密切，术中尽量贴近瘤体核除肌瘤，避免影响子宫血供。

【手术准备】

（1）常规术前检查；阴道消毒；备皮；备血；对于绝经后患者，术前阴道应用雌激素栓剂1周以上，以改善阴道组织弹性。

（2）手术器械可选用一般妇科开腹手术器械配阴道拉钩，如有条件可选配阴式持针器。

（3）常规高截石位，臀部略超出手术床边缘，屈髋90°，屈膝90°，双侧大腿夹角90°～120°，采用全身麻醉、单纯硬膜外麻醉或蛛网膜下腔麻醉联合硬膜外麻醉。常规消毒，铺无菌手术单。

【手术步骤】

（1）采用金属导尿管导尿，消毒外阴及阴道，使用阴道拉钩牵开显露宫颈及阴道。根据肌瘤位置选择不同的手术切口入路。本处以高位肌瘤（位于宫底、宫体前后壁的肌瘤）为例。以组织钳夹持宫颈前后唇，牵拉宫颈（图8-1-14），找到阴道穹隆与宫颈间反折线，向宫颈膀胱间隙注射生理盐水垫（为减少出血可加入稀释的肾上腺素）至组织间隙水肿明显（图8-1-15）。

（2）以电刀切开阴道穹隆（图8-1-16），钝性分离宫颈膀胱间隙（或宫颈直肠间隙），上推膀胱（或直肠），剪开反折腹膜并进入腹腔内探查肌瘤位置，用组织钳钳夹肌瘤浆膜层，翻转子宫至阴道内（图8-1-17）。如肌瘤较大，可打开肌瘤表面浆膜层，以边剔除边翻转子宫的方式取出，肌瘤较大可分块缩小取出。核除子宫肌瘤后，缝合子宫创腔（图8-1-18）（同开腹手术），将子宫送回腹腔，放置阴道T形引流管（图8-1-19），用可吸收线逐层缝合腹膜及阴道。留置导尿管。

（3）低位肌瘤：对于位于宫颈前、后、侧壁的肌瘤，采用切开阴道前穹隆（前壁肌瘤）、后穹隆（后壁肌瘤）、侧穹隆（侧壁肌瘤），于腹膜外核除后缝合，一般不需施行子宫翻转，但需注意明确解剖关系，避免损伤腹膜外的子宫血管、输尿管等。

【手术技巧】

腹膜外子宫肌瘤剔除：经阴道子宫肌瘤核除术的特点是当肌瘤在宫颈前、后、侧壁时，肌瘤的一部分在腹膜外，剔除肌瘤时可不进入腹腔，在腹膜外即可剔除。

【术后处理】

（1）术后常规给予缩宫素10～20mg，肌

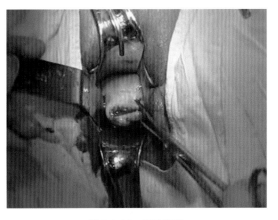

图8-1-14　牵拉宫颈

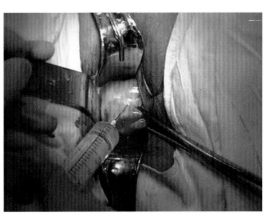

图8-1-15　注射水垫

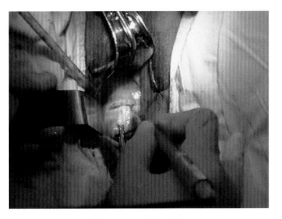

图8-1-16　切开穹隆

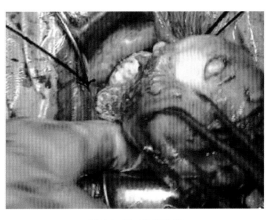

图8-1-17　钳夹肌瘤

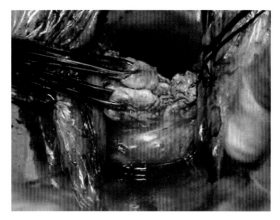

图8-1-18　缝合

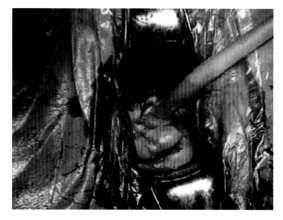

图8-1-19　置入引流管

内注射，促宫缩治疗，减少创面渗出。卡孕栓阴道上药也可促进子宫收缩。如术后观察到引流血色深、浓，可给予腹部压沙袋压迫止血。

（2）严密观察引流物性状及引流量，观察阴道出血情况及宫缩情况。

（3）术中出血的处理：行子宫肌瘤核除时，通常出血较多，尤其是较大的肌瘤，因此预防和减少术中出血很有必要。阴式手术中常用药物法：将稀释后的缩宫素或垂体后叶素，注入子宫肌瘤假包膜层，以促进子宫肌层收缩，减少出血（需避免误注入血管，注意血压、心率变化）。

（4）手术后并发症及处理同一般妇科手术。

（5）术后健康指导：根据肌瘤深度，指导避孕1～2年，避免过早妊娠增加发生子宫破裂的风险。

（6）术后需长期随访，注意有无子宫肌瘤复发。

【临床案例2】

患者，33岁，已婚未育。主诉：阴道不规则出血3个月。专科查体：外阴发育正常，阴道通畅，宫颈光滑，子宫约10cm×10cm×10cm大小，表面凹凸不平，多发肌瘤结节，活动度差，双侧附件区未及异常包块。腹部无压痛。辅助检查：妇科彩超提示子宫108mm×87mm×75mm，多发低回声团块数10枚，较大者直径达4cm。超声下呈铺路石样

改变，包膜完整，部分压向子宫内膜。子宫内膜厚度为6mm，光滑。双附件未见异常回声。术后6小时，腹腔引流管引流液颜色加深，引出脓血性引流液200ml，伴阴道持续大量出血。

【案例2分析】

（1）多发广泛子宫肌瘤的肌瘤核除术后，因切除肌瘤较多，组织缺损较大，剩余子宫肌层连续性破坏，常导致子宫收缩乏力，出血较多。术后需严密观察引流情况，如术后引流物持续呈浓血性，且引流量较多，需考虑缝合线松脱、子宫收缩不良等因素。

（2）处理方式包括：下腹部压迫沙袋止血、持续静脉滴注缩宫素和止血药物及局部使用促宫缩药物如卡孕栓阴道上药。此外，对于广泛的子宫创面，渗出较多，需密切观察病情变化，及时给予对症治疗。定期复查血常规，必要时输血纠正贫血，输血浆或白蛋白维持胶体渗透压及给予抗生素抗感染治疗。如出血迅猛，还可进行介入子宫动脉栓塞术，X线引导下在双侧子宫动脉置入可溶性栓塞硬化剂，具有延迟可吸收性，减少子宫出血，为创面愈合争取时间。同时应注意引流管的管理，出血较多时，血液中的纤维素容易造成引流管堵塞，引流不畅容易引发腹腔积血和感染。必要时可通过引流管进行腹腔灌洗，稀释腹腔积血，有利于引流液的排出。如术中创面广泛，也可留置黎氏引流管，以便于腹腔的冲洗灌流。

第二节 进阶手术

一、子宫腺肌病病灶切除术

（一）经腹子宫腺肌病病灶切除术

【适应证】

年轻、希望保留生育功能的子宫腺肌病或腺肌瘤患者。

【禁忌证】

（1）急性盆腔炎症。

（2）有恶变倾向或合并恶性肿瘤者。

（3）一般状态不能耐受手术者。

【临床案例】

患者，35岁，未婚未育。主诉：痛经进行性加重5年，月经量增多3年。现病史：平素月经规律，痛经进行性加重5年，原经期腹痛，近2年月经间期亦有下腹痛症状，伴腰骶部疼痛。月经量增多3年。查体：外阴发育正常，阴道通畅，宫颈光滑，举痛阳性，摇摆痛阳性，子宫直肠窝可及触痛结节，子宫活动度差，子宫增大，压痛阳性，质地硬。双侧附件区未及异常。辅助检查：妇科彩超提示子宫90mm×81mm×62mm，后壁肌壁间50mm×50mm左右高回声团，子宫前壁近宫底40mm×50mm×50mm低回声团块。双侧卵巢未见异常回声。血红蛋白8.5g/L。

【案例分析】

（1）该患者未婚未育，子宫腺肌病合并子宫肌瘤，轻度贫血，症状以腹痛为主，可选择行腹腔镜子宫肌瘤核除术或经腹子宫肌瘤核除术及子宫腺肌病病灶切除术。术前需纠正贫血，可给予口服药物或静脉注射右旋糖酐铁。

（2）术前可给予皮下注射醋酸亮丙瑞林4~6个月，减小子宫肌瘤体积及子宫直肠窝可能存在的子宫内膜异位病灶的大小。手术需考虑患者合并子宫直肠窝内膜异位病灶及子宫直肠窝粘连封闭可能，术前应充分行肠道准备，交代肠管损伤、造瘘的风险。术中需注意避免损伤肠管。

【术前准备】

（1）常规术前检查；阴道消毒；备皮；备血；术前留置导尿管。

（2）手术器械准备：持针器、不同型号止血钳、组织钳、无齿镊子、有齿镊子、肌肉拉钩、弹力拉钩、压肠板、4号丝线、7号丝线、1-0/2-0可吸收线。

（3）患者取平卧位，一般选择全身麻醉、单纯硬膜外麻醉或腰硬联合麻醉。常规消毒，铺无菌手术单。

【手术步骤】

（1）取下腹部正中或左旁正中纵切口10cm左右，一般下缘达耻骨联合水平。逐层进腹。执弓式握持手术刀，切开表皮和真皮层。用有齿镊对称夹持创口皮缘，以电刀纵行切开脂肪层及腹直肌前鞘（注意切开过程中给予电凝止血），沿腹直肌外侧缘游离，显露腹膜。以有齿镊交替对称提起腹膜较薄部位，剪开腹膜（注意避免损伤粘连于腹膜下的肠管），向耻骨联合方向切开腹膜时注意绕开膀胱尖，以避免损伤膀胱。湿盐水开腹纱布排垫肠管，以弹力拉钩牵开腹壁及膀胱，充分显露盆腔（必要时松解粘连，恢复盆腔正常解剖结构），探查子宫腺肌病病灶范围以决定切除范围（图8-2-1）。

（2）提拉子宫，探查腺肌病病灶范围（质地硬，区别于正常子宫肌层组织）。沿着腺肌病病灶与正常子宫肌壁交界处外侧切开（需设

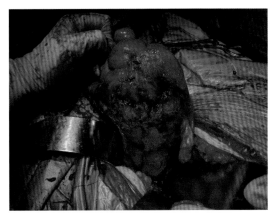

图8-2-1 病灶广泛粘连

计切口以利于缝合恢复子宫正常解剖形态，一般选择沿子宫纵轴切开缝合），以组织钳或爪钳夹持、向外牵拉腺肌病病灶，以组织剪或电刀锐性切除腺肌病病灶至根部（以冷刀切除腺肌病病灶组织可减少电刀切割带来的热损伤，利于组织愈合）。分离过程中注意辨认病灶与正常组织分界，避免剔除过多的组织。尽量完整剔除病灶的同时，保留足够的正常组织，切缘力求整齐以便缝合的对合，过程中应注意避免穿透子宫内膜（如病灶较大或外凸明显，可选择横切口或梭形切口；若病灶靠近输卵管间质部，切口应避开宫角，防止缝合牵拉影响输卵管的走行）。

（3）探查创腔内有无明显病灶残留，尽量将侧壁修整整齐，以可吸收线连续缝合子宫肌层（如肌层较厚可采取分层缝合），注意不留死腔，避免缝线穿透子宫内膜。褥式缝合浆膜层（图8-2-2）。若组织较厚、硬而脆，缝合拉线难以充分对合死腔，可选用棒球缝合法。若有针眼活动性出血，可选4号丝线"8"字缝合或间断缝合止血。

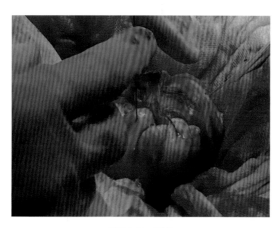

图8-2-2　缝合

（4）冲洗盆腔，确切止血。留置引流管，逐层关腹。

【手术技巧】

（1）术中出血的处理：切除子宫腺肌病病灶时，通常出血较多，尤其是范围较广的弥漫腺肌病病灶，因此预防和减少术中出血很有必要。物理压迫法：常选用压脉带暂时束紧子宫峡部来减少术中出血。药物法：子宫腺肌病病灶切除术中使用药物促宫缩效果较差，常用稀释后的缩宫素或垂体后叶素，注入子宫肌层，以促进子宫收缩，减少出血（需避免误注入血管，注意血压、心率变化）。

（2）缝合要点：同子宫肌瘤的缝合。腺肌病病灶切除术中常用棒球缝合法，即起始第一针缝合创口顶端并打结，第二针自创口底部向子宫浆膜层出针，第三针逆向夹持缝针，自创口底部向对侧子宫浆膜层出针。依次连续缝合。切缘组织均内翻，可以起到良好的止血效果。切除子宫腺肌病病灶后，缝合时需在正常肌层进针及出针，如腺肌病病灶广泛，为避免组织缺损导致的缝合困难，可适当保留腺肌病病灶与正常肌层交界的组织，但该组织含有子宫腺肌病灶成分，质地较正常肌层脆、硬，缝合牵拉张力需适度，避免缝线切割组织。

（3）腺肌病病灶与正常组织的鉴别：第一是触感不同，腺肌病病灶质地硬、脆、弹性差，因此在缝合时如牵拉缝线张力过度容易导致缝线切割组织；第二是外观的区别，腺肌病病灶颜色较正常肌层浅，略呈灰白色，因局部血供较正常肌层差，切割出血较正常肌层少。

【术后处理】

（1）术后常规给予缩宫素10～20mg，肌内注射，促宫缩治疗，减少创面渗出。卡孕栓阴道上药也可促进子宫收缩。如术后观察到引流血色深、浓，可给予腹部压沙袋压迫止血。

（2）严密观察引流物性状及引流量，观察阴道出血及宫缩情况。

（3）手术后并发症及处理同一般妇科手术。

（4）术后健康指导根据切除病灶深度，指导避孕1～2年，避免过早妊娠增加发生子宫破裂的风险。需指导患者术后辅助药物治疗，避免复发。

（5）术后需长期随访，注意有无复发。

（二）经腹腔镜子宫腺肌病灶切除术

【适应证】

同经腹子宫腺肌病病灶切除术。

【禁忌证】

（1）急性盆腔炎症。

（2）有恶变倾向或合并恶性肿瘤者。

（3）一般状态不能耐受手术者。

（4）气腹相关禁忌证。

（5）子宫弥漫性腺肌病病灶为相对禁忌证，手术仅能切除部分病灶，减少月经出血量，无法根治，且因切除子宫组织较多，术后需严格避孕2年以上，复发风险较大，对妊娠预后的改善尚不明确。

【临床案例】

患者，女性，37岁，已婚，孕2产1。主诉：月经量增多3个月。现病史：中年女性，发现子宫腺肌病、子宫肌瘤5年，痛经病史，进行性加重。近3个月自觉月经量增多，持续15天左右。近1个月自觉头晕乏力。专科查体：外阴发育正常，阴道通畅，宫颈光滑，子宫增大，前壁可触及约鹅卵大肌瘤，子宫体压痛阳性，多发肌瘤结节，双侧附件区未及异常包块。腹部无压痛。辅助检查：妇科彩超提示子宫底前壁可及70mm×70mm低回声团，边界不清，周围散在点状高回声。双侧附件未见异常回声。

【案例分析】

（1）此患者行腹腔镜子宫肌瘤核除术，术中探查发现子宫前壁为腺肌瘤病灶，行经腹腔镜子宫腺肌病病灶切除术。术后5天拔除腹腔引流管，出院。术后7天自觉下腹痛，高热，阴道排出脓血样分泌物，来院急诊就诊。急诊行妇科彩超提示子宫肌壁间液性混合回声，按压有流动感与宫腔相通。白细胞、中性粒细胞升高。

（2）考虑此患者为子宫腺肌病病灶切除术后缝合留有"无效腔"或创面渗血导致的术后创腔感染，早期表现为腹痛，可伴有发热，随着感染加重，局部脓肿病灶压力增大可突破子宫内膜经宫腔及阴道流出脓性液体，也可突破缝线间隙向腹腔蔓延。若合并腹腔内感染，出现腹膜炎表现，需在积极抗感染、抗休克治疗的同时行剖腹探查术。此时子宫创面为感染急性期，有炎性水肿，需行全子宫切除术或次全子宫切除术。若感染仅自发突破子宫内膜向宫腔及阴道引流，感染未向腹腔蔓延，可考虑于超声引导下经阴道及宫腔留置子宫肌壁间引流管，用碘伏灌洗，充分引流，并给予抗感染、对症支持治疗。如在治疗过程中引流不充分或有腹膜炎表现，需及时探查盆腹腔，避免感染性休克的发生。

（3）在子宫肌瘤核除术和子宫腺肌病病灶切除术中，确切缝合尤为重要。

【术前准备】

（1）常规术前检查；阴道消毒；备皮；备血。

（2）改良截石位（臀部略超出手术床边缘，双下肢外展分开85°，略外旋，屈膝120°，大腿略高于腹部或与腹部保持同一平面。术中调整头低足高角度为20°～30°）。全身麻醉，常规消毒，铺无菌手术单，留置导尿管。

【手术步骤】

（1）常规妇科腹腔镜手术穿刺点进腹（脐孔上缘或下缘，左右下腹壁二孔，耻上两横指），经阴道置举宫器。常规建立气腹，探查盆腹腔。动态调整举宫器及镜头在合适操作的角度。

（2）以长针注射器向子宫肌层注入稀释的收缩剂（常用20U缩宫素＋40ml生理盐水，或2ml垂体后叶素＋40ml生理盐水），注射后观察子宫收缩情况，肌肉组织变白，腺肌病病灶比正常肌层收缩差。

（3）一般选择梭形切口。以单极电切切开腺肌病病灶表面浆肌层，腹腔镜下以剪刀或单极电切逐步剔除病灶至底部（图8-2-3），用腹腔镜爪钳夹持、牵拉（注意避免损伤子宫内膜）。切除的病灶可置于子宫直肠窝或髂窝暂存。

（4）用可吸收线或倒刺线连续缝合创腔浆肌层（一般选择棒球缝合法），根据创面深度，必要时采取分层缝合（图8-2-4）。缝合原则同开腹手术。

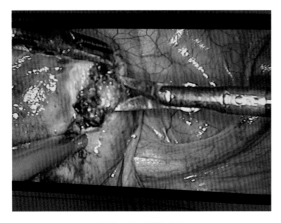

图 8-2-3 剔除病灶

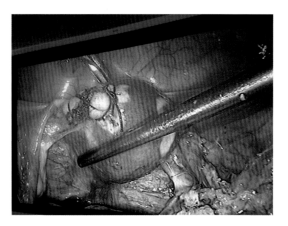

图 8-2-4 缝合

（5）标本的取出：常规选用组织破碎旋切刀取出（注意避免标本遗留、种植）。组织旋切器的直径一般略大于穿刺套管，需在扩大切口后置入。先用配套的大号爪钳夹持合适厚度的组织，助手使用小号爪钳调整旋切角度，以便于每次旋切的组织呈完整条状取出，避免破碎组织的种植。若切除病灶组织较小也可由后穹隆小切口或腹壁小切口直接取出。

（6）探查无活动性出血及标本遗留，冲洗盆腹腔，必要时留置盆腔引流管，放尽气体，取出穿刺套管，缝合切口。

【手术技巧】

因腹腔镜手术限制，丧失了开腹手术触摸病灶范围的便利，不利于精准地判断切除范围。若为广泛弥漫病灶，通常只能选择子宫楔形切除以达到缩减病灶的目的。

【术后处理】

（1）术后常规给予缩宫素 10 ～ 20mg，肌内注射，促宫缩治疗，减少创面渗出。卡孕栓阴道上药也可促进子宫收缩。如术后观察到引流血色深、浓，可给予腹部压沙袋压迫止血。

（2）严密观察引流物性状及引流量，观察阴道出血及宫缩情况。

（3）手术后并发症及处理同一般妇科手术。

（4）术后健康指导根据切除病灶深度，指导避孕 1 ～ 2 年，避免过早妊娠增加发生子宫

破裂的风险。需指导患者术后辅助药物治疗，避免复发。

（5）术后需长期随访，注意有无复发。

二、子宫次全切除术

（一）经腹子宫次全切除术

【适应证】

（1）子宫肌瘤、子宫腺肌病或其他子宫良性疾病需切除子宫而宫颈正常的年轻女性，可保留宫颈。

（2）宫颈无严重病变，而患者一般情况不佳或合并全身性严重疾病不能耐受全子宫切除及子宫广泛粘连、行全子宫切除困难者。

【禁忌证】

（1）宫颈不能排除癌变风险及 HPV 高危型感染者，不建议保留宫颈。

（2）子宫及附件怀疑有恶变风险者。

（3）急性盆腔炎症。

【临床案例】

患者，46 岁，急诊入院。主诉：阴道不规则出血 40 天，头晕乏力 2 天。现病史：发现子宫腺肌病 10 年，月经量大伴痛经进行性加重 6 年。口服止血药物治疗效果不佳。本次阴道出血淋漓不尽持续 40 余天，血量增多 5 天，头晕乏力 2 天。查体：一般状态差，面色苍白，眼睑、口唇苍白，心率 96 次 / 分，血压 109/56mmHg。妇科查体：未查。辅助检查：妇科彩超提示子宫 120mm×110mm×90mm，

前壁肌层厚度为60mm，后壁肌层厚度为80mm伴弥漫强回声点，子宫内膜厚度为20mm（双层）。双侧卵巢未见异常回声。血红蛋白5.1g/L。

【案例分析】

（1）患者处于围绝经期，合并子宫腺肌病，子宫内膜异常增厚，重度贫血。首先考虑出血导致的贫血，包括腺肌病导致的子宫出血增多、围绝经期功能失调性子宫出血，同时需考虑子宫内膜异常增厚是否是由子宫内膜病变导致的。治疗需要在积极抗休克、纠正贫血的同时给予止血治疗。

（2）入院后给予补液扩容，给予输血纠正贫血，按照先晶后胶原则，可根据患者血栓评分适当给予止血药物，如氨甲苯酸、卡洛磺钠等。待患者生命体征平稳、症状缓解后可行诊断性刮宫止血，并送病理以排除子宫内膜病变。后续治疗依据患者病情及个人意愿选择，可行宫腔镜下子宫内膜切除术、全子宫切除术、次全子宫切除术，此患者腺肌病病灶弥漫，且无生育要求，不推荐行腺肌病病灶局部切除术。手术方式推荐经腹子宫切除术，如技术允许也可行腹腔镜下子宫切除术（需注意巨大子宫手术空间局限，视野不佳，且经阴道取出标本相对困难），药物治疗包括醋酸亮丙瑞林注射及口服孕激素调整月经周期，但药物治疗不能从根本上解决患者月经量大的问题。如需添加雌激素治疗需评估并告知患者相应的血栓风险。

【术前准备】

（1）常规术前检查；阴道消毒；备皮；备血；术前留置导尿管。宫颈细胞学检查及宫颈HPV检查。对于有子宫内膜可疑病变者，必要时行诊断性刮宫以排除子宫内膜病变。

（2）手术器械准备持针器、不同型号止血钳、组织钳、无齿镊子、有齿镊子、肌肉拉钩、弹力拉钩、压肠板、4号丝线、7号丝线、1-0/2-0可吸收线。

（3）患者取平卧位，一般选择全身麻醉、单纯硬膜外麻醉或腰硬联合麻醉。常规消毒，铺无菌手术单。

【手术步骤】

（1）下腹部正中或左旁正中纵切口10cm左右，一般下缘达耻骨联合水平。逐层进腹。执弓式握持手术刀，切开表皮和真皮层。用有齿镊对称夹持创口皮缘，以电刀纵行切开脂肪层及腹直肌前鞘（注意切开过程中给予电凝止血），沿腹直肌外侧缘游离，显露腹膜。用有齿镊交替对称提起腹膜较薄部位，剪开腹膜（注意避免损伤粘连于腹膜下的肠管），向耻骨联合方向切开腹膜时注意绕开膀胱尖，避免损伤膀胱。湿盐水开腹纱布排垫肠管，用弹力拉钩牵开腹壁及膀胱，充分显露盆腔（必要时松解粘连，恢复盆腔正常解剖结构），探查子宫及附件病变。

（2）用两把带齿长血管钳贴近子宫，沿着宫角至卵巢固有韧带下方夹持子宫两侧，提拉子宫。血管钳距离宫角约1cm钳夹、切断、缝扎子宫圆韧带（图8-2-5）。用中弯血管钳贴近长血管钳，依次钳夹、切断、缝扎输卵管峡部、卵巢固有韧带及宫旁组织（图8-2-6，图8-2-7）。

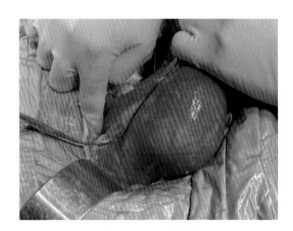

图8-2-5　处理圆韧带

（3）自子宫圆韧带断端处，沿着子宫边缘分离、切开阔韧带前叶及膀胱腹膜反折直达对侧圆韧带断端（或用无齿镊提起膀胱腹膜，沿着膀胱腹膜反折疏松游离部分剪开，向两侧达圆韧带断端）。沿着膀胱筋膜钝性下推膀胱至宫颈内口水平。向两侧推至宫颈旁1cm左右。

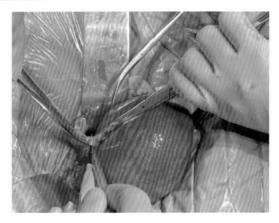

图 8-2-6 切断宫旁组织

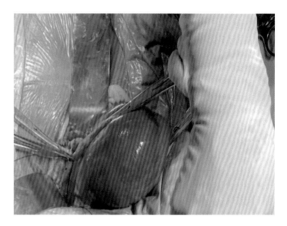

图 8-2-7 缝扎宫旁组织

向前提拉子宫，切开阔韧带后叶至子宫骶韧带。钝性分离阔韧带前后叶内疏松组织，显露子宫动静脉。

（4）将子宫向上提拉至一侧，在对侧子宫峡部水平，血管钳垂直于子宫侧缘方向钳夹，切断、缝扎子宫动静脉。同法处理对侧。

（5）宫颈内口水平切断，切除子宫体部分。碘伏消毒宫颈残端，给予电凝止血，用可吸收线连续内翻缝合宫颈残端，包埋腹膜。冲洗盆腔，检查无活动性出血。必要时留置盆腔引流管，逐层关腹。

【手术技巧】

1. 打开膀胱腹膜反折及下推膀胱 分离膀胱腹膜反折需在膀胱阴道间隙的疏松组织内进行，需要一定的手术经验，切开过深易切透子宫组织，导致层次不清，出血增多，切开过浅未达到疏松层而盲目下推膀胱，容易损伤膀胱肌层导致膀胱破裂。遇有膀胱高位粘连于子宫前壁下段时，组织间隙不清，需谨慎操作，一边分离一边找间隙一边下推膀胱。

2. 对子宫血管的处理 子宫动静脉近子宫端通常分支较多，如钳夹时过于贴近子宫侧壁，易导致夹闭不全而出血，如钳夹过于贴近盆壁一侧，则容易损伤子宫动脉下外侧的输尿管。需根据术中情况，充分显露子宫血管，选择子宫血管近子宫未分支部分进行钳夹和切断。如遇子宫静脉曲张、增粗的血管，必要时分别逐个钳夹、缝扎。

3. 对宫颈残端的处理 切除子宫体部时，可做锥形切除，使宫颈残端略呈漏斗状，便于缝合时进行宫颈残端前后壁的内翻对合及腹膜对合，此处宫颈的缝合包埋方式类似于"包饺子"的对合方式，将宫颈残端前后叶相对缝合在一起，有利于宫颈残端的止血和腹膜化。

【术后处理】

（1）严密观察引流物性状及引流量。

（2）手术后并发症及处理同一般妇科手术。

（3）术后定期进行宫颈癌筛查。

（4）术后需长期随访。

（二）经腹腔镜子宫次全切除术

【适应证】

同经腹子宫次全切除术。

【禁忌证】

（1）同经腹子宫次全切除术。

（2）气腹相关禁忌证。

【临床案例1】

患者，40岁，已婚已育。主诉：尿频1年余，便秘1年。专科查体：外阴发育正常，阴道通畅，宫颈光滑，子宫可触及多发肌瘤结节，大者直径约60mm。双侧附件区未及异常。辅助检查：妇科彩超提示子宫105mm×80mm×76mm，双侧内膜厚度为6mm，肌壁间多发低回声10余枚，大者位于右前壁近宫角处，直径为65mm，双侧附件未见异常回声。尿常规及泌尿系统彩超无异常。

2个月前体检行TCT：轻度炎性改变。HPV检测：阴性。

【案例1分析】

（1）患者中年女性，子宫肌瘤，无腹痛及月经量增多等症状，以尿频及便秘的压迫症状为主，查体可及多发外凸的肌瘤。患者无生育要求，宫颈癌细胞学筛查无异常。可选手术方式较多，根据患者意愿决定。推荐首选经腹腔镜子宫次全切除术或全子宫切除术。如要求保留子宫，因肌瘤较多，建议行经腹子宫肌瘤核除术（腹腔镜下多发肌瘤核除不但存在小肌瘤残留的可能，而且因为多发肌瘤，切开创口多，缝合多，必然导致手术时间长、出血多）。

（2）如行经腹腔镜子宫次全切除术，术中需注意该患者子宫较大，有遮挡镜下视野可能，可在套扎1圈后暂不打结，只起到压迫减少出血的作用，先用旋切刀切除大部分子宫体后，充分显露子宫颈峡部，再次推紧套扎线圈并打结。边切除子宫体边套扎第2圈、第3圈，这种方式有利于套扎更加方便且确切。

【术前准备】

（1）常规术前检查；阴道消毒；备皮；备血。

（2）器械选择：常规腹腔镜器械，即腹腔镜基础器械及穿刺套管、腹腔镜套扎推结器、腹腔镜持针器、腹腔镜旋切器、可吸收线（目前常用带倒刺的可吸收线，不但能有效避免缝线松动而且不需要打结，降低手术难度，缩短手术时间）。

（3）改良截石位（臀部略超出手术床边缘，双下肢外展分开85°，略外旋，屈膝120°，大腿略高于腹部或与腹部保持于同一平面。术中调整头低足高角度为20°～30°）。全身麻醉，常规消毒，铺无菌手术单，留置导尿管。

【手术步骤】

（1）常规妇科腹腔镜手术穿刺点进腹（脐孔上缘或下缘，左右下腹壁二孔，耻上两横指），经阴道置举宫器。常规建立气腹，探查盆腹腔。动态调整举宫器及镜头在合适操作的角度（图8-2-8）。

（2）松解粘连，恢复盆腔解剖。钳夹、提拉一侧子宫圆韧带，于子宫角外侧1cm行双极电凝，切断子宫圆韧带，同法处理对侧。

（3）双极电凝，切断双侧输卵管峡部、卵巢固有韧带及宫旁组织至宫颈内口水平（图8-2-9）。单极切开子宫阔韧带前叶及膀胱腹膜反折至对侧子宫圆韧带断端（图8-2-10）。锐性分离膀胱宫颈间隙，下推膀胱至宫颈内口水平，向两侧分离，充分显露子宫峡部及双侧子宫动静脉。

（4）垂直于子宫侧壁双极电凝切断子宫动静脉血管束，同法处理对侧（图8-2-11）。

（5）充分游离、显露子宫峡部，使用腹腔镜下套扎器，于拟切断平面下方1cm处套扎1圈。用单极电钩于宫颈峡部上方切断，切除子宫体部。再次套扎1～2道线圈。电凝烧灼宫颈管黏膜及宫颈残端电凝止血。用可吸收线连续缝合包埋腹膜。

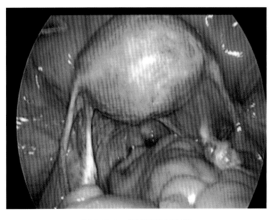

图8-2-8　调整子宫位置

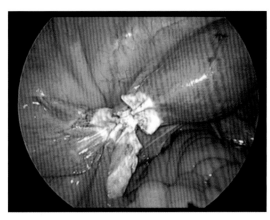

图8-2-9　切断宫旁组织

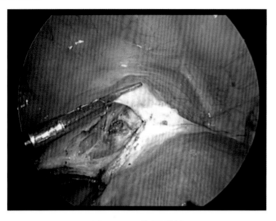

图8-2-10 打开反折

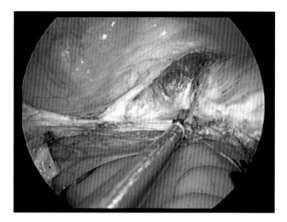

图8-2-11 切断血管束

（6）标本的取出：常规选用组织破碎旋切刀取出。组织旋切器的直径一般略大于穿刺套管，需扩大切口后置入。先用配套的大号爪钳夹持合适厚度的组织，助手使用小号爪钳调整旋切角度，以便每次旋切的组织呈完整条状取出，避免破碎组织的种植。

（7）冲洗盆腹腔，留置盆腔引流，放出气体，缝合穿刺口。

【手术技巧】

（1）为防止宫颈残端脱垂，可在术中将子宫圆韧带断端缝合于宫颈残端。

（2）如子宫体积较大，子宫峡部显露不佳，可在套扎1圈后，使用旋切刀切除子宫底及大部分子宫体之后再次修剪，再次套扎子宫峡部1～2圈。

（3）子宫峡部断端不宜切除过短，适当保留部分组织，修剪残端呈峡部窄的"蘑菇头"状，可避免套扎线圈松脱。

【术后情况】

（1）严密观察引流物性状及引流量。

（2）手术后并发症及处理同一般妇科手术。

（3）术后定期进行宫颈癌筛查。

（4）术后需长期随访。

【临床案例2】

患者，41岁，主诉：月经量增多2年余。现病史：发现子宫肌瘤10年，月经量增多2年。口服止血药物治疗效果不佳。阴道出血最长持续20天，偶有头晕、乏力症状。尿频6个月，长期便秘。查体：子宫增大，可触及多发肌瘤，大者位于子宫底后壁直径约为80mm，双侧附件区未见异常。辅助检查：妇科彩超提示子宫120mm×120mm×70mm，子宫肌层多发低回声团10余枚，最大者位于子宫底后壁，大小为79mm×68mm，双侧卵巢未见异常回声。血红蛋白8.1g/L。TCT：非典型鳞状上皮增生。HPV检测：阴性。

【案例2分析】

（1）该患者入院后行经腹腔镜子宫次全切除术＋宫颈leep刀锥切术。术后第2天离床活动后引流物突然增多，量近300ml，为新鲜血性，伴剧烈下腹痛。给予下腹部压迫沙袋止血，制动，静脉滴注止血药物。引流量减少至100ml/24h。术后第5天开始发热，体温最高达39℃。伴重度感染、感染性休克，后行开腹脓肿清除术＋引流术。

（2）该患者子宫体积巨大，术中手术视野不佳，有套扎宫颈不确切可能。另外，由于先行经腹腔镜子宫全切除术后，再行宫颈leep锥切术，考虑术中钳夹宫颈牵拉导致腹腔内宫颈套扎线圈松脱导致的腹腔内出血。后因活动减少，引流不畅，盆腔积血感染导致盆腔脓肿、感染性休克。此案例当中，在术中如线圈套扎不确切，可对宫颈残端进行加固缝合（与经腹子宫次全切除缝合方法相同）或在切除子宫体后再次套扎宫颈残端。如需联合宫颈锥切，可先行宫颈锥切再行子宫次全切除，如为放置举宫器导致的宫颈阴道部出血可再次行电凝止血或缝合止血。术后发现可疑宫颈残端出血，应在积极应用药物止血、压迫止血的同时，观察引流是否通畅，必要时可使用抗生素（如奥硝唑）或碘伏灌洗腹腔，稀释凝血块促其排出。如已明确积血凝固无法引流，或引流管堵塞，可行超声引导下腹腔穿刺置管。复查彩超明确腹腔积血量。积极使用抗生素预防感染。如有盆腔感染迹象，需尽早经腹腔镜或开腹探查，避免病情进展致脓毒血症。

三、全子宫切除术

（一）经腹全子宫切除术

【适应证】

（1）子宫良性病变需切除子宫者。

（2）早期恶性肿瘤如子宫内膜癌、宫颈原位癌。

（3）盆腔炎性肿块、结核性包块药物治疗无效。

【禁忌证】

（1）急性盆腔炎症。

（2）一般状态不能耐受手术者。

【临床案例1】

患者，37岁。主诉：进行性痛经加重10年。现病史：发现子宫腺肌病8年，痛经进行性加重6年，近6个月有便秘及排便痛症状。月经规律，量中等。3年前行腹腔镜下双侧卵巢子宫内膜异位囊肿剥除术，术后痛经无明显缓解。3个月前体检发现右侧卵巢囊肿复发，直径约为8cm。查体：外阴、阴道发育正常，宫颈光滑，后穹隆可及触痛结节，子宫增大，压痛阳性，活动度差。子宫后方可及约直径8cm囊性肿物，双侧附件区未及异常。血红蛋白7.8g/L。

【案例1分析】

（1）此患者以进行性痛经加重住院，有卵巢子宫内膜异位囊肿手术史及子宫腺肌病病史，现腹痛症状影响患者生活，且逐年进行性加重，要求行全子宫切除术＋右侧附件切除术。入院查体发现子宫活动差，结合疾病特点

及患者手术史，考虑子宫与肠管粘连可能。术前行肠道准备，术前2天口服甲硝唑片和庆大霉素，术前1天给予清洁灌肠。

（2）术中探查左侧输卵管粘连包裹左侧卵巢，松解粘连后剖探左侧卵巢外观正常。子宫增大直径约为9cm，外观呈腺肌病改变，子宫直肠窝封闭，右侧卵巢囊肿与子宫后壁及直肠右侧壁粘连，回肠末端粘连于子宫直肠窝。右侧输卵管外观正常。请普外科医师进行台上会诊，松解粘连发现子宫后壁峡部与直肠前壁间粘连，可见子宫内膜异位病灶，子宫与直肠间隙丧失。回肠末端粘连部分肠管表面见子宫内膜异位病灶向肠腔内生长，肿物直径约为4cm。打开两侧直肠侧窝，打开直肠阴道间隙。逆向分解肠管与子宫后壁峡部之间的粘连后见直肠表面子宫内膜异位病灶向肠管内浸润，浸润范围约为3cm×4cm，肠管壁增厚。拟行全子宫切除术＋右侧附件切除术＋回肠部分切除吻合术＋直肠部分切除吻合术。剖开切除标本见回肠子宫内膜异位病灶侵及肠管黏膜层，直肠表面子宫内膜异位病灶未浸透肠肌层。

（3）术后追问病史，患者偶有月经期黑粪史，未在意。考虑患者的贫血为长期小肠内病灶出血所导致的慢性贫血。此案例中，患者月经量不多，也没有血液系统相关疾病，病情与检查结果不符，如能在术前详细追问病史，完善肠镜检查，会让术前准备及沟通更加充分和主动。另外，子宫内膜异位症的疾病特点是容易引起广泛的粘连和种植，术前行盆腔磁共振检查也有助于术者评估患者病情。

【术前准备】

（1）常规术前检查；阴道消毒；备皮；备血；术前留置导尿管。

（2）手术器械准备持针器、不同型号止血钳、组织钳、无齿镊子、有齿镊子、肌肉拉钩、弹力拉钩、压肠板、4号丝线、7号丝线、1-0/2-0可吸收线。

（3）患者取平卧位，一般选择全身麻醉、单纯硬膜外麻醉或腰硬联合麻醉。常规消毒，铺无菌手术单。

【手术步骤】

（1）取下腹部正中或左旁正中纵切口10cm左右，一般下缘达耻骨联合水平。逐层进腹。执弓式握持手术刀，切开表皮和真皮层。用有齿镊对称夹持切口皮缘，以电刀纵行切开脂肪层及腹直肌前鞘（注意切开过程中给予电凝止血），沿腹直肌外侧缘游离，显露腹膜。用有齿镊交替对称提起腹膜较薄部位，剪开腹膜（注意避免损伤粘连于腹膜下的肠管），向耻骨联合方向切开腹膜时注意绕开膀胱尖，避免损伤膀胱。湿盐水开腹纱布排垫肠管，用弹力拉钩牵开腹壁及膀胱，充分显露盆腔（必要时松解粘连，恢复盆腔正常解剖结构），探查子宫及附件病变。

（2）用两把带齿长血管钳贴近子宫沿着宫角至卵巢韧带下方夹持子宫两侧，提拉子宫。在距宫角约1cm处，用血管钳对向钳夹、切断、缝扎子宫圆韧带远端。用中弯血管钳贴近长血管钳依次钳夹、切断，缝扎输卵管峡部、卵巢固有韧带及宫旁组织远端。

（3）自子宫圆韧带断端，沿着子宫边缘分离、切开子宫阔韧带前叶及膀胱腹膜反折直达对侧子宫圆韧带断端（或用无齿镊提起膀胱腹膜，沿着膀胱腹膜反折疏松游离部分剪开，向两侧分离达子宫圆韧带断端）。沿着膀胱筋膜钝性下推膀胱至宫颈外口以下。向两侧推至宫颈旁1cm左右。向前提拉子宫，切开子宫阔韧带后叶至子宫骶韧带。钝性分离子宫阔韧带前后叶内疏松组织，显露子宫动静脉。

（4）将子宫向上提拉至一侧，在对侧子宫峡部水平，用血管钳垂直于子宫侧缘方向钳夹、切断，缝扎子宫动静脉。同法处理对侧。

（5）将子宫向前提拉，显露呈"八"字形的骶骨韧带，在宫颈内口水平钳夹、切断，缝扎骶骨韧带远端。用血管钳由宫颈前后向两侧滑下，紧贴宫颈进行钳夹、切断，缝扎子宫主韧带远端（可根据子宫主韧带厚度分次钳夹）。此步骤需离断达阴道侧穹隆及后穹隆。

（6）将子宫向上提拉，以"S"形钩牵开膀胱，在阴道前穹隆剪开，用组织钳夹持、提拉阴道切缘。伸入剪刀，沿着穹隆环形切断阴道（若为良性病变应贴近宫颈尽量多地保留阴道长度），分别以4把组织钳夹持阴道切缘的3、6、9、12点钟位置切除子宫（图8-2-12）。

（7）用碘伏消毒阴道断端。用2-0可吸收线连续锁边缝合阴道断端（图8-2-13）。包埋腹膜。冲洗盆腔，留置引流（经腹壁引流或经阴道留置T形引流管），逐层关腹。

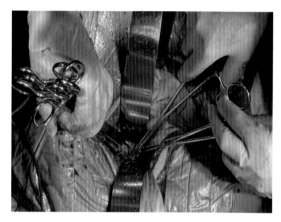

图8-2-12　夹持阴道断端

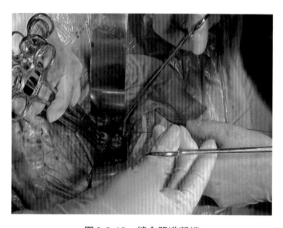

图8-2-13　缝合阴道断端

【手术技巧】

（1）巨大宫颈肌瘤的子宫切除技巧由于肌瘤体积较大，常压迫膀胱（直肠）使其移位，打开膀胱腹膜反折需在较高位置进行切开。下推膀胱时需注意根据肌瘤曲度寻找疏松间隙。如遇超低位宫颈肌瘤，宫颈部分展平，难以寻找正确的宫颈位置，可在充分游离宫颈旁组织后核除肌瘤，缩小宫颈宽度，以组织钳夹持提起肌瘤腔底部（宫颈外口边缘），再行宫颈旁韧带的处理。

（2）宫颈旁韧带钳夹技巧处理子宫动脉及宫颈旁韧带时，可采用"一含、二滑、三夹"的方式进行，即钳尖抵在宫颈前后，边夹持边向外滑动钳尖，将宫颈周围组织及韧带捋向外侧一并钳夹，以此方法处理子宫动脉，既有利于子宫血管钳夹的完整性，还可避免损伤子宫动脉外侧的输尿管。

（3）打开膀胱腹膜反折及下推膀胱分离膀胱腹膜反折要在膀胱阴道间隙的疏松组织内进行，需一定的手术经验，切开过深易切透子宫组织，导致层次不清、出血增多。切开过浅未达到疏松层而盲目下推膀胱，容易损伤膀胱肌层导致膀胱破裂。遇膀胱高位粘连于子宫前壁下段者，因为组织间隙不清，需谨慎操作，一边分离一边找间隙一边下推膀胱。

（4）子宫血管的处理：子宫动静脉近子宫端通常分支较多，如钳夹时过于贴近子宫侧壁，易导致夹闭不全而出血；如钳夹过于贴近盆壁一侧，则容易损伤子宫动脉外下侧的输尿管，需根据术中情况，充分显露子宫血管，选择子宫血管近子宫未分支部分进行钳夹和切断。如遇子宫静脉曲张、增粗的血管，必要时进行逐个钳夹、缝扎。

（5）同时进行双侧输卵管切除的输卵管处理：相关指南和专家共识主张切除子宫同时切除双侧输卵管，可根据个人习惯先行子宫切除术，再沿着输卵管系膜钳夹、切断、缝扎输卵管系膜断端，切除输卵管，但采用此种手术方式时由于在之前的手术步骤中已经对输卵管峡部进行缝扎，会有输卵管峡部组织残留。也可在切断子宫圆韧带后，沿着输卵管系膜切除至输卵管峡部，与子宫体同步切除，但采用此种手术方式时游离的输卵管会干扰手术视野，可结扎游离的输卵管于子宫两侧血管钳，减少对术野的干扰。

（6）同时进行双侧附件切除的技巧：如为良性病变手术切除全子宫及双侧附件，可在切断子宫圆韧带后，贴近卵巢依次钳夹、切断、缝扎卵巢输卵管系膜至宫旁，再转向沿着子宫两侧壁钳夹、切断、缝扎两侧宫旁组织。如诊断不能排除恶性肿瘤或确定为卵巢恶性肿瘤或子宫内膜恶性肿瘤，需高位切断骨盆漏斗韧带。钳夹、提拉骨盆漏斗韧带与输尿管交汇处表面腹膜，沿着子宫阔韧带向前、向后与输卵管平行方向打开子宫阔韧带前后叶（需注意辨别输尿管，避免损伤）至子宫旁。钝性分离骨盆漏斗韧带、子宫旁及骨盆侧壁（包含腰大肌、髂外动静脉等）的三角形间隙。游离骨盆漏斗韧带为较窄的一束，于髂总动脉分叉水平切断、缝扎骨盆漏斗韧带。

【术后处理】

（1）严密观察引流物性状及引流量。

（2）手术后并发症及处理同一般妇科手术。

（3）避免过早性生活导致阴道断端撕裂。

（4）术后需长期随访。

【临床案例2】

子宫与部分膀胱联合切除。

患者，女性，46岁。主诉：子宫肌瘤5年，阴道出血增多6个月。现病史：体检发现子宫肌瘤5年，既往月经规律、量中等，近6个月自觉月经量增多，经期延长10余天，偶有头晕、乏力症状。复查彩超发现肌瘤增大明显，要求行手术治疗。三次剖宫产史。查体：外阴、阴道发育正常，宫颈光滑，子宫增大约女性手拳大小，多发肌瘤结节，活动度稍差，双侧附件区未及异常。辅助检查：妇科彩超提示子宫82mm×78mm×75mm，多发低回声，最大者位于子宫底，直径约为6cm。双侧卵巢、输卵管未见异常。

【案例2分析】

（1）术中探查见子宫前壁自子宫底至宫颈完全与前腹壁及膀胱粘连。子宫吊于前腹壁。子宫直肠窝及腹膜表面见广泛子宫内膜异位病灶。术中锐性松解子宫前壁与腹壁粘连，膀胱高位粘连于子宫前壁峡部，可见膀胱与子宫间粘连似子宫内膜异位病灶浸润，请泌尿外科医师台上会诊。膀胱内注入稀释的亚甲蓝溶液200ml，打开子宫阔韧带前叶，打开两侧膀胱侧窝，从两侧间隙内向中间锐性分离、贯通膀胱阴道间隙，再向上方逆向分离。探查见子宫前壁下端剖宫产瘢痕部分膀胱肌层增厚，子宫内膜异位症外观。置入膀胱镜，镜下见膀胱后壁隆起。考虑子宫内膜异位症膀胱浸润。锐性分离膀胱与子宫粘连，见膀胱浆膜层及部分肌层受累，范围约为3cm×3cm，局部组织硬。切除部分膀胱，用3-0可吸收线分层缝合膀胱肌层和浆膜层。术后持续冲洗膀胱3天，留置导尿管7～14天。

（2）与之前案例相似的是，子宫内膜异位症组织容易在盆腹腔内种植播散，在子宫附件周围及邻近的肠管及膀胱、输尿管之间种植。此种类型的粘连具有子宫内膜异位症的特点，局部组织硬，导致原有的解剖间隙不清，分离过程中容易损伤邻近的空腔脏器。尤其要注意的是，子宫直肠窝的种植通常多于前盆底腹膜，而直肠和乙状结肠是最容易受累的器官。如术前没有充分的肠道准备或病灶累及超低位直肠，有肠管切除造口的可能。在此案例中，不能排除剖宫产手术导致的切口子宫内膜异位病灶，同样也不排除单纯剖宫产切口粘连后子宫内膜异位病灶种植。

（二）经腹腔镜全子宫切除术

【适应证】

（1）子宫良性病变需切除子宫者。

（2）早期恶性肿瘤如子宫内膜癌、宫颈原位癌。

（3）盆腔炎性肿块、结核性包块药物治疗无效。

【禁忌证】

（1）同"经腹全子宫切除术"。

（2）气腹相关禁忌证。

【临床案例1】

患者，57岁，绝经3年。主诉：阴道不规则出血1月余。辅助检查：妇科彩超提示子宫大小55mm×43mm×41mm，双侧内膜厚度为9mm，宫腔内见范围为1.5cm×2.0cm的高回声占位，侵及肌层。双侧附件区未见异常回声。病理检查提示子宫内膜非典型增生，局灶癌变。

【案例分析】

（1）患者具有典型的临床表现，有绝经后阴道出血的症状，首先要考虑子宫内膜癌或宫颈癌。详细询问病史，依据出血情况初步判断出血的来源用以鉴别，如有明确的接触性出血，首先考虑宫颈肿瘤，如持续出血或排液可能为子宫内膜肿瘤或宫颈癌中晚期，如表现为规律的间断性出血或排液，可能存在输卵管癌。本案例中彩超提示宫腔内占位病变，行诊断性刮宫，病理提示子宫内膜癌。结合超声表现考虑早期子宫内膜癌，如患者一般状态允许，首选手术治疗。

（2）行经腹腔镜全子宫双附件切除术，术中需注意，在子宫内膜癌的手术中，进入腹腔探查完毕后，为避免牵拉挤压导致的肿瘤转移，首先需结扎输卵管伞端或峡部。贴近骨盆壁钳夹、切断子宫圆韧带。高位钳夹、切断骨盆漏斗韧带（一般选择于骨盆漏斗韧带与输尿管交汇处，提起表面腹膜，打开后腹膜并向子宫阔韧带前后叶延伸，充分显露输尿管及骨盆漏斗韧带），钝性分离子宫阔韧带内疏松组织，游离骨盆漏斗韧带呈较窄的一束后进行钳夹、切断，双结扎（腹腔镜下采用一次性血管夹夹闭）。

【术前准备】

（1）常规术前检查；阴道消毒；备皮；备血。

（2）器械选择常规腹腔镜器械，即腹腔镜基础器械及穿刺套管、腹腔镜持针器、可吸收线（目前常用带倒刺的可吸收线，这样不但能有效避免缝线松动又不需要打结，降低了手术难度，缩短了手术时间）。如有条件可配超声刀。

（3）患者取改良截石位（臀部超出手术床边缘5～10cm，双下肢外展分开85°，略外旋，屈膝120°，大腿略高于腹部或与腹部处于同一平面。术中调整头低足高角度为20°～30°）。全身麻醉，常规消毒，铺无菌手术单。留置导尿管。

【手术步骤】

（1）常规妇科腹腔镜手术穿刺点进腹（脐

孔上缘或下缘，左右下腹壁二孔，耻上两横指），经阴道置举宫杯。常规建立气腹，探查盆腹腔。调整举宫杯及镜头在适合操作的角度。举宫杯边缘需盖住宫颈抵在阴道穹隆。

（2）松解粘连，恢复盆腔解剖形态。钳夹、提拉一侧子宫圆韧带，于子宫角外侧1cm双极电凝、切断子宫圆韧带，同法处理对侧。

（3）双极电凝、切断双侧输卵管峡部、卵巢固有韧带及宫旁组织。单极电钩切开子宫阔韧带前叶及膀胱腹膜反折至对侧子宫圆韧带断端，钝性分离、下推膀胱至宫颈外口下1cm水平。向两侧分离，充分显露子宫峡部及双侧子宫动脉。

（4）贴近子宫侧壁双极电凝、切断子宫血管束，同法处理对侧。双极电凝、切断子宫主韧带和子宫骶韧带（图8-2-14）。探清举宫杯边缘（如杯缘表面组织较厚，考虑子宫主韧带或子宫骶韧带离断不充分）。

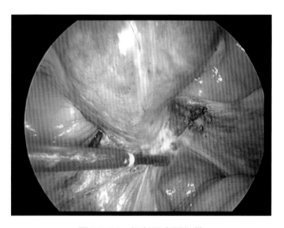

图8-2-14　切断子宫骶韧带

（5）沿着举宫杯边缘环形切开阴道穹隆（图8-2-15），自阴道取出子宫。用可吸收线连续缝合阴道断端。包埋腹膜（图8-2-16），冲洗盆腹腔，留置引流管，放出气体，缝合穿刺口。

【手术技巧】

1.举宫杯的选择　在能覆盖住宫颈的情况下，笔者倾向于选择小孔径的举宫杯。术中举宫杯缘更贴近子宫颈即阴道末端的高位，既能更好地保留阴道长度，又减少了膀胱的游离面积，有助于减小创面，缩短手术时间，但小孔径举宫杯也会导致阴道创口孔径变小，不利于较大子宫的取出。过小的举宫杯侧不能完全包裹宫颈组织，离断子宫体时容易有宫颈组织的残留。

2.经阴道取出子宫的技巧　举宫杯前端套管一般有螺旋结构，以螺旋结构旋入宫颈口一定深度，取出举宫杯的同时，宫颈部分随着举宫杯进入阴道，阴道拉钩牵开阴道前后壁，用组织钳夹持宫颈前后壁，以手指上推阴道穹隆断端即可取出子宫。如子宫较大，可用双齿钳夹持，采取"削苹果皮"法，将子宫切块分批取出（此法禁止用于子宫内膜恶性肿瘤）。若为恶性肿瘤如早期宫颈癌、子宫内膜癌，为避免肿瘤种植，也可将离断的子宫体在腹腔内套入标本袋，经阴道牵出标本袋开口端，于标本袋内将子宫体切碎，取出。

3.穿刺孔的灵活选择　如遇巨大子宫，盆腔两侧或前后操作空间局限。笔者建议在常规

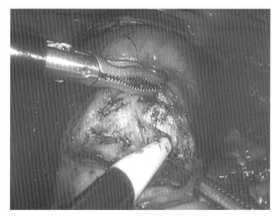

图8-2-15　切开阴道

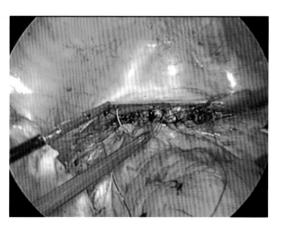

图8-2-16　包埋腹膜

穿刺点的上方或外侧进行穿刺，以避免子宫阻挡操作（初学者常因穿刺孔的选择不佳，导致近侧能够紧贴子宫切断，而对侧由于器械和子宫互相干扰，从而贴近盆壁以致切除了过多的宫旁组织，易损伤输尿管及髂血管）。

【术后处理】

（1）严密观察引流物性状及引流量。

（2）手术后并发症及处理同一般妇科手术术后处理。

（3）术后健康指导，避免过早性生活导致的阴道撕裂。

（4）手术后需长期随访。

【临床案例2】

阴道断端裂开

患者，55岁，急诊入院，主诉：性生活后剧烈腹痛伴阴道出血半天。现病史：经腹腔镜全子宫切除术后35天，性生活后突发下腹痛，伴阴道出血半天。急诊来院。查体：一般状态差，面色苍白，眼睑、口唇、苍白，心率109次/分，血压109/56mmHg。妇科查体：阴道断端左侧角见缝线显露，缝线切割见豁口，活动性出血。辅助检查：妇科彩超提示盆腔少量积液，深度小于2cm。立位腹部平片未见膈下游离气体。

【术后并发症】

（1）考虑该患者为子宫切除术后过早性生活导致的阴道断端撕裂。以此病例回顾知识点。经腹腔镜全子宫切除术术中阴道断端近术者端为缝合的终点，阴道断端黏膜层显露困难，容易导致针距过大，或黏膜层对合不良，也是相对薄弱区（以术者由远端向近端缝合为例），因此在切断阴道断端时需保持举宫器张力均匀，否则容易造成阴道断端的漏斗形切缘，加大缝合难度。另外，患者未按照术后指导禁性生活是导致此案例发生的主要原因。

（2）在该患者入院后给予阴道填塞纱布压迫止血，24小时后取出阴道填塞纱布，观察阴道断端无活动性出血。复查腹部彩超提示腹水无增多，血常规无明显感染表现。观察48小时后出院。如阴道断端完全撕裂、穿透腹腔，则需行阴道断端缝合术。阴道断端炎性反应、组织脆，牵拉或缝合都容易导致组织再次撕裂，缝合全层容易穿透膀胱，且经阴道手术，无法全面探查盆腹腔肠管损伤情况。如不具备条件则行腹腔镜或开腹的阴道断端再次缝合术，并全面探查腹腔脏器是否有破损，避免遗漏。

（三）经阴道全子宫切除术

【适应证】

围绝经期、绝经期、Ⅱ度及Ⅲ度子宫脱垂，伴宫颈肥大、延长或癌前病变，并发功能性子宫出血、中小型子宫肌瘤等。

【禁忌证】

（1）急性盆腔炎症。

（2）全身状况不良。

（3）月经期、妊娠期、哺乳期。

【临床案例1】

患者，75岁，长期便秘病史。主诉：咳嗽后漏尿2年余。现病史：绝经20余年，咳嗽或提重物有尿液溢出2年余。查体：外阴老年性改变，阴道畅，子宫及宫颈完全脱出阴道外口，宫颈肥大，糜烂外观，阴道前壁膨出Ⅲ度，阴道后壁膨出Ⅰ～Ⅱ度。辅助检查：妇科彩超提示子宫50mm×40mm×30mm，双侧附件区未见异常回声。

【案例分析】

患者为绝经患者，妇科彩超检查未见异常，主要症状为压力性尿失禁。查体有明显的子宫脱垂及阴道前壁膨出。疾病影响患者正常生活。需注意此类手术主要目的为改善生活质量，老年患者多见，合并心脑血管疾病常见，围手术期需评估患者一般状态及心肺功能能否耐受手术。术前建议完善心脏彩超，冠状动脉CT及肺部CT、肺通气功能等检查，评估患者状态能否耐受手术。可选择的手术方式包括阴式全子宫切除＋阴道前后壁修补术，曼式手术，盆底重建术及阴道封闭术。各种手术方式分别有各自的优点及缺点，可根据患者病情合理选择。

【术前准备】

（1）常规术前检查；阴道消毒；备皮；备血；术前留置导尿管。因为绝经患者，术前阴道应用雌激素栓剂1周以上，改善阴道组织弹性。

（2）手术器械可选用一般妇科开腹手术器械配阴道拉钩，如有条件可选配阴式持针器。

（3）患者取常规高截石位（臀部略超出手术床边缘，屈髋90°，屈膝90°，双侧大腿夹角为90°～120°）。全身麻醉、单纯硬膜外麻醉或腰硬联合麻醉。常规消毒，铺无菌手术单。

【手术步骤】

（1）以金属导尿管导尿。用阴道拉钩拉开阴道，显露宫颈，再以组织钳夹持宫颈前唇及后唇，向阴道外口牵引。注射宫颈周围水垫（以生理盐水稀释肾上腺素，比例为1∶200 000，入阴道黏膜下、膀胱两侧）。阴道前壁的膀胱沟下做环形切开（图8-2-17）。

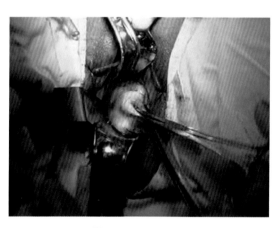

图8-2-17　环形切开

（2）用组织剪自切口伸入宫颈与膀胱壁之间，以剪刀尖应抵住宫颈组织，一张一合，分离宫颈膀胱间隙。用纱布包裹手指，分离膀胱与宫颈间的疏松结缔组织，上推达膀胱子宫腹膜反折处，游离膀胱。以小"S"形钩将膀胱向前向上牵引，显露膀胱子宫反折腹膜，切开，向两侧延长切口。用4号线缝合、标记，提拉腹膜边缘作为标记。伸手指进入子宫膀胱间隙，探查子宫附件有无粘连。

（3）向前、向上方牵引宫颈，显露宫颈后壁及阴道后穹隆，同法用组织剪自宫颈表面剥离阴道壁。切开阴道后穹隆部的腹膜，向两侧延长切口，用4号线缝合、标记腹膜边缘。伸

手指进入子宫直肠窝，探查子宫附件区有无粘连。

（4）贴近宫颈依次用血管钳钳夹、切断、缝扎双侧子宫骶韧带、子宫主韧带（不剪断缝线，留作牵引）。贴近子宫侧壁依次用血管钳钳夹、切断、缝扎双侧宫旁组织及子宫阔韧带（图8-2-18）。钳夹、切断、双缝扎双侧输卵管及子宫圆韧带、卵巢固有韧带（不剪断缝线，留作牵引），切除全子宫（图8-2-19）。

（5）牵拉韧带及输卵管残端于腹膜外，逐个提起腹膜边缘牵引线，依次对应缝合腹膜，关闭腹腔。将两侧子宫圆韧带、输卵管、卵巢固有韧带牵引线分别相对缝合于腹膜外。用可吸收线"一"字缝合前后阴道壁。

（6）留置导尿管，阴道填塞凡士林纱布压迫止血。

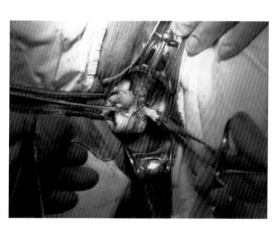

图8-2-18　缝扎宫旁组织

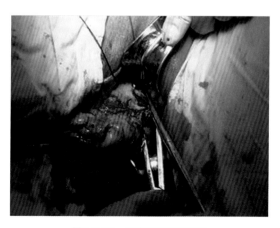

图8-2-19　钳夹宫角周围组织

【手术技巧】

（1）切开腹膜时应注意避免损伤膀胱。解剖关系不清时，以手指伸入切口内，将腹膜顶向阴道外口方向，再于手指表面剪开。

（2）钳夹子宫两旁韧带及组织时，应紧贴宫颈及子宫，以避免损伤输尿管。钳夹组织时不宜过多，避免滑脱。

（3）经阴道手术空间狭小、组织张力大，一旦组织滑脱出血，再次钳夹极为困难。务必确保每一步缝扎确切，必要时做双缝扎。必要时留置阴式T形引流管，便于观察渗出情况。如有无法钳夹的活动性出血或缝线滑脱，必要时中转开腹手术。

【术后处理】

（1）术后24小时取出阴道内填塞纱布，拔除尿管。如同时行阴道前后壁修补术，需酌情延长尿管留置时间。

（2）手术后并发症及处理同一般妇科手术。

（3）术后避免过早加腹压用力及性生活。

（4）术后需长期随访。

【临床案例2】

阴道膀胱瘘

患者，60岁。主诉：经阴道全子宫切除术后6个月，阴道排出液体1个月。现病史：经阴道全子宫切除术＋阴道前后壁修补术后6个月，近1个月自觉阴道排出透明液体，似尿液，来院就诊。

【术后并发症及处理】

（1）患者半年前因子宫脱垂、阴道前壁膨出。拟行经阴道全子宫切除术＋阴道前后壁修补术。术后恢复良好，近期出现阴道排出尿液。入院后查体：阴道内未见明显瘘口，但膀胱内注射亚甲蓝后，阴道内见蓝染。证实患者存在迟发型阴道膀胱瘘。

（2）阴道膀胱瘘及阴道直肠瘘为经阴式手术或妇科手术的常见并发症。这类迟发型阴道膀胱瘘多是由不可吸收缝线的持续异物刺激导致的。早发型阴道膀胱瘘多与手术损伤膀胱有关。对于小的瘘口，可首选非手术治疗，留置尿管长期开放，降低膀胱张力，将瘘管旷置，期待瘘管自行愈合。如非手术治疗失败，需进行手术缝合。此案例提示我们，在手术中，应尽量沿着组织解剖间隙进行分离，完整保留膀胱的肌层。经腹腔镜或开腹切除子宫时，要充分游离膀胱，避免缝合时穿透膀胱。经阴道手术中，可通过注射水垫将阴道膀胱间隙充分分离，避免损伤。

四、广泛子宫切除术

经腹广泛子宫切除术

【适应证】

宫颈癌Ⅰa2～Ⅱa期。

【禁忌证】

（1）急性盆腔炎症。

（2）Ⅱa期以上宫颈癌。

（3）一般状态不能耐受手术者。

【临床案例1】

患者，67岁，绝经20年。主诉：体检发现宫颈病变。现病史：绝经20年，体检发现宫颈病变，宫颈活检病理回报：CIN-Ⅲ累及腺体，小灶癌变。查体：外阴老年性改变，阴道畅，宫颈萎缩，子宫及双侧附件区未及异常。辅助检查：病理检查提示宫颈组织CIN-Ⅲ累及腺体，小灶癌变。

【案例1分析】

（1）患者的病理诊断明确，且为绝经后女性。可选宫颈锥切术也可选择全子宫切除术。本案例患者要求行全子宫双附件切除术。绝经后老年女性，术前需依据查体考察阴道及宫颈萎缩情况，以判断经阴道取出子宫的可行性才可决定能否行腹腔镜手术切除子宫及双侧附件。如阴道萎缩严重，可在术前于阴道上雌激素软膏来改善阴道及宫颈弹性，便于放置腹腔镜举宫器，通常能收获较好的效果。

（2）术中需要注意萎缩子宫的解剖形态变化，宫颈与子宫体比例变为2∶1，虽然子宫体积小，但在处理宫颈旁组织时需仔细辨别萎缩的宫旁组织与输尿管关系，紧贴子宫体及宫颈电凝、切断组织。分离子宫颈膀胱间隙时，通常因患者年龄大，膀胱表面覆盖较多脂肪组织，不容易找到合适的间隙，需要多次观摩手术积累经验。另外，对于绝经后患者，需根据患者的宫颈萎缩程度选择合适大小的举宫器，选择杯口恰好能够套在阴道穹隆的举宫器即可，过大的举宫杯会将阴道撑起，需要下推更多的膀胱并切除较多的阴道，选择过小的举宫杯则容易导致宫颈组织的残留。

【术前准备】

（1）常规术前检查；清洁灌肠、阴道消毒；备皮；备血；术前留置导尿管。必要时留置双侧输尿管导管。

（2）手术器械准备：持针器、不同型号止血钳、组织钳、无齿镊子、有齿镊子、肌肉拉钩、弹力拉钩、压肠板、4号丝线、7号丝线、1-0/2-0可吸收线、自动开腹拉钩、直角钳。

（3）患者取平卧位，一般选择全身麻醉、单纯硬膜外麻醉或腰硬联合麻醉。常规消毒，铺无菌手术单。

【手术步骤】

（1）取下腹部正中或左旁正中纵切口，自耻骨联合至脐上4cm左右。执弓式握持手术刀，切开表皮和真皮层。用有齿镊对称夹持创口皮缘，以电刀纵行切开脂肪层及腹直肌前鞘（注意切开过程中给予电凝止血），沿腹直肌外侧缘游离、显露腹膜。用有齿镊交替对称提起腹膜较薄部位，剪开腹膜（注意避免损伤粘连于腹膜下的肠管），向耻骨联合方向切开腹膜时注意绕开膀胱尖，避免损伤膀胱。湿盐水开腹纱布卷排垫肠管，用自动开腹拉钩牵开两侧腹壁及肠管，以弹力拉钩牵开膀胱，充分显露盆腔（必要时松解粘连，恢复盆腔正常解剖结构），探查子宫及附件病变。

（2）用两把带齿长血管钳贴近子宫沿着子宫角至卵巢韧带下方夹持子宫两侧，提拉子宫。于子宫圆韧带中、外1/3交界处，用血管钳对向钳夹、切断，以7号线缝扎子宫圆韧带，远端留线头作为牵引。于髂总动脉表面提起表面腹膜、切开。找到跨越髂总动脉的输尿管，沿输尿管走行向内向下切开腹膜，充分显露输尿管至子宫旁。沿骨盆漏斗韧带外侧弧形切开阔韧带前叶达圆韧带断端，钝性分离子宫阔韧带内组织，显露骨盆漏斗韧带。贴近盆壁

高位钳夹、切断、双缝扎骨盆漏斗韧带。自子宫圆韧带断端处，向前向下弧形切开膀胱腹膜反折直达对侧子宫圆韧带断端（或用无齿镊提起膀胱腹膜反折，沿着膀胱腹膜反折线疏松游离部分剪开腹膜，向两侧分离达子宫圆韧带断端）。沿着膀胱筋膜钝性下推膀胱至宫颈外口水平。向两侧推至宫颈旁1cm左右。

（3）清除盆腔淋巴结：用小拉钩牵开后腹膜，充分游离、显露髂总动脉、输尿管、髂外动脉、髂外静脉。向头端牵开髂总动脉表面的后腹膜切口顶端，切除髂总动脉前方及内侧的髂总淋巴结及脂肪组织（近心端淋巴管需结扎）。在髂外血管末端内侧，腹股沟韧带下方的淋巴结及脂肪组织为腹股沟深淋巴，在清除淋巴结时需注意保护髂外静脉的属支即旋髂深静脉，此处为末端淋巴，远侧端用细丝线结扎，以减少术后淋巴囊肿形成。沿髂外动脉表面纵行切开髂外动脉血管外鞘，切开腰大肌表面筋膜，游离、保护生殖股神经，自上而下清除腰大肌表面与髂外动脉间的淋巴结及脂肪组织。在腰大肌下方与髂血管间分离，可见闭孔神经上段。用血管拉钩向外牵开髂外动脉，切除髂外动脉和静脉间淋巴组织。牵开髂外静脉，切除髂外静脉内侧、髂内动脉上方及外侧的脂肪、淋巴结。将膀胱向内侧拉开，用血管拉钩将髂外静脉向外侧轻轻牵拉，在髂内动脉末端的外侧继续钝性分离，显露闭孔神经下段。切除闭孔内淋巴结及脂肪组织（深度以切勿超过闭孔神经为准）。

（4）游离输尿管：用无损伤镊子以一定的张力向近心端牵拉输尿管，沿输尿管走行分离输尿管至膀胱输尿管入口。以弯血管钳提起、钳夹、切断输尿管上方横跨的子宫动脉。向外侧分离输尿管。牵开输尿管，继续向下分离膀胱与阴道间隙至宫颈外口下3～4cm。

（5）切除宫旁组织：将子宫向耻骨联合方向牵拉，切开子宫、直肠腹膜反折，向两侧延伸到子宫阔韧带后叶，达游离的输尿管处。将剪开的后腹膜提起，用弯剪刀或手指沿宫颈后下方向，将直肠从阴道后壁分离。沿着输尿管内侧游离子宫阔韧带后叶至直肠侧窝，提起子

宫阔韧带后叶，贴近直肠侧壁切开疏松的腹膜至子宫骶韧带。沿两侧子宫骶骨韧带内侧，将直肠两侧壁推离，中间部分继续分离直肠与阴道壁，直达宫颈外口下3～4cm。用拉钩轻轻将髂血管及输尿管拉向外侧，将直肠推向对侧，充分显露骶骨韧带，用弯血管贴近骨盆壁钳夹住骶骨韧带浅层，切断，用7号丝线缝扎。用血管钳在与直肠平行方向、垂直阴道方向横向钳夹、切断、缝扎子宫骶韧带深层及子宫主韧带（注意钳夹方向，避免损伤直肠）。

（6）将子宫向上方牵拉，紧贴宫颈口下方钳夹一把大直角血管钳，间隔3～4cm用另一把大直角血管钳钳夹阴道壁远端，于远端直角血管钳的近端切开阴道壁，取下整个标本。用组织钳提拉阴道壁断端前、后、左、右4点，用碘伏消毒阴道及断端。用可吸收线连续锁边缝合阴道壁。冲洗盆腔，检查有无活动性出血，输尿管、膀胱、直肠有无损伤及输尿管走行有无异位、迂曲。留置腹腔引流管1～2根。逐层关腹。

【手术技巧】

（1）应熟悉输尿管的解剖关系，术中注意保护输尿管，以免误伤。避免器械钳夹输尿管，或长时间过度牵拉。游离输尿管时应注意保留输尿管外鞘及血管网。

（2）清除淋巴结时按淋巴及脂肪组织的解剖特点从外到内、由远而近、由浅至深地大片切除。切除近心端及远心端的淋巴需行结扎，以避免淋巴瘘及淋巴囊肿。

（3）避免损伤血管，应熟悉子宫周围血管解剖及常见变异类型，尤其是旋髂深静脉及旋髂后静脉是较易忽视出血的部位，且位置深、血管挛缩、止血困难。

（4）缝扎要确切，广泛切除子宫中对于韧带的诸多处理需贴近骨盆壁进行缝扎，一旦缝线滑脱，出血迅猛，再次钳夹困难。

（5）术中膀胱后壁剥离面广泛，膀胱神经离断广泛，术中牵拉碾挫，因此术后血尿较为常见，应注意尿量、尿色。一般7天左右拔除导尿管。如有尿潴留，可延长留置导尿管时间。

（6）经腹腔镜全子宫切除术＋盆腔淋巴结清扫术与开腹手术步骤相同（图8-2-20，图8-2-21），需要熟练的腹腔镜下手术技巧。

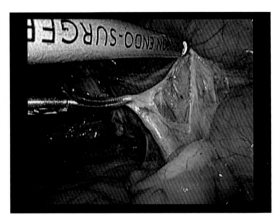

图8-2-20 打开后腹膜

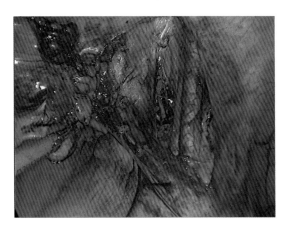

图8-2-21 淋巴切除

（7）卵巢癌根治术：一般需切除全子宫、双附件、大网膜阑尾及肉眼可见的种植病灶，依据病理类型可选择清除盆腔淋巴结。前文已提及部分手术不再赘述。

（8）阑尾切除术：于回盲部找到阑尾，用阑尾钳提起阑尾末端，在贴近阑尾根部于阑尾系膜间打洞，穿过双7号丝线，分别结扎阑尾根部及阑尾系膜。于距离扎线0.5cm处切断阑尾、阑尾系膜，消毒阑尾断端。用1号丝线以阑尾断端为圆心行荷包缝合。收紧荷包缝合线圈，包埋阑尾。荷包缝合线与阑尾系膜扎线打结包埋创面。

（9）大网膜切除术：贴近横结肠依次分层钳夹、结扎、切断大网膜血管。对无血管区直接使用电刀切开，切除大网膜。

【术后处理】

（1）严密观察引流物性状及引流量。

（2）手术后并发症及处理同一般妇科手术。

（3）术后定期复查阴道断端。

（4）术后需长期随访。

【临床案例2】

卵巢癌手术

患者，35岁。主诉：发现卵巢肿瘤4个月。现病史：患者22个月前因结肠癌行腹腔镜下横结肠切除术，术后行常规化疗。9个月前因子宫肌瘤行腹腔镜下右侧子宫阔韧带肌瘤核切除术。因结肠癌定期复查，4个月前彩超结果提示右侧卵巢稍大，定期随访。近日彩超提示右侧卵巢达60mm，囊实混合型肿瘤。查体：外阴、阴道发育正常，宫颈光滑，子宫常大，活动良好，右侧附件区可触及直径约50mm囊实性肿物，左附件未及异常。

【案例2分析】

患者为肠癌后随访，完善体检项目，住院前1个月查胃镜、肠镜无异常。妇科彩超提示右侧卵巢囊实混合性占位，盆腔积液深度为6cm，透声良。女性肿瘤标志物及胃肠道肿瘤标志物无异常升高。行全身PET/CT见右侧卵巢糖代谢异常升高。术中见右侧卵巢增大直径为5cm，表面呈沙砾样外观，质地韧。左侧输卵管表面、子宫浆膜层及膀胱后壁见性状相似的沙砾样病灶。完整切除右侧卵巢送术中快速病理回报：癌。拟行全子宫、双附件及阑尾切除（大网膜已于之前手术切除）。术后病理回报：印戒细胞肿瘤。此案例中，右侧卵巢及盆腔内种植病灶应为肠癌转移病灶。查阅相关普外科指南，建议切除双侧附件，子宫可予以保留。本案例中患者为青年女性，更应保留子宫（即使切除双侧卵巢保留子宫意义不大）。

（苗金田　伊铁忠　孙宇辉）

第九章 输卵管疾病手术

第一节 常见输卵管疾病及基础手术

一、输卵管疾病病变种类及特点

（一）输卵管性不孕

输卵管因素引起的不孕占女性不孕的25%～35%，是导致不孕的重要因素，其中50%以上是输卵管炎所致。输卵管病损包括输卵管近端阻塞、远端阻塞、全程阻塞、输卵管周围炎、输卵管功能异常和先天性输卵管畸形等。常见原因如盆腔炎性疾病（pelvic inflammatory disease，PID）、阑尾炎伴破裂、盆腹腔手术史，尤其输卵管手术及子宫内膜异位症引起输卵管管腔和管壁损伤和周围的粘连，炎症破坏输卵管伞端和纤毛结构，影响输卵管的通畅性和运输等功能，降低女性的生育力。

（二）输卵管妊娠

输卵管妊娠（tubal pregnancy）是最常见的异位妊娠（占95%），也是早期妊娠孕妇死亡的主要原因，即受精卵着床于输卵管，以壶腹部妊娠为最多，占50%～70%；其次为峡部，占30%～40%；伞部、间质部较少见，占1%～2%。病因与输卵管炎症、输卵管妊娠或手术史、输卵管发育不良或功能异常、受精卵游走、避孕失败、辅助生殖等有关。输卵管妊娠是因炎症阻塞输卵管管腔或输卵管周围组织炎症造成输卵管受阻，阻碍受精卵正常运行，使其着床于输卵管。停经、腹痛、阴道不规则出血为其主要症状。因输卵管管腔狭小，管壁薄且缺乏黏膜下组织，若不及时治疗，随着胚胎的发育，输卵管妊娠可引起破裂、流产等结局时会导致患者腹腔内出血、失血性休克甚至死亡可能。

（三）输卵管肿瘤

输卵管良性肿瘤少见，原发性输卵管恶性肿瘤较继发性输卵管恶性肿瘤少见，多见于卵巢癌、子宫内膜癌、宫颈癌等继发转移。近年来的组织学、分子遗传学证据表明，曾被归类于卵巢癌或原发性腹膜癌中的40%～60%可能起源于输卵管。

二、输卵管检查方法

目前有许多方法用于输卵管检查，目的是了解输卵管腔的形态和阻塞部位。

（一）经阴道超声

输卵管积水的阴道超声（transvaginal of ultrasound）声像图表现为附件区囊状液性回声，输卵管积水或积脓时为无回声或回声不均，输卵管积水的大小是不断变化的，这就导致了有些输卵管积水时有时无，因此传统的盆腔超声检查并不能排除输卵管积水；输卵管妊娠的超声表现为宫腔内未探及妊娠囊，宫旁可探及异常低回声区，可见卵黄囊、胚芽及原始心管搏动，附件区卵巢旁的卵黄囊影像或混合性包块影像、取决于胚胎是否存活、有无出血；输卵管肿瘤在超声影像表现为附件区混杂回声包块、周围血管呈现低阻信号。

（二）子宫输卵管造影

子宫输卵管造影（hysterosalpingography，HSG）是诊断输卵管通畅性的首选，也用于输卵管修复手术效果的评估。应于排卵前即月经周期的第6～10天进行，通过导管向宫腔及输卵管注入造影剂，行X线透视及摄片，根据造影剂在输卵管及盆腔内的显影情况了解输卵管是否通畅、阻塞部位及宫腔形态。可以检查输卵管近端和远端的阻塞，壶腹部黏膜皱褶的形态、输卵管内粘连、造影剂的溢出和弥散形态，评估输卵管周围的情况，并同时检查宫腔（图9-1-1）；该检查损伤小，能对输卵管阻塞做出较正确诊断，准确率可达80%，其敏感度和特异度分别高达94%和92%；缺点是对输卵管近端梗阻诊断敏感度不高，存在一定的假阳性，可能是输卵管痉挛或黏膜碎屑所造成的，部分输卵管近端梗阻的患者再次行HSG，结果输卵管有可能是通畅的。

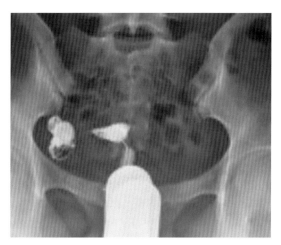

图9-1-1　HSG提示右侧输卵管积水、阻塞，左侧输卵管未显影

（三）超声下子宫输卵管造影

超声下子宫输卵管造影（hysterosalpingo-contrast sonography，HyCoSy）是利用造影剂增强"后散射"回声，提高图像分辨力的一种超声诊断技术，在超声下实时观察造影剂流动与分布，评估输卵管通畅性有一定价值，与HSG相比，HyCoSy无放射性，给患者带来的不适感较少，更易于被接受。然而在诊断输卵管远端疾病的敏感度不如HSG，有其局限性，而且检查的准确程度对超声医师的依赖性很大。

（四）超声引导宫腔镜下插管通液术

超声引导宫腔镜下插管通液术（ultrasound guided hysteroscopic cannulated hydrotubation，UHCH）可作为评估输卵管通畅性并排除近端假性梗阻的一种检查方式，2015年美国生殖学会（American Society for Reproductive Medicine，ASRM）关于女性不孕诊断的共识中指出：宫腔镜下插管通液可以对HSG提示的输卵管近端梗阻进行确认和排除，缺点是不能可靠评估输卵管的完整情况。

（五）宫腔镜联合腹腔镜输卵管通液术

宫腔镜联合腹腔镜输卵管通液术（tubal hydrotubation hysteroscopy combined with laparoscopy，HLC）是评估宫腔和输卵管的"金标准"。腹腔镜下亚甲蓝通液是目前评估输卵管通畅性最准确的方法，该手术在全身麻醉下进行，优势是准确的检查和治疗可同时进行，即诊即治，但因操作复杂、成本昂贵、需要住院及可能面临手术相关的并发症等原因，不作为首选（图9-1-2）。

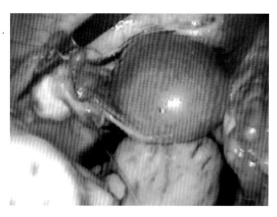

图9-1-2　腹腔镜下左侧输卵管伞端见亚甲蓝液流出

（六）经阴道注水腹腔镜检查

经阴道注水腹腔镜检查（transvaginal hydrolaparoscopy，THL）诊断输卵管远端病变的敏感度高于HyCoSy，THL尤其适用于没有明显盆腔疾病的不孕患者，可评估子宫、输卵管和卵巢的情况。经阴道穿刺道格拉斯窝注入盐水，置入微型内镜观察盆腔器官，检查输卵管通畅度，必要时输卵管镜检查和宫腔镜检查可以同时进行。门诊患者局部麻醉下即可完成此项检查，降低了花费和全身麻醉并发症的风险。

（七）输卵管镜

输卵管镜（falloposcopy）可作为评估输卵管的补充手段，是目前唯一能对输卵管黏膜病变进行直接评价的方法，其准确度较高，在镜下可直视了解输卵管黏膜情况，但对设备要求高，价格昂贵，对于输卵管镜下输卵管病变程度缺乏统一的评价标准，目前临床应用较少，临床价值有待进一步探究。

三、输卵管手术

（一）输卵管结扎术

【适应证】

（1）经夫妇双方同意，自愿要求绝育或不宜生育者。

（2）拟行体外受精-胚胎移植（in vitro fertilization and embryo transfer，IVF-ET）、需处理中重度输卵管积水者。

（3）因某种疾病，对身体不能胜任妊娠者，如严重心脏病；要求接受绝育手术且无禁忌证者，患有严重疾病不宜生育者。

【禁忌证】

（1）全身急性感染或急性盆腹腔感染。

（2）全身情况差不能耐受手术，如严重贫血、凝血功能障碍、严重心肺疾病、肝肾疾病的急性期或伴有明显的功能衰竭、严重神经官能症或癔症。

（3）24小时内2次体温在37.5℃以上。

（4）气腹相关禁忌证，如腹壁疝、脐疝、腹股沟疝等。

（5）弥漫性腹膜炎、肠梗阻、过度肠胀气、腹膜炎后或多次盆腹腔手术后疑有广泛粘连者。

【临床案例1】

患者，29岁，已婚5年，孕1产0，人流史1次，未避孕未孕4年至今，有生育要求。男方精液化验正常，抗米勒管激素（anti-Müllerian hormone，AMH）2.6 ng/ml，排卵检测可见优势卵泡，输卵管造影提示双侧输卵管积水，要求行腹腔镜双侧输卵管结扎术。

【案例1术前沟通】

介绍自己，核对患者姓名、床号等，与患者及其家属沟通，以取得配合，并签署手术知情同意书，进行手术治疗知识的宣教，交代手术的目的，输卵管结扎手术属于永久性节育手段，告知手术的必要性和具体内容，以及术中及术后可能出现的并发症及手术风险：输卵管结扎手术将丧失正常受孕机会而仅能行人工助孕，输卵管手术后有异位妊娠、继发或复发积

水、慢性盆腔痛可能，以及告知麻醉意外及麻醉相关的并发症、后遗症；术中及术后有心脑血管意外（脑梗死、脑出血、心肌梗死）、抢救无效死亡可能。术中、术后出血，必要时输血、血液制品，可致血源性疾病；术中使用二氧化碳形成气腹，可致高碳酸血症、血气栓形成等，重者危及生命，术后胃区胀痛、肩胛及背部疼痛，腹壁穿刺形成气腹、皮下/腹膜外气肿或血肿、肠管或大血管或伤口液化、感染、化脓、愈合不良，必要时需要再次手术，术后肠粘连、肠梗阻，必要时再次手术可能等。

【术前准备】

术前准备一方面要在手术前对疾病进行精准诊断、判断其严重程度，并根据病情的轻重缓急，严格把握手术指征，制订合理周密的手术方案；另一方面要充分评估患者对手术、麻醉的耐受力，尽可能查出并纠正可能影响整个病程的各种潜在因素，提高手术安全性。

1.一般准备

（1）充分评估：手术前需要通过详细询问病史及全身检查，了解有无全身性疾病，对有严重心肝肾功能不全者，应予以纠正，待能胜任手术时，准备实施。评估患者耐受力包括了解患者营养状况、水和电解质及酸碱平衡情况、重要器官及心理状态等；进行全面体格检查、常规实验检查及涉及重要器官功能的特殊检查，以充分了解患者的全身情况，同时了解盆腔内生殖器官情况，通过妇科检查了解子宫及附件有无异常，盆腔内有无严重粘连，做好手术前准备是保证手术顺利进行和术后愈合、减少术中、术后并发症的重要环节。妇科手术前准备与外科术前准备有许多相似之处。由于妇科手术常涉及生殖功能和性生活等有关问题，所以患者常比其他手术会有更多的顾虑。输卵管绝育方法很多，应根据受术者知情选择、施术者单位设备、技术条件及施术者本人的技术熟练程度，以选择适合个体受术者的最佳方法。

（2）做好患者的心理调节：患者术前心理变化通常会很复杂，难免有焦虑、惊恐等情绪，对手术及预后存在多种顾虑。医务人员应

将病情、施行手术的必要性、手术方式、手术可能发生的并发症、术后恢复过程及可能取得的效果等，以恰当的言语和关怀的口气向患者做适度的解释，以取得患者的信任和配合。应该强调的是，医务人员也应就疾病诊断、手术指征、手术方式、术中术后可能出现的并发症及意外、预后及预计医疗费用等，向患者及其家属做更详细全面的介绍、解释，以取得他们的信任、同意和协助。在医务人员、家属的共同鼓励、安慰下，让患者正确认识治疗过程，以良好、平静的心态接受手术治疗。等待手术的患者，住院后常有恐惧心理，畏惧疼痛是最突出的，其次是顾虑手术后效果。要针对不同疾病的患者，做不同的心理调节，使患者和其家属明确手术目的和意义，手术计划和有关问题，积极支持与配合手术，树立信心，争取早日恢复健康。

（3）了解患者的饮食和体质状况：对营养较差、体质衰弱者，要指导并协助他们进高蛋白、高热量、高维生素饮食，必要时请营养师做特别餐，适当进食，改善机体营养状况。有合并症或水和电解质紊乱及酸碱代谢失衡者，术前应尽量予以纠正。除急症外，一般应做好术前各种准备后再择期手术。月经期一般不宜手术，以免增加出血、感染等风险。术前指导患者正确的咳嗽、咳痰方法，并指导家属协助患者排痰，有吸烟习惯的患者，术前2周应停止吸烟，防止术后咳嗽咳痰，影响切口愈合。

（4）及时客观书写病历：在全面检查和化验基础上，做好术前病例讨论评估，特别是疑难杂症，应做出全面的术前、术中和术后对策。签订输血协议书、手术同意书，以及拟定麻醉选择、制订手术方案。

2. 术前日准备

（1）手术野准备：范围包括上至剑突，下达耻骨联合，旁至腋中线，以及外阴与大腿内侧上1/3皮肤。手术前日先剃去腹部汗毛及会阴部阴毛，用棉球将脐部污垢除净，再用肥皂水和清水刷洗干净，再送患者沐浴、更衣。注意操作要轻柔，防止损伤皮肤，发现皮肤有感染、疖痈等应及时处理；冬季注意保暖，防止受凉。

（2）阴道准备：在备皮完毕即行阴道准备。取膀胱截石位，用20%肥皂水棉球擦洗阴道，特别注意阴道皱褶及穹隆部，用无菌温生理盐水冲净肥皂水后擦干，再用0.05%～0.20%碘伏棉球消毒阴道，用干棉球擦干。

（3）饮食准备：成人一般手术前12小时禁食，术前4小时禁饮，以防因麻醉或手术中呕吐而引起窒息或吸入性肺炎。妇科术前饮食管理：若食用肉类、油煎食品等含脂量高的食物，术前禁食8小时；若食用含脂量较低的饮食，术前禁食6小时即可，术前2小时禁饮，如清水、果汁、碳酸饮料、茶与咖啡等。实际上，在现代麻醉中误吸极少见，不宜禁食时间过长，以防止造成脱水及低血糖休克。必要时可静脉滴注葡萄糖。手术前后的饮食限制，不仅使患者的机体消耗增加，而且造成热量、蛋白质和维生素等摄入不足，以致影响组织修复和创伤愈合，降低机体防御感染的能力。

（4）灌肠：术前夜应做肥皂水灌肠，可减轻患者对术后排便的焦虑。

（5）睡眠：手术前日晚若不能安睡，必要时给予镇静药，地西泮5mg口服，以保证充足良好的睡眠。

（6）预防感染：手术前应采取多种措施预防感染，如及时处理已发现的感染灶、不让患者与罹患感染者接触、杜绝上呼吸道感染者进入手术室、严格遵循无菌原则、手术时尽量减少组织损伤等。做好药物过敏试验，如抗生素、普鲁卡因等皮试，记录试验结果。皮试阳性者在医嘱单做特殊标记，试验结果有效时间为72小时，超过72小时未用药，下次再用需重新做皮试。

（7）备血、输血：手术前日为患者采血做好血型、交叉配血试验，通过血库准备适量鲜血，以备术中应用。根据患者贫血情况，严重者可术前、术中进行成分输血或输全血，术前血红蛋白应提高至100g/L或血细胞比容至35%以上，无贫血者可术前抽血储备，术中必要时输自体血。

（8）观察生命体征：观察体温、脉搏、呼吸、血压变化1～3天，体温超过37.5℃时，应重测一次，仍高于正常一般不宜手术。

（9）手术前夜认真检查各项准备工作是否完善：手术前夜患者需做好体力及精神上的准备，如发现患者体温升高而与疾病无关，手术即应延期；如果患者有可活动义齿，应予取下，以免麻醉或手术过程中脱落于气管或造成误咽或误吸意外；耳环、项链、戒指等贵重物品均应取下交给家属或交护士长代为保管。

3.术日晨准备

（1）了解患者有无不宜手术的情况发生，如月经来潮、体温突然升高、局部感染等，根据实际需要决定是否手术。

（2）进手术室前，应排尽尿液，按无菌导尿法插入保留导尿管，通常为双腔导尿管。

（3）术前30分钟给予麻醉术前药，减轻患者紧张，加强麻醉效果，常用药有地西泮，10mg肌内注射，全身麻醉患者加阿托品0.5mg肌内注射，减少呼吸道分泌物，保持气道通畅。

（4）将有长发患者的头发梳成小辫，戴好隔离帽。

4.手术室准备

（1）手术体位：患者取膀胱截石位，指导患者保持舒适的适宜体位，患者臀部置于检查台缘，双腿屈曲充分外展分开，显露会阴，一只手臂平放贴靠在身体侧方，另一只手臂伸出维持静脉通路，应高度重视保护患者的手臂，避免臂丛神经的损伤。当需要头低臀高位时，在患者的肩部放置肩托。要尽可能减少倾斜度，建议不超过25°～30°，改变体位时要缓慢渐进，以避免血流动力学及呼吸的骤然改变，改变体位后必须检查气管导管的位置，也可选用平卧头低臀高位。

（2）器械选择：根据所实施的手术，对必要的特殊的手术设备和器械要提前一天向手术室申请准备、消毒。常规腹腔镜器械，双极电凝钳及双极电凝设备；套环法及弹簧夹法需要相应特殊器械；缝合切断法需要持针器及不可吸收缝线。

（3）操作孔选择：切口常规选择妇科腹腔镜切口，如脐部、双侧下腹部无血管区。针对盆腔生殖器官的对称性和部分游离的特点，原则上应该在左右下腹部相当麦氏点附近位置选择操作孔，根据病变部位的大小，操作孔选择适当向上或向下。因为左下腹有乙状结肠，右下腹应该作为第二操作孔，第三操作孔在左下腹。穿刺时，可在第二操作孔使用手术器械，如无损伤钳将肠管下压，给穿刺以更大的空间。复杂的手术应该进行第四操作孔穿刺，第四穿刺孔基本位于腹正中线耻骨联合上方2cm左右。

（4）操作孔穿刺：穿刺时应注意，穿刺针必须与腹壁呈垂直进针，不能在腹壁内滑动（这是初学者常有的错误），滑动容易造成腹壁血管损伤。一旦穿刺针尖在腹膜固定，即对准子宫方向进行穿刺。

（5）气腹法进入腹腔

1）气腹针穿刺：布巾钳距离脐孔旁2cm处钳夹皮肤，向上提起腹壁，气腹穿刺针与腹壁成90°，自脐孔正中向腹腔内进针穿刺。该处是腹壁各组肌肉筋膜汇合处、最薄，因此气腹针刺破皮肤进入腹腔，多只有一次性明显的突破感。

2）气腹形成：将生理盐水滴于气腹针，若气腹针进入腹腔，水滴立即被吸入腹腔。连接好气腹机启动充气。此时，显示腹腔内压力的数字应该在10mmHg以下，也表示气腹针进入了腹腔。随充气量增加，腹腔内压力逐渐增至所设定的12～15mmHg，气腹机即停止充气。

3）套管穿刺针穿刺：根据套管鞘外径大小，沿脐孔下缘纵行或横行切开脐轮皮肤相应长度（5mm或10mm），握持套管穿刺针垂直于腹壁90°自脐孔切开处向腹腔内穿刺进入腹腔，立即除去套管内芯，放入腹腔镜。

【手术步骤】

1.腹部Trocar穿刺 腹腔镜置镜，环视探查全腹腔情况、观察有无膈疝、粘连情况、穿刺损伤情况（图9-1-3），双极电凝、剪开大网膜粘连（图9-1-4），剪刀直接剪开大网膜与侧腹膜间的膜性粘连（图9-1-5）。

2.显露盆腔　将小肠肠管、大网膜等利用腔镜钳归位至骶岬上显露盆腔（图9-1-6）。

3.观察　利用举宫器上举及摆动子宫利于操作、观察子宫形状、双侧输卵管、卵巢、子宫直肠窝情况（图9-1-7）。

4.解剖复位　通过分离、切断、切除粘连将输卵管近端手术部位显露（图9-1-8～图9-1-11）。

5.处理输卵管

（1）处理部位：子宫角外侧、输卵管

峡部。

（2）处理方法

方法1——双极电凝法：将输卵管完全地显露，利用双极钳夹，子宫角外侧2～4cm处输卵管峡部用双极电凝钳夹住输卵管，并对此进行电凝5～10秒（图9-1-12），采用电凝档通电使局部形成高温、组织变白或微黄色，造成组织凝固、脱水，局部破坏输卵管峡部1.0～1.5cm，确定凝固后进行干燥，电凝宽度6～8mm，于电凝破坏段中点处用剪刀剪断输卵管或减除中段约5mm输卵管

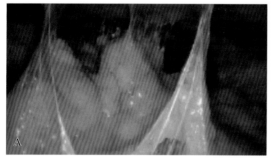
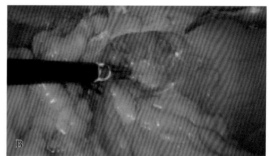

图9-1-3　环探中发现大网膜与前腹膜、侧腹膜粘连

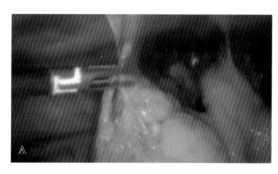
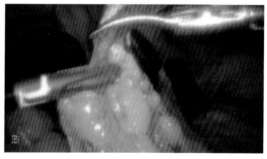

图9-1-4　双极电凝、剪开大网膜粘连

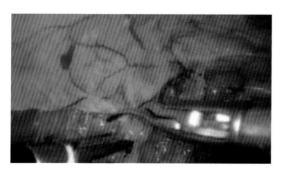

图9-1-5　剪刀直接剪开大网膜与侧腹膜间的膜性粘连

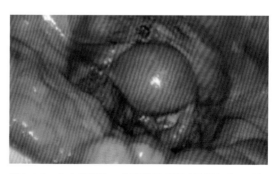

图9-1-6　将小肠肠管、大网膜等利用腔镜钳归位至骶岬上，充分显露盆腔

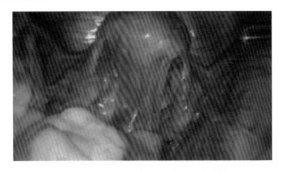

图9-1-7 举宫器协助显露子宫及附件

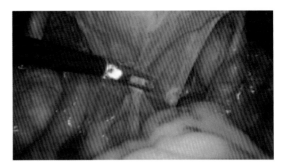

图9-1-8 分离子宫后壁粘连

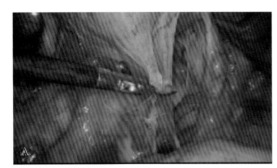
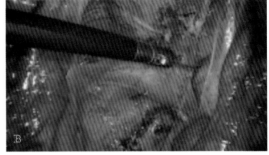

图9-1-9 剪断子宫后壁粘连，恢复子宫后壁盆腔解剖

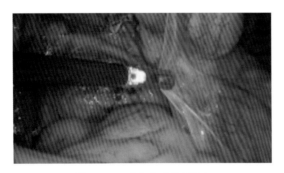

图9-1-10 分离右附件区粘连

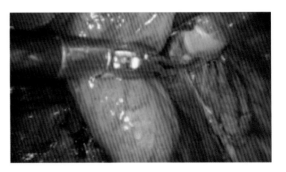

图9-1-11 显露右附件，有利于下步结扎右输卵管

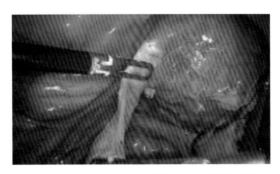

图9-1-12 双极电凝子宫角外侧2cm左输卵管峡部

（图9-1-13，图9-1-14），断开的位置进行电凝，将管腔进行凝闭。

方法2——单极电凝法：同双极电凝法，使用器械为通电分离钳，电凝档通电破坏输卵管（图9-1-15）。

方法3——套环法：环用特制硅橡胶制成，用特制的双圆筒形套环器放置。选近宫角处3～4cm的输卵管峡部，将输卵管钩推出，提起输卵管形成输卵管袢，然后回缩输卵管钩，将输卵管袢缓缓牵引入镜筒内，推下套环束在

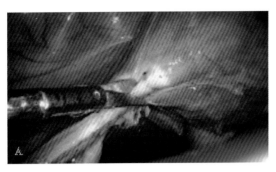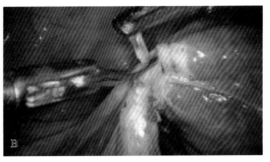

图9-1-13　于电凝中段剪断并剪除输卵管组织约0.5cm

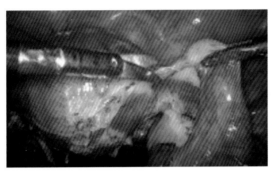

图9-1-14　同法处理对侧输卵管

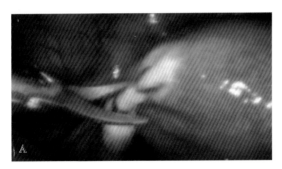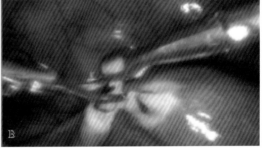

图9-1-15　通电分离钳电凝档破坏输卵管，剪断并剪除输卵管组织约0.5cm

输卵管上。

方法4——输卵管夹绝育术

（1）用特殊放置器将输卵管夹通过腹腔镜置于输卵管上，达到绝育目的。常用的有Hulka弹簧夹及Filshie弹簧夹。Hulka弹簧夹由热塑聚碳酸酯塑料制成，由一个腹膜反应较少的镀金弹簧维持其闭合状态。Filshie弹簧夹一种由钛制造的弹簧夹，内置硅橡胶垫。夹片闭合后输卵管坏死，硅橡胶膨大使输卵管管腔完全闭塞。

（2）利用放置器把弹簧夹钳夹于距子宫输卵管接合处2～2.5cm的输卵管峡部，推上弹簧锁紧夹子，以免滑脱，然后松开放置器，即将夹子留于输卵管上。放置器以闭合方式取出。

6.术毕　检查手术视野及盆腔脏器（图9-1-16），如无异常，摇低臀位，将手术台恢复至水平位，停止进气、尽量放尽腹腔的二氧化碳气体，拔除穿刺套管。分层次缝合关闭脐孔的穿刺口，缝合固定有引流管的穿刺口，用细肠线或1号丝线缝合筋膜及皮内各1针，下腹壁穿刺口小于10mm可以用创口护贴减张覆盖。

7.麻醉后苏醒　全身麻醉患者应该完全苏醒，拔出气管导管，呼吸和血氧饱和度正常后

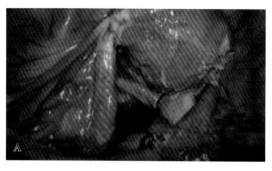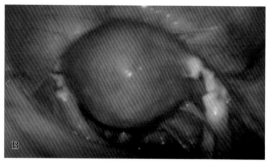

图 9-1-16　检视盆腔

送至病房。有条件者应该在麻醉苏醒室监护1小时左右送至病房。

【术后并发症及处理】

术后处理从患者离开手术室开始，到患者出院结束。术后应采取措施尽可能地减轻患者痛苦和不适，预防和减少并发症，促进患者顺利康复。输卵管手术的并发症包括脏器损伤、出血、皮下气肿、感染、切口疝；气体栓塞即气体进入血管随血液回流到心脏后造成严重的肺栓塞，甚至危及生命；异位妊娠等。

1.保护卵巢功能　术中尽量靠近输卵管操作并远离卵巢，减少对卵巢血供的影响。

2.避免脏器损伤　主要包括膀胱和肠道的副损伤，术中分离粘连时一定要轻柔小心。

3.预防粘连形成　这在输卵管手术中尤为重要，一旦有粘连形成就很难疏通输卵管，手术中要注意正确的解剖层次。轻柔地处理组织，需要强调的是，这比其他手术技巧都重要。

【术后注意事项】

按照诊疗配合路径开展临床工作，使之更具有规范化、标准化，做到有章可循、有条不紊，通过术前知识讲解，疏导患者不良情绪，使之积极配合医护工作；术中开展心理疏导、体位护理，协助患者更为积极应对手术，在手术治疗过程中，应在治疗器械配合过程中保持流畅性，利于手术的顺利进行。术后注意保暖，规范交接，利于患者康复。手术室护理配合路径使得护理配合，保持合理的时间性、规律性、顺序性，可避免盲目操作，可提高质量。患者术后回到病房前，应整理好床位，备齐术后所需的用具，如输液架、氧气等。将患者平稳搬移至病床时，应注意避免引流管脱出，然后接好各种引流管。在患者尚未清醒或麻醉作用未消失前，不要贴身放热水袋取暖，以免烫伤。病房应保持安静，尽量减少对患者的刺激。术后初期患者因切口疼痛、体力消耗，需要医护人员协助做好病床、口腔、皮肤的清洁工作，并在饮水、进食、排便、咳嗽咳痰及翻身等方面都应给予必要的指导和帮助。

完成手术后，应对患者合理保暖，送返病房后，应注意患者切口、引流管等情况，注意患者切口情况，是否出现渗出、感染、并发症等情况，如渗血、感染等应及时处理，指导患者正确饮食等，鼓励患者尽早下床活动，术后应充分休息，避免过度疲劳。手术后处理是保证手术成功和患者早日康复的重要环节。当手术结束后即应由参加手术的医师及麻醉医师护送患者回病室，并向值班护士交代手术的大体过程及护理应注意的事项，做到精心医护，避免发生术后并发症。注意围术期生命支持和并发症的预防，做到早诊断、早干预。整理用物，医疗垃圾分类处理，及时完成手术记录书写，包括手术类型、手术时间、名称、手术步骤、输血量、术中失血量、尿量、体液量等内容，术中病情变化和处理，以及标本性状及送检情况，完成术后医嘱。嘱各值班人员注意查看患者有无不适，有无腹痛及阴道出血等情况。

1.体位　按医嘱为患者摆好体位，以便让患者处于舒适、便于活动或翻身，并有利于病情恢复的原则，全身麻醉尚未清醒的患者，术后回病房应取去枕平卧，将头转向一侧，以便口腔内分泌物或呕吐物易于流出，防止呕吐物吸入气管。6～8小时后改为半坐位，以降低腹壁张力。患者清醒后应鼓励常翻身，多活动下肢，有利于血液循环，减少术后血栓等并发症。

2.血压、脉搏和呼吸 患者回病房后立即测血压、脉搏，了解搬动患者后血压是否下降。通常术后每0.5～1.0小时测血压1次，至平稳为止。脉搏应注意快慢强弱，慢而强为正常，如细、数、弱应注意有无失血、休克等情况，以便及时纠正。呼吸变化与脉搏一致，也应一并观察处理。当发现低血压和心动过速、与休克及失血相关体征、呼吸急促性呼吸困难等应立即报告主管医师。

3.围术期生命支持 平卧6～8小时，手术后24～48小时对患者的呼吸、脉率、血压、血氧饱和度等生命体征持续监护或定期监测，注意出入量平衡，维持有效循环血量。注意输液速度，防止诱发肺水肿与心力衰竭。禁食水6～12小时（或至麻醉清醒后即可少量进水）。

4.体温 手术后24小时体温通常升高，但不超过38℃，多为手术创伤反应，称"无菌热"，无须处理。若24小时后体温仍较高，尤间隔4小时以上有两次体温＞38℃，应注意是否有感染（手术切口、泌尿系统或呼吸系统感染）、脱水或输液反应。术后10～14天发热者应检查有无静脉炎，或抗生素引起的药物热。总之，有发热者，应做全面检查及有关化验，明确原因，及时处理。

5.预防感染 Ⅱ类及其以上的切口，手术前30分钟预防性使用抗生素，Ⅰ类切口慎用抗生素。注意监测白细胞计数、中性粒细胞百分比。

6.引流管的管理 腹腔引流管要保持通畅，引流管腹壁切口处要定期更换敷料，注意观察引流量及引流物的性状。一般当引流量小于每日5ml，且为浆液性液体时可以拔除引流管。要经常检查所放置的引流物或引流管有无阻塞、扭曲等情况；换药时要将露在体外的部分妥善固定，以免滑入体内或脱出，同时应观察记录引流量和颜色的变化。

7.尿管 留置尿管6～12小时，术后注意尿液量、性状。保留尿管期间，特别注意保持外阴清洁。

8.静脉栓塞症的预防 对于高、中危患者可以使用双重机械（下肢循环压力泵配合弹力袜）或低分子量肝素进行预防，术前开始，术后继续使用。

9.早期进食及下床活动 手术后患者原则上应早期床上活动，并争取在短期下床活动。早期活动有利于增加肺活量，减少肺部并发症，促进全身血液循环和切口愈合、降低因静脉血流缓慢而并发深静脉血栓形成的发生率、增强患者康复的信心；早期活动还有利于肠道蠕动和膀胱收缩功能的恢复，减少腹胀和尿潴留的发生。患者已清醒、麻醉作用消失后就应鼓励在床上活动，如进行深呼吸、四肢主动活动及间歇翻身等。床上足趾和踝关节伸屈活动或下肢肌松弛、收缩的交替活动，有利于促进静脉回流。早期起床活动，应根据患者的耐受程度，逐步增加活动量。可先在坐在床沿上做深呼吸和咳嗽，再在床旁站立、行走，逐步增加活动范围、次数和时间。促进妇科手术患者术后肠道功能的恢复，具体措施包括多模式镇痛，减少阿片类药物用量，控制液体入量，咀嚼口香糖，早期进食和离床活动。术后早期进食能够保护肠黏膜功能，防止菌群失调和异位，促进肠道功能的恢复，减少围术期并发症。

10.切口 隔天换药1次，术后7天再次换药；术后3个月复查。

11.缝线拆除 下腹部缝线拆除时间是6～7天，拆线时应记录切口类型和切口愈合情况。

【术后常见问题】

1.腹腔镜术后疼痛 具有比较复杂的原因，由于疼痛的感觉具有很大的主观性，患者的个人因素包括社会因素、文化因素、生活经历、年龄、生育史和既往史及对疼痛的体验等均可以影响到术后疼痛的发生和恢复。腹腔镜手术除伤口疼痛外，63%的患者主诉膈下及肩部疼痛，而且有时疼痛相当明显，成为腹腔镜手术后患者恢复中的主要不适。术后疼痛的相关因素包括患者年轻、肥胖、充气速度过快、腹腔内压力过高、灌注气体温度低、灌注气体干燥等。

麻醉作用消失后切口会出现疼痛，咳嗽、翻身时又会加剧切口疼痛，此时患者通常不愿改变体位。切口疼痛在术后24小时内最剧烈，2～3日后疼痛明显减轻。若切口持续疼痛或疼痛减轻后再度加重，可能有切口血肿、炎症乃至脓肿形成，应仔细检查，及时处理。疼痛除造成患者痛苦、影响患者休息外，还可以影响各器官的生理功能，以致影响患者整个恢复过程，因此必须有效解除。应指导患者及其家属在咳嗽翻身、活动肢体时，应用手按抚伤口部位，以减少对切口张力刺激引起的疼痛。

心理治疗：术前对疾病诊断、手术方式、术后的恢复情况等向患者做耐心、细致的解释，消除患者对手术的恐惧和焦虑，必要时给予抗焦虑药，以降低术后疼痛的程度和发生率。

镇痛药物治疗：非类固醇抗炎药（吲哚美辛、布洛芬等）、阿片类药物、局部麻醉。

预防方法：包括控制充气速度，设定气腹压力≤13mmHg，流量控制在1.5～2.0L/min，术后尽量排出腹腔内气体。

2.恶心、呕吐 术后恶心、呕吐的常见原因是麻醉反应，待麻醉作用消失后，即可停止。其他原因如颅内压增高、糖尿病酸中毒、尿毒症、低钾血症、低钠血症等。腹部手术后反复呕吐，须警惕急性胃扩张或肠梗阻可能。使用哌替啶、吗啡后亦可有呕吐反应。处理上除应用镇静、镇吐药物来减轻症状外，应着重查明原因，进行针对性治疗。

3.腹胀 术后早期腹胀一般是由于手术后胃肠道蠕动受抑制，肠腔内积气尚不能排出所致，这种现象随着术后胃肠道蠕动恢复、肛门排气后可自行缓解。严重腹胀一方面可使膈肌升高而影响呼吸功能，另一方面也可因下腔静脉受压而影响血液回流。此外，严重腹胀对腹壁切口的愈合也将产生影响，故需及时处理。如手术后已数日仍有腹胀、肛门未排气、肠鸣音未恢复，可能是由腹膜炎或其他原因所致的肠麻痹。若患者术后腹胀伴有腹部阵发性绞痛、肠鸣音亢进、甚至出现气过水声或金属音，则考虑为早期肠粘连或其他原因如腹内疝等，所引起的机械性肠梗阻可能，应做进一步检查和处理。处理可采用持续胃肠减压、放置肛管、用高渗溶液低压灌肠等。若为非胃肠道手术所致，亦可应用促进肠蠕动的药物，直至肛门排气。对于因腹腔内感染引起的肠麻痹，或已确定为机械性肠梗阻者，若经过非手术治疗不能好转，尚需再次手术。

4.尿潴留 手术后尿潴留比较常见，全身麻醉或椎管内麻醉后排尿反射受抑制，切口疼痛又引起膀胱后尿道括约肌反射性痉挛，由于这些原因引起的尿潴留都是暂时性的，经过适当处理就可以解决。手术后尿潴留是尿路感染的主要原因，膀胱膨胀过久会使膀胱壁肌肉失去张力，在短期内不易恢复。因此，术后拔除导尿管后6～8小时尚未排尿，或虽有排尿，但尿量甚少，次数频繁，就应在下腹部耻骨上区做叩诊检查，如发现有明显浊音区即说明有尿潴留，应及时处理。应安稳患者情绪，焦急、紧张更会加重括约肌痉挛，引起排尿困难。

尿潴留是术后并发尿路感染的基本原因，感染可起自膀胱，若感染上行则引起肾盂肾炎。急性膀胱炎主要表现为尿频、尿急、尿痛，有时尚无排尿困难，一般都无全身症状，尿液检查有较多的红细胞和脓细胞。急性肾盂肾炎多见于女性，主要表现为畏寒、发热、肾区疼痛、白细胞计数增高，中段尿做镜检可见大量白细胞和细菌，大多数是革兰氏染色阴性的肠源性细菌。尿液培养不仅可明确菌种，而且为选择有效抗生素提供依据。

5.切口感染 由于腹腔镜输卵管手术创面小，对全身免疫功能干扰小，二氧化碳对细菌的抑制作用，腹腔镜手术感染率的原因。感染相关因素包括气腹使腹膜黏附作用降低，降低腹膜局部免疫功能等。伤口感染的原因包括器械消毒不彻底、术前皮肤消毒不充分、缝合方式不恰当、止血不彻底及术后护理不到位，一般术后次日常规用碘酒、酒精消毒切口，更换敷料。在外敷创可贴时，如果将切口两侧皮肤过于拉紧，则人为造成皮肤皱褶，使部分患者出现皮肤红肿、瘙痒、水疱等，局部皮肤破损导致抵御细菌的能力降低。另外，患者术后切口尚未完全愈合就出院，出院后过早揭去创可贴、洗澡等，使尚未愈合的切口遭遇污染，增加了感染的可能性。切口感染的临床表现是体温升高、白细胞计数增多、切口红肿，此时应该应用抗生素、每日更换敷料、必要时进行引流。预防措施是注意器械彻底消毒、纠正术前贫血、术前彻底清洁皮肤、预防性使用抗生素。

切口感染的原因除了细菌侵入外，还受血肿、异物、局部组织血供不良、全身抵抗力削弱等因素的影响。术后 3～4 日，切口疼痛加重，或减轻后又加重，并伴有体温升高、脉率加速，白细胞计数增多，可以做局部穿刺，或拆除部分缝线后用血管钳撑开，进行观察。凡有分泌液者，均应取标本做细菌学检查，以便明确诊断，并为选择有效的抗生素提供依据。

切口感染重在预防：

（1）严格遵守无菌操作原则；

（2）手术操作应尽量轻柔精细；

（3）严格止血以避免切口渗血、血肿；

（4）加强手术前后处理，增强患者抗感染能力。

如切口已有早期炎症现象，应使用有效的抗生素、局部理疗或酒精湿敷等。已形成脓肿者，应给予局部拆线、撑开引流、加强换药处理。若创面较大，则待创面清洁后考虑行二期缝合，以缩短愈合时间。

6. 输卵管结扎术后腹痛 少数妇女输卵管结扎术后出现持续性腹痛、月经紊乱、自主神经功能紊乱，甚至影响和丧失劳动能力。目前国内外研究认为，这与患者病态心理和盆腔病变均有关。1981 年 Faber 称此为 "输卵管结扎后综合征"（post tubal ligation syndrome，PTLS）。盆腔病变主要为盆腔静脉淤血症、慢性盆腔炎、大网膜粘连综合征（开腹绝育后出现腹痛、腹胀、躯干不能伸直，或伸直时有固定区域牵拉痛）、盆腔或腹腔粘连等。关于盆腔静脉淤血综合征与输卵管结扎的关系是，术中损伤了输卵管系膜内血管；结扎部位近伞端时，阻断和扭曲了子宫上静脉、输卵管静脉和卵巢静脉的连续性，直接影响了盆腔静脉血液回流，导致血液淤积、血管扩张。如果供应卵巢的优势血管同时受损，则影响卵巢血供，导致卵泡发育不良、不排卵和黄体早期退化，造成月经紊乱。输卵管、卵巢间静脉回流受阻，可导致雌孕激素分泌失调而加重淤血。如果术前有多次人工流产、分娩、子宫后倾或心理障碍，使原本曲张的盆腔静脉障碍加重。由此可见，输卵管结扎手术虽小，但技术要求精益求精、责任心强、术前要向受术者宣传、进行技术咨询，并接受知情选择。

处理以非手术治疗为主，包括药物、活血化瘀中药、理疗、心理疏导、增强体质等。必要时手术治疗，据不同情况给予分离粘连、切除炎性肿块。

7. 术后出血 可发生在手术切口、创面处，常由术中止血不完善、创面渗血未完全控制或原痉挛的小动脉断端舒张及结扎线脱落等所致，覆盖切口的敷料被鲜血渗透时就应疑及手术切口出血。此时，应打开敷料检查切口，如有血液持续涌出，或在拆除部分缝线后看到出血点，诊断即已明确。手术后体腔内出血发生隐蔽，后果严重。腹部手术后腹腔内的出血如果不是来自较大的血管，特别是没有放置引流管者，其早期诊断极为困难，只有通过密切的观察，必要时行腹腔穿刺才能明确诊断。患者术后早期出现休克表现，经输给足够的血液和体液后，其休克征象和监测指标均无好转，或持续加重，或一度好转后又恶化等，均提示有术后出血。

手术时务必严格止血，结扎务必规范牢靠，切口关闭前务必检查手术野有无出血点，都是预防术后出血的关键。一旦确诊为术后出血，必要时需要再次手术止血。

【术后注意事项及随访】

嘱患者术后注意休息，保持外阴清洁，给予高热量、高蛋白质、高维生素饮食，1个月内禁止重体力劳动，出院后禁止性生活、盆浴3个月，2周后可以淋浴，3个月后门诊随访复查超声。如发生阴道大出血、腹痛、反复发热等情况，应立即到医院诊治。随访妊娠结局。

【临床案例2】

患者，女性，32岁，因"检查发现右侧附件区囊性包块8月余"入院，平素月经规律，月经初潮年龄11岁，7～8日/26～30日，现月经干净第4天，量中，色暗红，痛经（-），偶有凝血块。8月余前行妇科超声检查提示右附件区囊性包块（输卵管积液可能性大），宫颈回声欠均，6月余前行输卵管造影提示双侧输卵管阻塞、上举、积水，现诊断"输卵管积水"，病程中否认经量改变，饮食、睡眠可，二便如常，体重未见明显变化。现拟行IVF-ET，要求双侧输卵管结扎术。

【案例2术前沟通】

腹腔镜下输卵管结扎术与切除术治疗输卵管积液对IVF-ET后妊娠结局的改善效果相同，输卵管积液不仅影响IVF-ET妊娠结局，持续存在的输卵管积液也是盆腔炎的潜在病灶，异位妊娠发生率也会显著增加。此外，IVF-ET促排卵过程中应用促性腺激素，可能会加重输卵管积液，膨大的输卵管给取卵带来了困难，卵子也容易受积液污染，因此，推荐输卵管近端结扎术和远端造口术同时进行。

【手术步骤】

（1）探查见大网膜广泛悬吊粘连于左前腹壁及侧脐韧带表面（图9-1-17），高频双极联合锐性分离松解粘连（图9-1-18）。

（2）分离部分粘连后见子宫常大，肠管迂曲呈"Z"字形与子宫底后壁致密粘连固定，将子宫及直肠窝完全封闭不可见（图9-1-19）。

（3）阑尾与右侧阔韧带后叶包裹粘连，其远端不可见（图9-1-20），将阑尾自阔韧带后叶处粘连分离开、游离阑尾（图9-1-21），见阑尾较长，分离后浆膜层完整、阑尾系膜血管未见异常。

（4）锐性分离联合高频双极电凝分离肠管

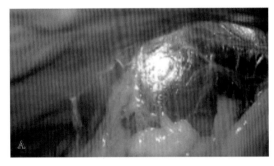
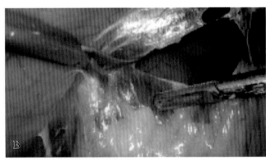

图9-1-17 大网膜广泛悬吊粘连于左前腹壁及侧脐韧带表面

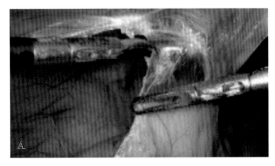
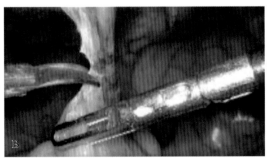

图9-1-18 高频双极联合锐性分离松解粘连

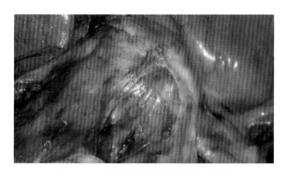

图9-1-19 子宫直肠窝完全封闭不可见

及双侧附件区粘连，见解剖层次不清晰，双侧卵巢部可见，表面腹膜化，双侧输卵管迂曲增

粗积水，壁薄，伞端结构不可见（图9-1-22）。

（5）分离粘连自输卵管远端起辨识输卵管峡部，剪刀于双侧输卵管伞端处十字切开，外翻伞端固定（图9-1-23），放尽积液，高频双极电凝止血。

（6）于双侧输卵管峡部靠近子宫角部高频双极电凝，切断双侧输卵管（图9-1-24）；盆腹腔渗血处电凝止血，查无活动性出血，冲洗盆腔，阑尾表面贴敷止血纱（图9-1-25）。

本例患者已行腹腔镜下输卵管结扎术＋造口术，输卵管结扎术是IVF-ET前常用的预处理方法，即切断或缝扎输卵管峡部，阻止积液

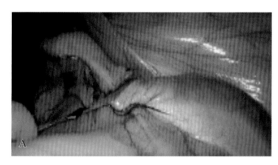
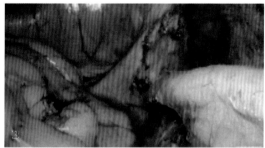

图9-1-20 阑尾与右侧阔韧带后叶包裹粘连、其远端不可见

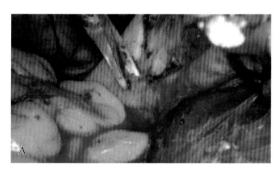
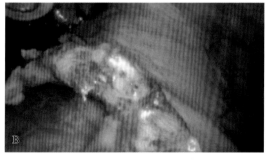

图9-1-21 将阑尾自阔韧带后叶处粘连分离开、游离阑尾

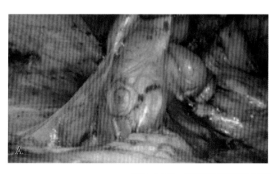
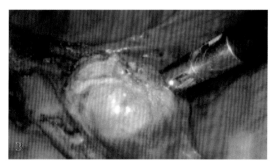

图9-1-22 双侧输卵管迂曲增粗积水，壁薄，伞端结构不可见

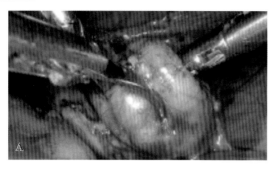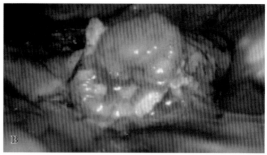

图9-1-23 双侧输卵管伞端处"十"字切开，外翻伞端固定

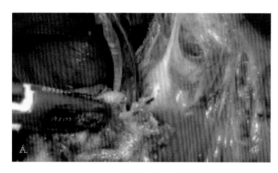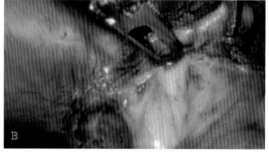

图9-1-24 双侧输卵管峡部靠近子宫角部双极电凝，切断双侧输卵管

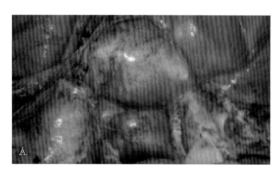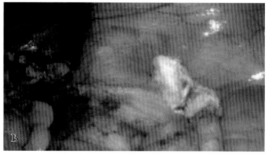

图9-1-25 查无活动性出血，冲洗盆腔，阑尾表面贴敷止血纱

回流到宫腔，对卵巢血液供应影响很小。IVF-ET前输卵管结扎术的适应证：

（1）病变程度轻，积液小于3cm，结扎并造口可减少积液复发。

（2）盆腔粘连严重，无法切除。

（3）病变严重，丧失生理功能，但对切除输卵管有顾虑。

（二）腹腔镜输卵管通液术

【临床案例】

患者，28岁，已婚2年，未避孕未孕至今，痛经（＋），现月经干净第3天，输卵管造影提示双侧输卵管通而不畅，盆腔可见少量造影剂涂抹。

【手术步骤】

（1）连接腹腔镜设备及光导，举宫、气腹、置镜顺利。探无穿刺损伤、未见膈疝，探查见子宫常大，右侧卵巢增大，表面可见子宫内膜异位症病灶（图9-1-26），直径约0.5cm，右侧卵巢与右侧阔韧带后叶间致密粘连，子宫直肠窝、右侧壁腹膜可见散在点状内异灶（图9-1-27），高频双极电凝予以消融，可见热色反应。

（2）双侧输卵管外观未见异常，高压洗注

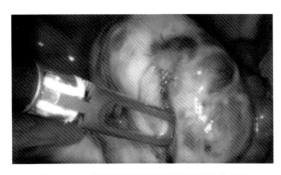

图9-1-26　卵巢表面可见子宫内膜异位症病灶

亚甲蓝通液可见双侧输卵管伞端外溢亚甲蓝，通畅无阻力（图9-1-28）。

（三）腹腔镜输卵管切除术

【适应证】

（1）无生育要求的输卵管妊娠者；

（2）内出血并发休克的急症患者；

（3）因感染、子宫内膜异位症、异位妊娠及重度输卵管积水等造成输卵管受累严重，无法修复；

（4）输卵管积水管腔扩张大于3cm，黏膜稀疏或消失、管壁纤维化并增厚、与周围组织广泛粘连。

【禁忌证】

（1）严重心、肝、肾功能障碍以及内分泌或造血系统疾病、恶性肿瘤者。

（2）严重精神病史。

（3）盆腔手术史和急性盆腔炎史的患者。

【临床案例】

患者，女性，35岁，孕2产1，足月剖宫产1次，人工流产1次，既往月经规律，5～7天/28～32天，因双侧输卵管阻塞行IVF-ET，胚胎移植术后50日，阴道不规则出血至今已持续3周未净，量时多时少，色暗红，无明显腹痛，患者有子宫肌瘤病史，曾行阑尾炎切除术、左卵巢子宫内膜异位囊肿剥除术及剖宫产术史。血人绒毛膜促性腺激素（β-human chorionic gonadotropin，β-hCG）678 IU/L，血孕酮11.3ug/L，阴道超声检查：宫内未见妊娠囊，内膜9mm，左附件区见一大小33mm×39mm×42mm混合性回声，可见少量血流信号，右侧附件区未见异常，盆腔内未见明显积液。妇科检查：外侧发育正常，阴道内少量暗红色血，宫颈中度柱状上皮外移，口闭，无抬举痛，子宫增大如孕50天大小，质

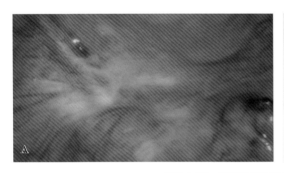
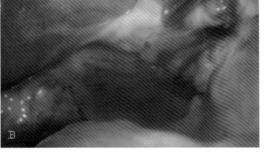

图9-1-27　盆腔散在多发可见子宫内膜异位症病灶

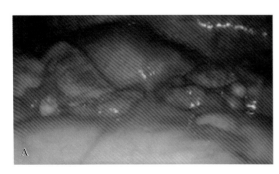
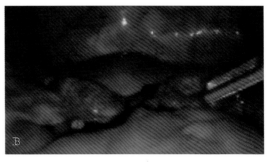

图9-1-28　腹腔镜下通液可见双侧输卵管伞端外溢亚甲蓝，通畅无阻力

地偏软，左侧附件区有增厚感，无明显压痛，右侧附件未及异常。

【术前沟通】

根据患者停经史，血清β-hCG变化，超声结果及妇科检查提示，可以明确诊断异位妊娠。异位妊娠指的是受精卵在子宫体腔以外着床发育，对孕妇及胎儿的生命安全存在严重威胁，此病患者多数有停经史，有时停经后可出现少量不规则阴道出血，可伴有腹痛，腹泻等症状。其主要的病因是盆腔炎症，输卵管发育不良以及宫内节育器节育失败等，主要的病理基础也包括输卵管妊娠流产，输卵管的妊娠破裂，陈旧性异位妊娠及继发性的腹腔妊娠等。

外科手术是治疗输卵管妊娠的主要手段，治疗输卵管妊娠的术式主要分为保守性手术及根治性手术，前者主要适用于输卵管损伤较小且需保留生育能力的患者，可保留患侧输卵管，但是术后再粘连阻塞的发生率仍高，无法回避远期继发不孕及再次异位妊娠的可能性。后者对于输卵管粘连、损伤程度较大的患者更为适用。输卵管妊娠有一定复发性，但输卵管作为重要的生殖部位，其切除与否势必会影响患者术后的生育，如何权衡两者之间的关系并选择合适的术式非常重要。输卵管妊娠手术后极易出现持续性异位妊娠，术后血清hCG下降水平可用于判断手术效果及是否存在持续性异位妊娠。输卵管手术后输卵管管腔狭窄、粘连或瘘管形成是影响受精卵运行，引发再次异位妊娠的重要原因，保守性手术虽保留输卵管，但切开取胚等操作必然会损伤输卵管，尤其是术中电凝止血可造成黏膜的损伤及瘢痕的形成，另外盆腔手术操作引起的盆腔粘连也可引起输卵管结构及功能的改变，加大术后再发异位妊娠的风险；在术后妊娠方面，保守性手术中损伤的输卵管难以维持其正常功能，对提高宫内妊娠率获益不大。患者要求行患侧输卵管切除术，手术应该行完整的输卵管切除术，自输卵管的起始部及远离卵巢的位置进行切除。不完整的输卵管切除在后续的受孕过程中，包括采取辅助生殖技术，都可能增加异位妊娠的发生

率。输卵管切除术有影响卵巢血供的风险，导致卵巢储备功能下降，在接下来的IVF治疗周期中卵巢对促性腺激素的反应性降低，获卵数减少。卵巢血液供应主要由子宫动脉自子宫角部发出卵巢支及卵巢动脉分支互相吻合，共同营养卵巢；输卵管血液供应起源卵巢动脉及子宫动脉，子宫动脉子宫角部发出的输卵管支，卵巢动脉在输卵管系膜内分出若干支，共同营养输卵管。两者血液供应在解剖上相邻近，在此区域内进行手术操作，可能影响卵巢血供，导致卵巢储备功能下降，甚至导致卵巢功能早衰。卵巢和输卵管的血供很靠近且有不同程度的吻合，切除输卵管时应尽量贴近输卵管并远离卵巢以免影响卵巢的血液供应，并确保整条输卵管被切除，因为输卵管峡部残留容易导致IVF-ET治疗后的异位妊娠。保留输卵管浆膜层及卵巢供应血管以避免影响卵巢功能，输卵管尽量切至宫角部以预防残留输卵管妊娠的发生。据报道，输卵管切除术时输卵管间质部与峡部之间予不可吸收线缝扎，术后可有效预防残留输卵管妊娠的发生，输卵管间质部妊娠的概率也明显下降。当卵巢及输卵管伞端粘连明显时可酌情保留少许输卵管伞端组织以避免骨盆漏斗韧带内的卵巢血管的损伤。手术中对盆腔粘连的分离应适可而止，不追求脏器的绝对解剖复位。

【术前准备】

术前准备包括对患者所患疾病的严重程度、全身健康状态及患者精神思想状况的评估，为手术做好精神及物质准备。因此，术前通过相关检查全面了解病情，并做出客观评价。基本同输卵管结扎术，但术前不灌肠。

（1）明确手术适应证，除外禁忌证。

（2）全面的体格检查：包括心脏、肺、肝、肾、颅脑、骨骼系统、神经系统等全身检查。

（3）一般检查：血常规、血型、尿常规、肝肾功能、电解质、凝血功能；影像学检查如胸部X线片、盆腔超声。

（4）功能检查：对有胸闷、心悸等不适症状或有心脏病史患者行超声心动图、24小时动

态心电图等相关检查。

（5）纠正贫血及低蛋白血症。

（6）阴道准备：术前需要使用消毒液擦拭阴道。

（7）胃肠道准备：术前10～12小时禁食，6小时禁水。

（8）手术区备皮：对会阴部及下腹部皮肤进行准备，去除毛发，清理脐窝内积垢。

（9）患者及其家属的心理准备：充分沟通、健康教育、明确手术治疗的必要性与意义，明确手术的风险及预期结果，正确认识和面对并发症。

【手术步骤】

（1）行输卵管电凝切除术时将举宫器放入宫腔，使子宫位置保持前倾，探查病灶位置，充分显露患侧输卵管（图9-1-29）。

（2）输卵管的对侧用一把抓钳提起输卵管伞端，显露输卵管系膜，自伞端开始用双极电凝钳靠近输卵管下方系膜至子宫角部，钳夹、电凝输卵管系膜（图9-1-30），边电凝边剪开电凝固的系膜至剪开游离输卵管（图9-1-31）。因输卵管系膜血管丰富，不可使用单极电凝钩和电凝剪直接电凝离断系膜，以免出血。

（3）这样逐步剪断系膜直至输卵管宫角部，切除患侧输卵管（图9-1-32），将切除的输卵管取出。

（4）应用生理盐水冲洗盆腹腔，清除盆腔积血并吸净余液，进行关腹缝合，缝合筋膜及皮下组织，将标本送检。术后对患者的病情进行严密的监控，观察患者的生命体征，书写手术记录。

靠近输卵管电凝系膜的目的是减少电凝对卵巢系膜及其血液供应的影响。也可使用一种双极电刀电凝钳，其优点是电凝组织后可立即下推刀片，将组织切断，不需要反复更换手术器械，从而缩短手术时间。输卵管切除也可逆行进行，先钳夹切断输卵管峡部近宫角处，再逐步电凝切断输卵管系膜至输卵管伞端，逆行切除病变输卵管。

【术后随访】

术后密切监测血清hCG水平，随访血清hCG水平恢复正常时间，每周复查一次，直至正常水平。随访再次异位妊娠率、自然宫内妊娠率等。

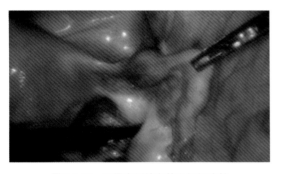

图9-1-29　显露右侧输卵管及妊娠病灶

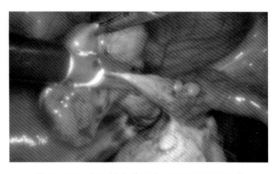

图9-1-30　靠近输卵管钳夹、凝断输卵管系膜

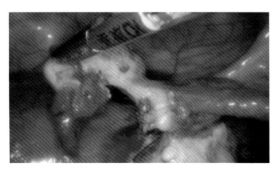

图9-1-31　逐步凝断输卵管系膜

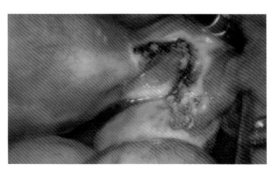

图9-1-32　完整切除右侧输卵管

第二节　进阶手术

一、腹腔镜输卵管成形术

【适应证】

（1）薄壁、轻度输卵管积水。

（2）无或轻度输卵管周围粘连。

（3）黏膜正常或只有轻度受损。

【禁忌证】

（1）输卵管或盆腔其他器官炎症的急性期。

（2）凝血功能障碍者。

（3）伴侣不育者。

（4）严重精神疾病患者、依从性较差者。

【临床案例】

患者，29岁，已婚有生育要求，孕1产0，人工流产1次，未避孕未孕2年，输卵管造影提示双侧输卵管轻度积水，要求行腹腔镜双侧输卵管修复整形手术。

【术前沟通】

输卵管不通或功能障碍是女性不孕的主要病因之一，多由输卵管积水引起。输卵管积水患者通常易合并盆腔炎症、输卵管远端梗阻、组织粘连等症状，治疗难度较大，采用非手术治疗效果不佳。目前治疗该病主要对患者实施手术疗法，腹腔镜输卵管积水整形术是一种常用术式，可改善输卵管阻塞，部分患者经该术治疗后可成功妊娠，2015年6月美国生殖医学会发布输卵管手术在辅助生殖的应用委员会意见：关于输卵管手术在输卵管性不孕患者生育力改善中的意义，对于轻度输卵管积水的年轻女性（无其他不孕因素），建议输卵管伞端成形术；对于合并严重输卵管积水者，建议腹腔镜探查行输卵管切除或输卵管近端结扎术＋造口术。但仍有部分患者术后妊娠率尚不理想，这可能与多种因素影响有关，如输卵管外科手术会增加异位妊娠的概率。

目前有关输卵管积水的发病机制尚未完全明确，可能与输卵管炎症有关，炎症可导致输卵管上皮内纤毛结构改变、伞端闭锁，分泌细胞功能增强，囊性纤维化，从而诱发输卵管管腔积液。输卵管积水发生后，对女性生育能力可造成多方面的影响：

（1）降低子宫内膜容受性，积水进入宫腔后，可产生冲刷作用，抑制促进内膜发育、转化的因子表达。

（2）积水中含有阳性细胞、前列腺素等，对子宫内膜有毒性作用。

（3）积水中含有淋巴细胞、组织碎片、微生物及其他毒性物质，可阻止胚胎发育，引起胚胎死亡。

（4）积水可造成机械性阻塞作用。

腹腔镜具有微创、安全性高等优势，在多种疾病治疗中被广泛应用。腹腔镜手术为治疗输卵管积水的有效手段，但女性不孕症原因复杂，实施手术治疗并不能完全治愈不孕症。手术虽可缓解积水状况，但也会对输卵管造成刺激，易引发炎症，输卵管生理功能经手术治疗后，难以彻底修复。此外，患者术后妊娠率不高还受多种因素影响。

【术前准备】

（1）手术时间选在月经干净7日内进行。

（2）器械：阴道窥器、宫颈钳、子宫双腔导管或Foley导管、10ml注射器、50ml注射器、腹腔镜器械等。

（3）明确手术适应证，除外禁忌证，对患者全身状态进行充分评估。完善体格检查如心肺系统等，一般检查如血常规、血型、尿常规、肝肾功能等。需要术前阴道准备、备皮、清理脐窝内积垢。与患者及其家属充分沟通，明确手术的必要性及风险。

【手术步骤】

手术要点包括温和处理组织，精准止血，避免过度电凝和显微缝合。使用子宫导管避免用力插入过深，以造成子宫内膜损伤或子宫穿孔。扩张输卵管动作要轻柔，以免戳穿输卵管。用剪刀剪开伞口比用电刀可以减少热损伤的风险，避免术后粘连发生，间断性用生理盐水或乳酸林格液湿润术野。偶有温和的扩张无法扩大开口时，小的"十"字切口可能比进一步地扩张伞端开口更有效。通过腹腔镜放大仔细观察以确定伞端是否有粘连或纤维化。注意切勿过度操作，多余的操作反而会引起粘连。

（1）探查盆腔探查子宫、附件与周围脏器关系等盆腔情况，输卵管周围是否有粘连，有粘连者予以分离，使附件恢复正常解剖关系（图9-2-1～图9-2-3）。

（2）松解粘连分离粘连是保证手术进行及术后成功的首要条件，高频双极电凝（图9-2-4），剪刀锐性去除输卵管周围的粘连（图9-2-5），游离输卵管。将输卵管周围特别是伞端的粘连分离（图9-2-6），尽量恢复输卵管的正常

解剖形态和活动度，使输卵管保持自然伸展游离的状态，以免过度弯曲形成输卵管妊娠和不孕。使粘连带有一定张力，用剪刀、单极电凝钩等将输卵管伞端周围的粘连松解开，使伞端显露（图9-2-7，图9-2-8）。

（3）检查输卵管通畅情况：0.9%生理盐水500ml稀释亚甲蓝注射液2ml（20mg），导管置入宫腔后将球囊充盈，将50ml注射器连接通液管的末端，由宫体推注亚甲蓝染液检查输卵管全段通畅情况。直视下加压通液，可见到整个输卵管充盈（图9-2-9），观察染液在输卵

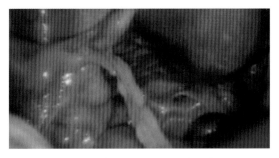

图9-2-1　大网膜与左侧输卵管壶腹部膜样粘连

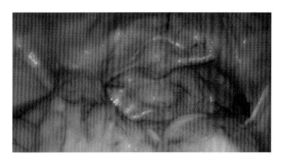

图9-2-2　大网膜与左侧附件区包裹粘连

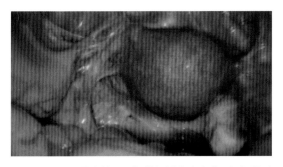

图9-2-3　左侧输卵管、圆韧带与侧盆壁腹膜及阔韧带后叶膜样粘连

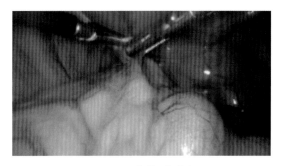

图9-2-4　高频双极电凝

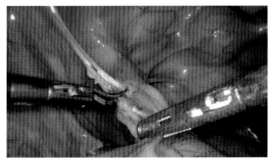

图9-2-5　剪刀剪开电凝过的区域

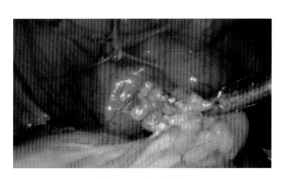

图9-2-6　松解粘连

第九章　输卵管疾病手术

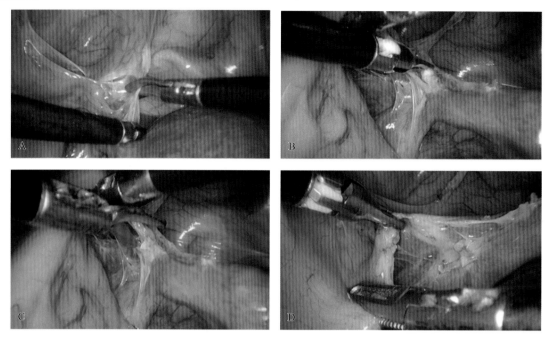

图9-2-7 剪刀锐性剪开无血管区粘连带

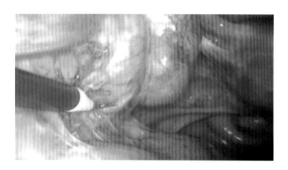

图9-2-8 单极钩边电凝边切开粘连

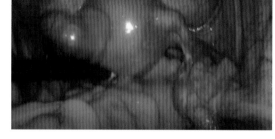

图9-2-9 通液使输卵管伞端膨大，有一定张力

管内的流动及伞端的溢出情况，可确切评价输卵管通畅性，明确梗阻位置，推注完毕取出导管。

（1）扩大开口：自通液管注入亚甲蓝盐水，通过亚甲蓝通液帮助扩张管腔，使输卵管膨胀，明确伞端梗阻的位置，用剪刀在薄弱而无血管区的闭锁伞口上切开小口（图9-2-10），以闭合的剪刀或无损伤抓钳进入伞端，轻轻扩张以扩大伞口。将分离钳伸入输卵管，张开并向后退，扩大伞端开口，仔细观察伞端是否有粘连或纤维化。如有出血，可用双极进行电凝。分离过程中将输卵管提起，以便操作。

（2）切开造口：在切开前，自通液管注入

亚甲蓝盐水，使输卵管膨胀。输卵管伞端闭锁盲端最菲薄处，避开血管，做"十"字形或"米"字形切开，使伞端形成瓣状。

（3）伞端成形：用两对无损手术钳翻转远端1cm以上的输卵管（图9-2-11，图9-2-12），可吸收线（3-0或4-0）将瓣膜间断外翻缝合切口的黏膜与浆膜层，一般缝合3～4针（图9-2-13），保持边缘外翻，以免再次粘连。助手要协助拉线和打结。如果伞端形成良好，又无出血，也可不缝。应避免浆膜的双极电凝，减少能量器械的使用以预防术后粘连形成，间断性用生理盐水或乳酸林格氏液湿润术野。

（4）再检验通畅与否：伞端形成后再次

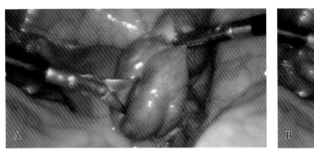
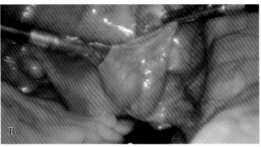

图9-2-10　伞端脐部膨大部分用剪刀呈"X"形剪开，输卵管积水流出

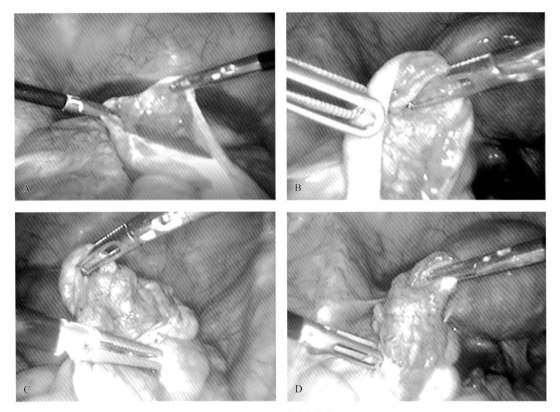

图9-2-11　翻转输卵管伞端

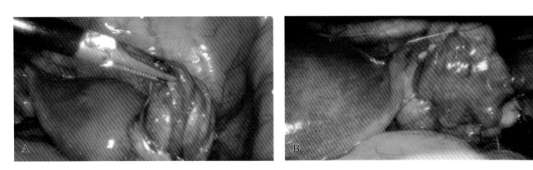

图9-2-12　翻转剪开的伞端，伞瓣成形

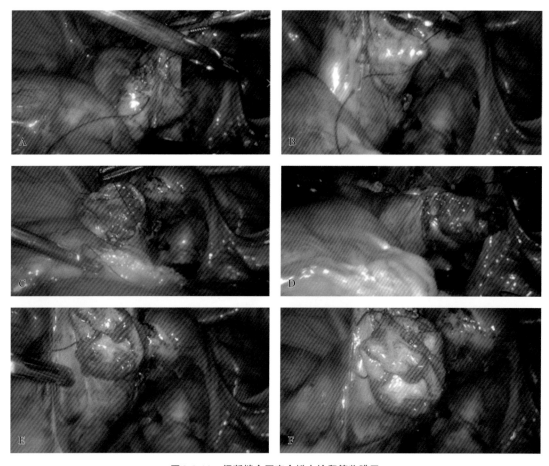

图9-2-13　间断缝合固定伞瓣在输卵管浆膜层

注入亚甲蓝盐水，验证是否通畅（图9-2-14）。检查创面有无出血，注意电凝要适度。

（5）预防粘连：生理盐水冲洗盆腹腔，查盆腔有无活动性出血，涂抹透明质酸钠、右旋糖酐或异丙嗪等（图9-2-15），以预防术后粘连。清点器械、敷料等数目无误。1号可吸收线缝合关闭穿刺口腹膜、筋膜，皮肤皮内缝合，对皮，贴刀口贴。

【手术注意事项】

腹腔镜双侧输卵管通液，可以起到机械性疏通作用，能冲刷血块及组织碎片，解除梗阻，从而使输卵管腔内的粘连和轻、中度阻塞得以分离、疏通。造口术即在原输卵管开口处或输卵管远端较薄的无血管区做花瓣样切口，将瓣膜外翻缝合，保持黏膜暴露于腹腔。目的在于有效排空或减少输卵管积液，恢复输卵管功能。

如何预防和减少术后粘连，促进生育，是妇产科医师极为重视的问题。防粘连剂透明质酸是一种葡聚糖醛酸，可以在组织表面形成无序高分子纤维网格结构，覆盖伤口创面，起到隔绝的作用；同时它还能够抑制成纤维细胞的活性，减少永久性粘连骨架的形成，阻止纤维蛋白在组织表面沉积；另外，它还可以刺激浆膜间皮细胞的生长，促进浆膜修复及血管再生；抑制白细胞的迁移和血小板沉积，起到一定的抗感染作用。透明质酸钠是预防和减少外科手术后粘连的理想材料，具有良好的生物相容性和促进创伤无瘢痕修复的功能。

【术后随访】

术后3个月通液测试检查患者输卵管通畅情况，随访观察指标包括术后1年宫内妊娠、异位妊娠、不孕等情况。

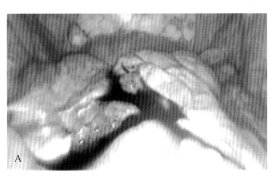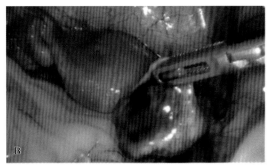

图9-2-14　亚甲蓝通液再次校验输卵管通畅性

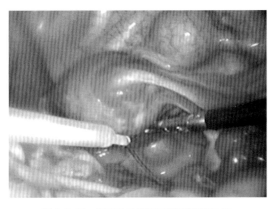

图9-2-15　创面涂抹透明质酸钠预防粘连

二、腹腔镜输卵管切断吻合术

输卵管吻合术（tubal reanastomosis）是在腹腔镜下切除输卵管阻塞部分并吻合输卵管两断端。研究发现，随绝育时间的延长，输卵管腔内纤毛脱落、黏膜皱襞变平受损及萎缩、息肉形成等病理变化从绝育3年后的28%上升至10年后的72%。影响输卵管吻合技术的因素：复通术距结扎术的时间、支架的安放及是否留置、复通时的年龄。25%的已行输卵管结扎的妇女后悔并且还希望生育，原因包括结扎时年轻、再婚、丧子和产后或流产后即行结扎。超过5%的患者将行输卵管吻合术，其成功率取决于吻合的部位、残留输卵管的长度、患者的年龄及合并其他不孕因素。对已经行输卵管结扎的患者，IVF是有效的手术替代方法，尤其是对残留输卵管的长度不够，非手术适应证及那些不愿意手术的患者；对已经行输卵管吻合

但在12个月之内仍未妊娠的患者，IVF也是一种选择。患者对于IVF和输卵管手术的选择常基于两者的相对成功率和费用，如果IVF或手术完全或部分被保险公司所负责，则被保险的一种将会被更多的人选择。

绝育术后患者可选择输卵管吻合术或IVF，输卵管插管术应于输卵管吻合术前进行。输卵管吻合术可在腹腔镜下实施，如果近端输卵管阻塞插管失败的话，要考虑进行输卵管吻合术，既可以同一次手术进行，也可以稍后择期手术。输卵管吻合术应该遵循显微外科手术原则。当行腹腔镜下输卵管吻合术时推荐以下步骤：先切除阻塞损伤的输卵管组织，然后将5号导管在宫腔镜下插入输卵管口，接下来在腹腔镜的引导和协助下将导丝插入输卵管的远端，然后撤出宫腔镜，将导丝在输卵管腔作为支架，用5-0延迟可吸收缝合线将输卵管系膜断端缝合，再与断端输卵管壁的4、8和12点钟方位全层缝合3针。最后将导丝撤出，缓慢注入稀释的亚甲蓝染料进行通液证实输卵管通畅。轻柔的组织处理，细致的止血、精确的解剖学重建及连续注水避免干燥对于输卵管吻合术的成功进行至关重要。

一项10 689例患者的荟萃分析报道，输卵管绝育术后施行吻合术可获得42%～69%的妊娠率，异位妊娠率4%～13%。疗效并不低于开腹手术。术后妊娠率与年龄、绝育方式及吻合后的输卵管长度均有关。很多研究认为，随着年龄的增长术后妊娠率下降，特别是37～40岁以后妊娠率迅速下降。银夹结扎的

患者吻合术后宫内妊娠率明显高于结扎、电凝阻断或其他不明方式的绝育手术。输卵管吻合术需要医师具有较高的手术技巧。

输卵管吻合术是输卵管结扎术后施行的一种输卵管结构重建和功能恢复的手术，是将已结扎的输卵管的瘢痕组织切除后，将其两端缝合达到输卵管通畅的技术。目前报道的输卵管吻合术包括腹腔镜下输卵管吻合术、输卵管显微吻合术和输卵管非显微吻合术。腹腔镜输卵管吻合技术是采用腹腔镜微创技术吻合输卵管。腹腔镜有放大作用，可使手术部位图像更加清晰，减少了吻合手术的难度。且手术采用显微外科技术，组织损伤小，创面对合好，术后恢复快，盆腔粘连形成少，术后通畅率和妊娠率都很高，具有非常广阔的前景。

【适应证】

（1）既往行输卵管结扎术后有再生育要求的患者。

（2）输卵管中段阻塞的不孕症。

（3）残留输卵管通畅部分≥4cm。

（4）输卵管近端能够进针缝合。

【禁忌证】

（1）其他原因导致不孕，如子宫内膜异位症、女性生殖器结核。

（2）年龄超过40岁，已出现更年期综合征，或经检查提示卵巢无排卵或卵巢功能早衰。

（3）输卵管严重损伤。

【临床案例】

患者，39岁，5年前剖宫产术中同时行双侧输卵管结扎术，现有生育二胎计划，要求输卵管吻合术。

【术前沟通】

术前应该充分告知患者输卵管吻合手术和IVF各自的成功率和风险。若术中发现输卵管长度<4cm或有明显的输卵管卵巢粘连或合并Ⅲ～Ⅳ期子宫内膜异位症，可放弃手术直接IVF。

【术前准备】

腹腔镜输卵管吻合术手术时间一般选择月经干净后3～7天。

【手术步骤】

（1）观察输卵管长度、输卵管伞端，评估盆腔粘连情况。检查双侧输卵管有无粘连，输卵管绝育或阻塞部位情况。若输卵管周围有粘连，需先进行粘连松解，游离输卵管。为减少手术操作中出血，可先在手术部位的输卵管系膜内注射1～2ml的血管收缩剂，如垂体后叶素稀释液，剪刀剪开并分离输卵管系膜（不用电凝），注意保证留有足够的系膜覆盖吻合后的输卵管创面。

（2）用无损伤钳夹住输卵管浆膜层，打开输卵管阻塞部位浆膜层，游离输卵管近侧断端，然后进行阻塞部位的辨认及处理：行输卵管亚甲蓝通液试验，使输卵管近端管腔膨胀，判断输卵管近端的通畅性。使用单极电针或锐性剪刀在阻塞部位近端以垂直方向横向切开，剪断输卵管，注意不要伤及管腔下方的血管。仔细检查输卵管断面，应该切除有瘢痕的部位，如果壁内的输卵管仍是阻塞或不正常，应重复切除，直至输卵管断面有正常的管腔及黏膜皱襞。

（3）游离输卵管阻塞部位远侧断端，使用单极电针或锐性剪刀以垂直方向横向切开，剪断输卵管。用腹腔镜穿刺针对断端远侧输卵管行亚甲蓝通液术，判断其通畅性。

（4）将剪开的阻塞段输卵管自其下方的系膜上剪掉，切缘要尽量靠近输卵管，以避免损伤系膜内的血管。然后按照开腹手术方法，可先缝合输卵管系膜，以使两侧断端接近、合拢，输卵管管腔准确对合，但是通常情况下输卵管系膜不必缝合。

（5）输卵管黏膜外肌层的缝合一般以6点钟方位开始，以使断端准确对合。用6-0～8-0不可吸收缝合线缝合黏膜外肌层间断缝合3～4针，每一针缝线需打虚结留置，待所有黏膜外肌层的缝合完成后再依次拉紧线结并剪除多余缝线。

（6）最后间断缝合输卵管浆膜层，必要时缝合关闭输卵管系膜创口，缝合后即进行输卵管通畅度检查，亚甲蓝通液检测吻合后的输卵管是否通畅。

（7）从宫颈口留置一次性导尿管通液，将亚甲蓝溶液推注在宫腔内，伞端见亚甲蓝液流出，表明输卵管通畅，吻合成功，术后对盆腔进行彻底冲洗，创面留置放粘连材料预防粘连。

【术后处理及随访】

术后定期复查输卵管造影，随访妊娠结局如宫内妊娠率、累计妊娠率等。

【手术注意事项】

影响妊娠结局的因素包括患者年龄、吻合部位及盆腔粘连情况等，近端输卵管阻塞或者输卵管绝育术后需要切除病变节段时，要做到准确、精细。切除病变节段后行端-端输卵管吻合术应遵循显微外科手术原则，注意事项如下：

（1）手术操作应尽可能减少损伤，用无损伤器械牵拉组织，提拉组织时需轻柔。

（2）术中尽量少用双极电凝，对于输卵管断面及系膜内出血，可用针状电极电凝止血，但应尽量减少电凝操作，以避免对输卵管管壁的热损伤。

（3）手术操作时不要切断或损伤输卵管系膜内的弓形血管，以免发生严重出血。

（4）使用剪刀切除堵塞部位，尽可能减少组织损伤，如果使用电灼会造成较大的损伤。在输卵管的两个断端内插入一个导管，使两端准确对位。输卵管远端部分可以通过伞端逆向通液使其管腔膨胀。

（5）用细针线缝合输卵管断缘，所有线结要打在管腔外面，缝线打结不宜过紧，以保证两端输卵管肌肉无张力对合为度。双层显微缝合，选择4点钟、8点钟、12点钟三处进行缝合，先缝合肌层，再缝合浆膜层，最后在浆膜层再缝合一针，这是目前比较成熟的缝合方式。利用显微器械，如显微眼镜等来进行绝育后的输卵管复通，比传统方法的成功率高20%左右。

（6）强调对合精细，不留创面吻合创面留有足够的系膜覆盖以阻止粘连的形成。不够精细和确切地吻合、创面存在大量粗糙面有可能导致术后输卵管吻合失败或吻合处断裂。

【术后随访】

分别在患者术后3个月、6个月和12个月进行回访，记录其累计妊娠率。

（王利群 孔祥菊 林 帅）

第十章　卵巢疾病手术

第一节　常见卵巢疾病及基础手术

一、卵巢疾病病变种类及特点

（一）卵巢冠囊肿

卵巢冠囊肿（parovarian cyst）位于输卵管系膜与卵巢门之间，来源于残留的中肾管或副中肾管，以育龄期妇女多见。大小不一，圆形或卵圆形。小的卵巢冠囊肿多无症状，常于体检时发现，偶尔发生扭转出现急性腹痛手术时确诊。囊壁薄，囊液清亮，输卵管被扩张的囊肿所伸长，环抱于囊肿的上端或后方，单房多见，偶见多房（图10-1-1）。

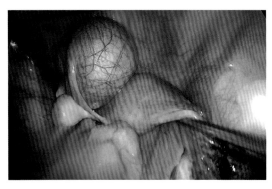

图10-1-1　卵巢冠囊肿

（二）卵巢子宫内膜异位症囊肿

卵巢子宫内膜异位症囊肿多见于生育期女性，大多数病变累及单侧卵巢，部分患者同时累及双侧卵巢。多合并经期腹痛、不孕等症状。囊肿大小不一，可单房或多房，囊肿内可见巧克力样液体，多与周围组织致密粘连（子宫后方、子宫骶韧带、子宫阔韧带后叶及盆腔侧壁），活动度差（图10-1-2）。

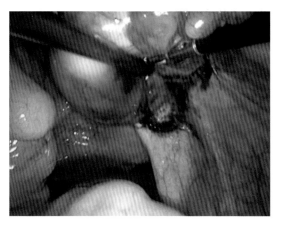

图10-1-2　卵巢子宫内膜异位症囊肿

（三）卵巢生理性囊肿

卵巢生理性囊肿（follicular cyst）是在卵泡生长发育过程中，卵泡发生闭锁或不破裂，致卵泡液积聚，形成卵泡扩张，直径＞25mm称卵泡囊肿，若直径在15～25mm称囊状卵泡，多为单个。囊肿呈隆起、单发、偶可多发，直径很少超过40mm。

（四）卵巢黄体囊肿

卵巢黄体囊肿（lutein cyst）引起黄体囊肿的原因有很多，如供应黄体的血管、淋巴系统发生紊乱；或黄体在血管形成期出血过多；或垂体促性腺激素过度分泌等原因。卵巢黄体囊肿可见于育龄期妇女，妊娠期妇女更常见。一般直径＜20mm，若直径达20～30mm，称囊状黄体；直径＞40mm，则称黄体囊肿。黄体囊肿质地较脆，可于性生活后或腹部外伤后出现囊肿出血形成黄体血肿，若血肿破裂，可引起黄体破裂出血，患者常表现为性生活后剧烈腹痛。卵巢黄体囊肿需与异位妊娠、卵巢肿物蒂扭转等急腹症相鉴别。

（五）卵巢黄素囊肿

卵巢黄素囊肿（theca lutein cyst）是指垂体分泌过度的促黄体生产激素促使卵泡增大和

黄素化，分泌大量液体而形成囊肿。卵巢黄素囊肿可见于辅助生育技术中大量HMG促排卵时，引起卵巢过度刺激综合征时出现，也可见于滋养叶细胞肿瘤及妊娠期女性，过高的hCG刺激闭锁卵泡的卵泡膜细胞黄素化形成黄素囊肿。

（六）卵巢炎性肿块

卵巢炎性肿块常继发于输卵管脓肿，经抗感染治疗后脓肿吸收，常与输卵管一起形成输卵管卵巢囊肿，常伴有慢性盆腔痛，多合并不孕或异位妊娠病史。囊肿位置固定，与周围组织粘连，外形不整，边界不清，查体时可以压痛（图10-1-3）。

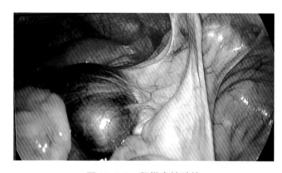

图10-1-3　卵巢炎性肿块

（七）卵巢上皮性肿瘤

1.浆液性囊腺瘤（serous cystadenoma）育龄期多见，约占所有卵巢良性肿瘤的25%，多为单侧、单房、球形，活动度良好，肿瘤表面光滑，囊壁薄，囊液呈淡黄色清亮液体。

2.黏液性囊腺瘤（mucinous cystadenoma）育龄期多见，约占卵巢良性肿瘤的20%，单侧多见，圆形或卵圆形，多房多见，表面光滑，囊壁略厚，外壁可见数个囊性突起，囊液多为黏稠液体，似胶冻状。

（八）生殖细胞肿瘤

生殖细胞肿瘤最常见的是成熟囊性畸胎瘤，占良性卵巢肿瘤的10%～20%，多为单侧，肿瘤大小不一，圆形或卵圆形，表面光滑，质韧，囊内可见黄色油脂、毛发、骨骼、牙齿等组织。因密度不均，体位改变时易发生蒂扭转，组织出现缺血、变性、坏死，患者可

出现剧烈腹痛。

（九）卵巢性索间质肿瘤

1.卵泡膜细胞瘤（theca cell tumor）实性肿瘤，具有内分泌功能，能够分泌雌性激素。多为单侧，大小不一，圆形或卵圆形，可有分叶。

2.卵巢纤维瘤（fibroma）多见于中年女性，单侧居多，瘤体中等大小，表面光滑，肿物呈瓷白色或乳白色，可呈分叶状或结节状膨胀性生长，边界清晰，质地坚硬。

二、卵巢囊肿、良性肿瘤剥除术

【适应证】

（1）卵巢的非赘生物性囊肿：如滤泡囊肿、黄体囊肿、出血性囊肿，以及卵巢子宫内膜异位症囊肿等。

（2）卵巢赘生物性肿瘤，主要为卵巢囊性畸胎瘤等。上皮性肿瘤，囊内无乳头者。

（3）年龄、未婚或未生育者，考虑为卵巢良性肿瘤者。

【禁忌证】

1.绝对禁忌证

（1）合并严重内、外科疾病不能耐受麻醉或腹腔镜手术。

（2）严重盆腹腔粘连，不能顺利置入腹腔镜。

（3）卵巢恶性肿瘤中晚期。

2.相对禁忌证

（1）卵巢肿块直径＞50mm，B超或MRI扫描发现囊内为乳头状或不均质性，血CEA或CA12-5浓度明显升高，未排除恶性。

（2）卵巢肿块直径＞150mm，术者镜下操作不熟练。

【临床案例】

患者，35岁，经期腹痛病史5年，痛经程度进行性加重，伴左侧腰痛，需要口服镇痛药物治疗，用药后痛经可缓解。未避孕，5年未孕。于我院行超声检查提示左侧卵巢囊性肿物，约7cm×7cm×6cm大小，其内可见细密点状回声，考虑卵巢巧克力样囊肿可能。左肾积水，左侧输尿管轻度扩张。

妇科指检：子宫常大，前位，饱满，无压痛，左侧附件区可触及一囊性肿物，边界尚清，与子宫关系密切，不活动，压痛阳性，右侧附件区未触及异常。

根据患者病史、查体及辅助检查初步考虑为卵巢子宫内膜异位症囊肿，对于这类疾病的治疗需要根据患者的年龄、生育要求等情况综合选择。一般对于有生育要求的患者鼓励患者尽快妊娠，虽然根据国内卵巢内膜异位症诊治指南，该患者卵巢囊肿大小符合手术指征（≥4cm），但目前更需关注患者生育的优先原则，以确保患者的卵巢功能，以及保留患者的生育能力。患者近5年未避孕未孕，自然受孕可能性很小，可鼓励患者行辅助生育助孕。对于年轻的患者，卵巢储备功能良好的初发型卵巢子宫内膜异位症囊肿的患者行腹腔镜卵巢囊肿剥除术后大部分患者均能自然妊娠。术中对于盆腔粘连的松解，对于恢复输卵管的正常生理位置对于术后妊娠也是有非常大的异常。对于卵巢功能较差的年龄较大的患者（年龄＞40岁），即使不直接行辅助生殖技术助孕，也应在取卵冻胚后再进行卵巢囊肿手术，术后行辅助生殖技术助孕。但合并以下情况需要手术治疗：①合并输尿管子宫内膜异位症导致输尿管梗阻严重、输尿管与肾积水。②合并肠道子宫内膜异位症导致肠道狭窄梗阻。③伴有严重疼痛症状（尤其是严重性交痛导致患者无法进行性生活）。④辅助生殖技术助孕失败（尤其是2次以上者）。⑤常规多次取卵失败。⑥合并严重的输卵管积水。⑦合并巨大的严重子宫腺肌病。

【术前沟通】

目前根据您的病史、查体，初步诊断为卵巢囊肿，子宫内膜异位症囊肿的可能性比较大。这类疾病的治疗需要根据患者的生育要求和年龄等因素综合选择治疗方案，您现在35岁，比较年轻，有生育要求，可以选择现行辅助生育助孕，取卵或者试管婴儿，生育后再行手术治疗。但是超声提示左肾有轻度积水，不排除是由于左侧卵巢囊肿压迫或左侧输尿管受累引起的。这种情况我们建议施行手术治疗。

手术治疗术后有几个问题需要关注：

（1）术中我们会在保证手术彻底性的同时尽可能地保护卵巢功能。术后仍然可能出现患侧卵巢功能损伤、低下甚至提前衰竭的可能。

（2）术后我们建议您直接去生殖科接受辅助生育技术助孕，能够尽快完成生育。

（3）术后疾病复发的风险较高，卵巢子宫内膜异位症是一个需要长期管理的疾病。术后我们会和生殖科医师沟通，让术后预防复发的治疗措施和后期助孕措施连续在一起。

（4）术后我们需定期复查泌尿系超声，看是否肾积水可以缓解，必要时需泌尿外科专科治疗。

【术前准备】

1.一般准备

（1）常规检查：血、尿、便常规，心电图、胸部X线片、盆腔B超扫描，肿瘤标志物检测，必要时行盆腔CT、MRI等检查，排除恶性可能。

（2）病情评估：根据病史、症状、体征、辅助检查综合分析，对卵巢肿瘤的良恶性进行初步判断，选择合适的手术方案。

（3）告知患者病情：向患者及其家属充分交代患者病情，手术方式选择的理由，腹腔镜手术的优缺点，术中、术后可能出现的并发症和特殊情况的可能性。

2.术前准备

（1）皮肤准备：术前1日，清洁和准备腹部皮肤，注意清洁脐孔。

（2）肠道准备：术前1日清洁肠道，若盆腔粘连重建议术前晚行温肥皂水灌肠3次。

（3）阴道准备：有性生活的患者，每日使用碘伏棉球清洗阴道。

【手术步骤】

1.腹腔镜手术

（1）穿刺点选择：根据肿瘤大小选择脐孔与剑突连线的任意点作为气腹针穿刺点，形成气腹，维持腹腔内压力为13mm。并在气腹针穿刺点置入Trocar，作为置镜孔。第1个辅助穿刺孔的位置选择在患者左侧髂前上棘与脐之间连线的中点相当于麦氏点的对应部位；第2个辅助穿刺孔的位置选择在患者右侧与第1个辅助穿刺孔的位置相对称；第3个辅助穿刺孔于耻骨联合上缘20mm，左旁开正中线20～30mm。

（2）置镜后探查：观察子宫大小、颜色、表面是否有粘连、宫旁韧带是否有增粗、短缩；卵巢肿物大小、颜色、活动度、包膜是否完整、与周围组织是否粘连（图10-1-4）；对侧卵巢、双侧输卵管大小、颜色、活动度、是否受累（图10-1-5）；观察肠管、肠系膜、盆腹腔腹膜、肝、脾、胃、大网膜等脏器表面是否有异常病灶（图10-1-6）；是否有盆腔积液，液体的性状、量。初步判断卵巢肿瘤的良恶性。一般良性肿瘤多为囊性或囊性为主，表面光滑，一般无腹水，恶性肿瘤一般实性或以实性为主，形态不规整，血供丰富，与周围组织粘连，表面可见破裂、腹腔种植，可有腹水。若鉴别困难，可选择肿物活检，行冷冻病

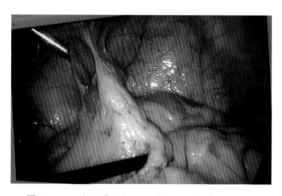

图10-1-4 大网膜及左侧附件与盆壁腹膜局部粘连

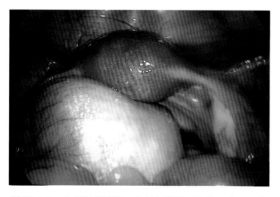

图10-1-5 左侧卵巢囊肿，右侧卵巢及子宫外观未见异常

理检查，若为恶性肿瘤早期可选择继续腹腔镜手术治疗。若为恶性肿瘤晚期，应及时转开腹手术，或开关手术。

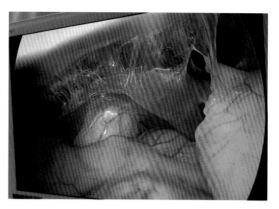

图10-1-6 肝与前腹壁腹膜广泛琴弦样粘连

（3）具体步骤

1）显露肿瘤：助手用分离钳抬起子宫，显露肿瘤，若肿瘤与周围组织间有粘连，解除肿瘤与周围组织间粘连，显露肿瘤，用无损伤抓钳自卵巢肿物下方向上挑起肿物。显露卵巢固韧带、骨盆漏斗韧带及输卵管。若为卵巢子宫内膜异位症囊肿，多与周围组织，如患侧子宫骶韧带、子宫阔韧带后叶或患侧盆底腹膜致密粘连，分离过程中注意钝性、锐性交替，注意保护周围脏器，尤其是输尿管走行区域段处粘连，分离时应注意找到组织间隙，尽可能恢复卵巢正常解剖位置。同时探查对侧卵巢的大小，外观是否正常（图10-1-7～图10-1-9）。

2）切开包膜：对于直径小于8cm的卵巢囊肿，应于卵巢囊肿表面薄弱、无血管区，一般选择距离卵巢门3cm以上的位置，用单极电钩切开少许卵巢皮质。沿卵巢纵轴方向做一个切口，切口位置的选择应以能完整剥除肿瘤，同时尽可能保护卵巢功能为宜。注意掌握切口的深度应切开皮质，尽可能保证囊肿壁的完整性，避免囊液溢出。若为卵巢子宫内膜异位症囊肿，囊肿壁多与正常组织间粘连致密，可出现局部卵巢皮质受累较重，皮质菲薄，可以沿菲薄处边缘切除部分卵巢皮质。对于8～12cm

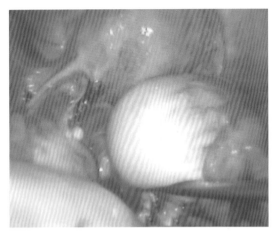

图10-1-7　用分离钳自卵巢肿物下方向上挑起肿物

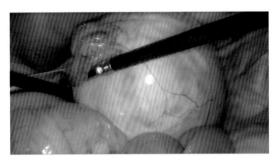

图10-1-8　显露卵巢肿物

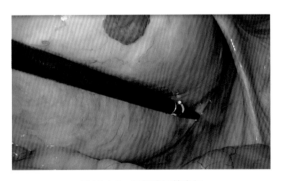

图10-1-9　显露输尿管走行

的囊肿，可于囊肿与正常卵巢组织交界上方做一环形切口，切除部分卵巢囊肿包膜。对于巨大卵巢囊肿，应选择开放性腹壁切口，保护性穿刺，抽液缩小体积后再进行手术，也可以置镜后穿刺抽液，缩小瘤体后再进行手术（图10-1-10）。

3）剥除肿瘤：助手以组织钳固定切开的包膜，术者以组织钳沿切口探入皮质与囊壁

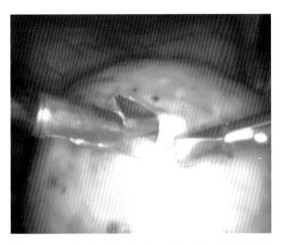

图10-1-10　沿卵巢纵轴方向切开卵巢皮质，注意掌握切开深度

间后张开钳口，扩大间隙，以组织钳钝性或剪刀扩大卵巢肿物包膜处切口，同法一边扩张间隙，一边扩大切口，至切口至合适大小，预计可以将囊肿剥除。术者用两把组织钳钳夹切口两侧，向切口的对侧分离，助手以组织钳继续分离间隙，将肿物剥离。若卵巢皮质与肿瘤间有致密粘连处，可使用单极电凝进行锐性分离，注意保护卵巢门处血管，减少出血。剥离过程中可以先用双极电凝止血，再用剪刀锐性分离该处组织，剥离肿瘤。

若为卵巢子宫内膜异位症囊肿，囊肿与卵巢皮质间粘连致密，可选择在切口处吸净囊肿，切除部分粘连致密处部分皮质，术者和助手分别以组织钳钳夹卵巢囊肿囊壁及正常卵巢组织，自解剖层次清晰的位置入手，逐步剥除囊肿。若解剖层次选择不当，容易残留部分囊肿壁或剥除过多正常卵巢组织（图10-1-11～图10-1-13）。

4）卵巢创面止血：双极点状电凝出血点，电凝顺序为先内后外或先上后下。边电凝、边用水冲洗创面。术中应注意卵巢功能的保护，减少损伤。冲洗卵巢创面有助于术者观察到具体出血点，做到精准止血，同时可以起到降温作用，降低电凝对卵巢的热损伤。活跃的出血，则可结扎或者缝合。若切口边缘留下过多的菲薄卵巢破皮时，应当适当修剪，避免空腔过大，难以缝合。缝合方向应与输卵管平

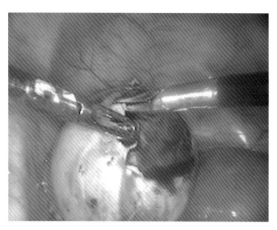

图10-1-11　助手以组织钳固定切开的包膜，术者以组织钳沿切口探入皮质与囊壁间后张开钳口，扩大间隙

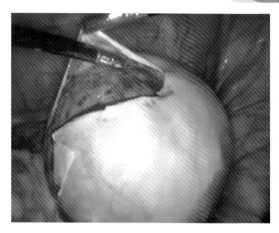

图10-1-12　以组织钳钝性或剪刀扩大卵巢肿物包膜处切口

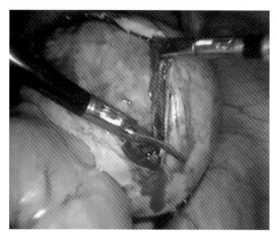

图10-1-13　两把组织钳钳夹切口两侧，向切口的对侧分离

行，不致引起输卵管的褶皱扭曲和不通畅。缝合线可选择3-0可吸收线或者3-0 V-lock缝线。缝合的基本原则是闭合无效腔，没有出血或渗血。可以选择从囊腔内将囊壁和囊底缝合拉紧；也可以选择从腔外呈褥式将囊腔缝拢，消灭了腔隙。缝合过程中注意对骨盆漏斗韧带、卵巢固有韧带及卵巢门处的血管保护；对于卵巢附近的出血点，可以选择以组织钳钳夹后电凝止血，若电凝止血困难，可选择缝合创面止血。对于双侧卵巢囊肿剥除术，尤其应注意保护卵巢功能，减少术后卵巢功能下降甚至提前衰竭可能（图10-1-14～图10-1-16）。

　　5）取出肿物：将剥除的肿物置入取物袋

内，取出腹腔外。在此过程中注意保护肿物囊壁的完整性，尽可能在取物袋内刺破囊壁，吸出囊液，将囊壁及囊腔内容物取出，避免腹腔、穿刺孔等部位的污染。若为畸胎瘤，囊内容物有骨骼、牙齿等较坚硬物质，取物困难，可选择扩大切口取出。若囊液破入腹腔，应使用大量盐水冲洗，蒸馏水浸泡，避免播散（图10-1-17）。

　　2.腹式手术

　　（1）打开腹腔

　　1）切口选择：切口的大小依据肿瘤大小而定，若为巨大卵巢肿物，可选择下腹部切口，探查腹腔后根据肿瘤的性质决定切口范围。纵切口操作方便，手术野显露较好，术中可根据需要延长切口。横切口术野显露较差，切口延长受限，但具有切口愈合效果好，尤其对于肥胖妇女，腹部横切口较纵切口更容易进入和显露腹腔，减少术后切口疝可能。下腹正中切口为脐下沿腹正中线所做的纵行切口，此切口对组织损伤较小，出血少，操作简便，显露良好，便于探查，并易于缝合，无损伤肌肉、血管和神经，是常用的手术切口。旁正中切口则在腹正中线旁2cm处做纵切口，切口也很少伤及腹壁的血管和神经。此切口易于延长至脐部或脐部以上，便于行腹主动脉旁淋巴结清扫或大网膜切除术，是恶性肿瘤的最佳手术切口。对于以前已做过下腹纵切口的患者，适

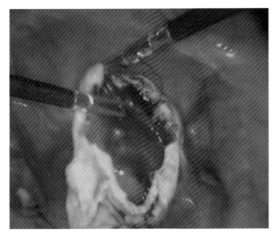

图 10-1-14   双极钳点状电凝出血点

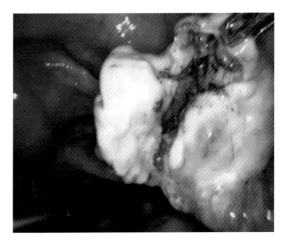

图 10-1-15   电凝顺序为先内后外或先上后下，边电凝、边用水冲洗创面

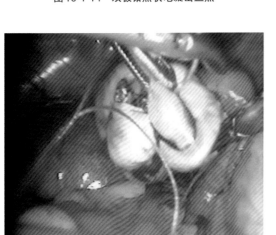

图 10-1-16   缝合卵巢创面，闭合无效腔

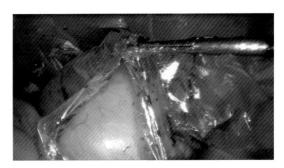

图 10-1-17   将剥除的肿物置入取物袋内，取出腹腔外

宜的选择是切除原切口瘢痕，再从此处进入腹腔（图 10-1-18，图 10-1-19）。

2）切开皮肤：将切口两侧皮肤绷紧，切开皮肤。切皮时用力适当，应切开真皮层，而后用电刀切开脂肪与筋膜。先在中段筋膜上切一小口，以组织钳自切口探入筋膜与腹直肌间将筋膜挑起，与其下方的肌束分离，边分离边切开达皮肤切口全长。

3）分离腹直肌：组织钳提起前鞘筋膜，用刀柄分离肌腱间的间隙，找到腹直肌内侧游离缘。以示指伸入间隙中，向上下拉开肌腱，在到达切口下端锥状肌时，可酌情切开锥状肌后鞘筋膜（图 10-1-20，图 10-1-21）。

4）切开腹膜：切口顶端，以两把镊子提起腹膜，并交替提起、松开数次，避免提拉起肠管或大网膜，用刀切开腹膜，组织钳提起对侧腹膜，注意避免钳子损伤肠管等其他脏器。扩大腹膜切口。向下切开腹膜时应注意勿损伤膀胱，先将腹膜外脂肪分开，显露膀胱界限。遇到肠管胀气时，可用纱布垫或压肠板隔开肠管，避免损伤（图 10-1-22）。

（2）探查盆腹腔：检查子宫及双侧卵巢，确定肿瘤单侧还是双侧，属实质性还是囊肿性，有无粘连，表面性状。并了解肿瘤、盆腔及腹腔脏器、腹膜、淋巴结、大网膜及直肠窝处有无转移瘤、腹水性质等。根据检查所见，结合临床表现，初步判断是良性还是恶性，是单侧还是双侧，以决定手术范围及其处理。

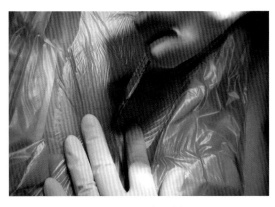

图 10-1-18　下腹正中切口

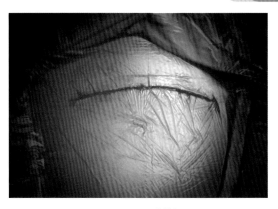

图 10-1-19　下腹横切口

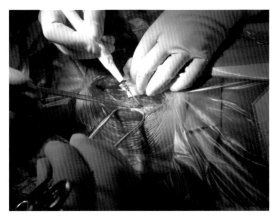

图 10-1-20　切开腹直肌前鞘

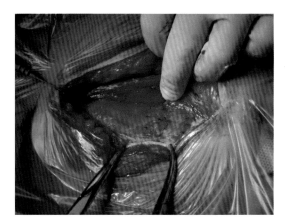

图 10-1-21　显露腹膜

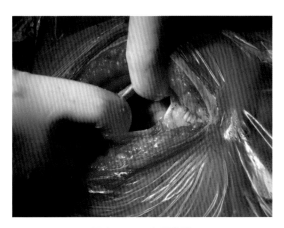

图 10-1-22　打开腹膜

（3）挽出肿瘤：分离肿瘤与周围组织间粘连，右手伸入腹腔肿瘤下面，托起肿瘤，从切口挽出。在挽出过程中，助手可轻压腹壁协助肿瘤挽出。挽出后，以湿腹垫覆盖肿瘤面及垫开肠管、大网膜。若为巨大卵巢囊性肿物，为

避免腹壁切口过大，可先以湿纱布保护切口两侧组织，以 20ml 注射器针头连接吸引器穿刺囊肿，应注意穿刺过程中避免囊液外溢，污染腹腔、周围器官及切口。囊肿张力减小后可以组织钳钳夹穿刺孔两侧囊壁，向上提起，以刀或电刀扩大切口，以吸引器抽吸囊液。此过程中应注意放液速度不宜过快，注意观察血压、脉搏等生命体征，助手可以手掌轻压腹部，避免腹压骤降引起回心血量过多，导致心力衰竭。待瘤体缩小后，将囊肿上的切口夹闭，将囊肿提出腹腔外。若为实性肿瘤，必要时可根据肿瘤大小延长切口至肿瘤上缘下 2～3cm（图 10-1-23）。

（4）切开囊壁：固定卵巢肿瘤，于卵巢肿瘤表面包膜近卵巢正常组织的根部无血管区域做一横贯切口，注意切口深度应切开卵巢皮质而未切开肿瘤壁。将切口扩大至卵巢肿物最长

径线（图 10-1-24）。

（5）剥离瘤体。用组织钳钳夹切开的卵巢包膜边缘，用刀柄或手指沿卵巢皮质与囊壁间隙逐渐剥离病变。剥离过程中注意动作轻柔，避免囊壁破损。若有结缔组织粘连致密处可做锐性分离，同时注意电凝或缝扎血管止血。若为卵巢巧克力样囊肿，囊壁与卵巢皮质间粘连致密，分离困难，可选择剔除部分受累严重的卵巢皮质。最后将肿瘤取出。近卵巢门附近处通常有较丰富的供血血管，剥除时注意钳夹血管，给予缝扎止血，切勿只顾剥除肿瘤，未予钳夹即切断血管，一旦血管回缩，会影响止血效果，盲目钳夹，容易对正常卵巢组织造成进一步损伤。所有切除肿瘤应切开，探查肿物为实性或囊性，肿瘤内壁是否有赘生物。必要

时可行术中快速病理检查，以判断疾病性质（图 10-1-25）。

（6）缝合创面，恢复卵巢外观：注意排查剩余卵巢组织内是否有残余肿物，创面的活动性出血应准确钳夹、缝扎或单扎止血。将剩余的卵巢组织进行缝合。缝合时应注意保护卵巢血供，不留死腔，缝合创面，恢复卵巢外观。创面不深可选择可吸收线囊内缝合。若创面较深，可分层缝合，先将深部腔关闭后逐层缝合。若剥除囊肿较大，剩余卵巢皮质延展很大，可先行对边折叠缝合，缩小卵巢体积，再行连续或间断缝合，尽可能保持卵巢外观的光滑（图 10-1-26）。

（7）逐层关腹，检查缝合创面有无活动性出血，冲洗腹腔，逐层关腹。

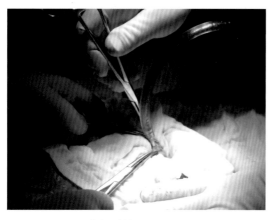

图 10-1-23　以湿纱布保护切口两侧组织，20ml 注射器针头排出囊液

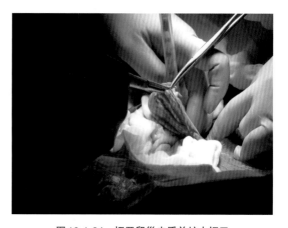

图 10-1-24　切开卵巢皮质并扩大切口

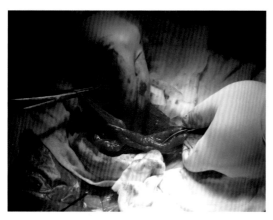

图 10-1-25　手指沿卵巢皮质与囊壁间隙逐渐剥离囊肿壁

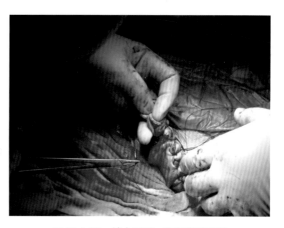

图 10-1-26　缝合创面，恢复卵巢外观

【术后处理】

（1）监测生命体征：患者麻醉复苏后返回病房，应持续监测血压、脉搏、心率、呼吸及血氧饱和度6小时。

（2）吸氧：术后应常规吸氧6小时。

（3）镇痛：术后常规镇痛，对于痛感明显的患者，酌情增加镇痛药物剂量，选择镇痛药物时应避免中枢类镇痛药，以免引起呼吸抑制。

（4）补液：为避免麻醉后患者因呕吐引起误吸，一般建议术后禁食、禁水6小时，6小时后根据腹胀、肠蠕动恢复情况逐步恢复饮食，自易消化流食逐渐向不同饮食过渡。未恢复正常饮食前，可按需要每日计划补液1500～2500ml。

（5）术后活动：为避免术后下肢静脉血栓形成，促进肠管蠕动，降低术后肠粘连、肠梗阻风险，鼓励患者术后勤翻身，6小时后下床活动。

（6）抗生素应用：Ⅰ类切口，术后一般不需预防性使用抗生素，若有感染征象者酌情选用强效、广谱抗生素。并监测血液分析、C反应蛋白、降钙素等感染指标，及时调整用药。

（7）若留置盆腔引流管，应注意观察引流液的颜色及量，引流量明显减少时，及时拔除引流管，减少腹腔感染风险。

（8）对于腹壁脂肪较厚的患者，若行开腹手术，术后需注意保护切口干洁，应每日观察切口愈合情况，是否有脂肪液化。若患者有咳嗽或呕吐等腹压增加等动作时应指导患者系紧腹带，保护切口。

【术后注意事项】

（1）术后1个月内禁性生活。保持外阴清洁，干燥，避免盆浴及游泳。

（2）术后2周内避免重体力劳动。

（3）进食清淡易消化饮食。

【术后并发症及处理】

1.周围脏器损伤

（1）输尿管损伤：遇到盆腔粘连分离时，尤其是卵巢子宫内膜异位症囊肿，容易与子宫阔韧带后叶腹膜、子宫骶韧带间致密粘连，在分离盆腔侧壁粘连时应注意输尿管走行，避免损伤的适宜方法就是将可能损伤的脏器充分显露。为避免损伤，必要时可游离粘连处输尿管，电凝或缝合时避开输尿管及其周围营养支血管。

（2）肠管损伤：如果肿瘤与肠管粘连，分离过程有损伤风险，若粘连致密，尽量使用剪刀锐性分离或超声刀分离，避免使用单极，若应用单极凝、切，必须分清解剖层次，注意保持与肠管间距离，避免热辐射损伤。

2.出血　剥离囊肿过程中若有大的供应血管可边剥除，边电凝止血，尤其是针对卵巢门处血管，该处卵巢皮质与囊壁一般粘连致密，推荐现行双极电凝，阻断血供后用单极或剪刀锐性断离。

3.卵巢功能低下　卵巢肿物剥除术后，部分患者出现卵巢功能低下甚至提前衰竭。一般见于双侧卵巢囊肿，囊肿壁与卵巢组织间粘连致密，间隙不清晰。若术中间隙分辨不清，过多地剥除正常卵巢组织，可能引起卵巢功能损伤。另外止血过程中过度使用电凝，未能明确出血点，大片电凝卵巢皮质也是造成卵巢功能损伤的重要原因。对于既往有卵巢手术史的患者，尤其应注意保护卵巢功能，减少使用电凝设备，推荐缝合止血。对于反复复发卵巢肿物的患者，若有生育要求推荐可先行取卵或留取冻存胚胎后再行治疗，或辅助生育后再行手术治疗，同时也应注意诊疗中卵巢肿瘤标志物的重要作用，避免误将恶性肿瘤视为良性肿瘤期待观察，导致疾病进展、恶化。

【术后随访】

（1）术后1～3个月门诊复查。复查妇科超声及术前异常的肿瘤标志物。

（2）对于卵巢子宫内膜异位症囊肿应做到慢病管理，长期管理。术后及时应用GnRH-a类药物预防复发，与生殖科医师建立密切联系，建议有生育要求的患者尽快接受助孕，完成生育，避免疾病复发。

第二节 进阶手术

一、卵巢切除术

【适应证】

（1）卵巢的赘生性良性肿瘤，直切除卵巢。

（2）恶性卵巢肿瘤，腹腔镜探查后发现已经广泛盆腹腔转移，无法彻底切除干净，争取进行患侧卵巢切除的手术。

（3）卵巢的非赘生性囊肿发生扭转，破裂，不能保留卵巢。

（4）卵巢实性肿瘤，不排除性质不良，为保护肿瘤完整性，可行单侧卵巢切除术，送检病理。

（5）一般卵巢肿瘤切除，包括患侧卵巢切除或行患侧附件切除。目前多主张患侧附件切除，因为切除卵巢单纯只留一条输卵管无任何意义，同时增加感染风险和异位妊娠风险。

【禁忌证】

1.绝对禁忌证

（1）合并严重内、外科疾病不能耐受麻醉或腹腔镜手术。

（2）严重盆腹腔粘连，不能顺利置入腹腔镜。

（3）卵巢恶性肿瘤中晚期。

2.相对禁忌证

（1）卵巢肿块直径＞50mm，B超或MRI扫描发现囊内为乳头状或不均质性，血CEA或CA12-5浓度明显升高，未排除恶性。

（2）卵巢肿块直径＞150mm，术者镜下操作不熟练。

【临床案例】

1.病史 患者，39岁，先天智力低下，无法与人正常沟通。有短暂婚史，无子女。因家人发现月经紊乱3个月就诊，既往月经规律，5～7天/28～30天，近3个月月经频发，失去正常周期。否认腹痛等表现，于外院行超声检查提示右侧卵巢实性肿物，约7cm×7cm×8cm大小，与周围肠管关系密切。盆腔磁共振检查提示右侧附件区实性占位，颗粒细胞瘤可能性大。患者曾因右侧输卵管妊娠行右侧输卵管切除术。

2.查体 患者查体可配合，全腹无压痛及反跳痛，无肌紧张，妇科指检：子宫常大，前位，饱满，无压痛，右侧附件区可触及手拳大小，边界尚清，活动度尚可，无压痛，左侧附件区未触及异常。

3.辅助检查 我院妇科超声提示右侧卵巢实性肿物，血流信号丰富，不排除疾病性质不良可能。肿瘤标志物均在正常范围。性腺系列提示睾酮176.4ng/ml，余正常范围。

4.病例分析 根据患者病史、查体及辅助检查初步考虑为卵巢肿瘤，术前检查提示卵巢实性肿物。根据病情建议行患侧附件切除术，术中需行快速冰冻病理检查，若术中的冰冻病理提示性质不良，需根据病理结果决定是否扩大手术范围。患者有短暂婚史，尚未生育，若疾病性质不良，必要时需加行全子宫切除术，对侧附件切除术，大网膜、阑尾切除术，盆腔淋巴结清扫术等。术前需充分向患者及其家属告知。

【术前沟通】

目前根据您的病史、查体，初步诊断为卵巢肿瘤，由于肿瘤为实性，血流信号丰富，不排除肿瘤性质不良可能。为保持肿物包膜的完整性，建议切除患侧附件，患者因异位妊娠已切除右侧输卵管，本次手术需行右侧卵巢切除术，我们会将肿物送检快速冰冻病理，若疾病性质为交界性或恶性，根据病理结果可能会转开腹手术，或者扩大手术范围，如加行全子宫切除术，对侧附件切除术。子宫切除术后您将无月经来潮丧失生育能力。双侧卵巢切除术后，提前出现绝经期相关症状，因疾病本身原因，无法行激素替代治疗。若加行大网膜切除术，阑尾切除，术后可能出现相关并发症可能。术中冰冻结果回报后我会进一步再与其家属沟通。

【术前准备】

1.一般准备

（1）常规检查：血、尿、便常规，心电

图、胸部X线片、盆腔B超扫描，肿瘤标志物检测，必要时行盆腔CT、MRI等检查，排除恶性可能。

（2）病情评估：根据病史、症状、体征、辅助检查综合分析，对卵巢肿瘤的良恶性进行初步判断，选择合适的手术方案。

（3）告知患者病情：向患者及其家属充分交代患者病情，手术方式选择的理由，腹腔镜手术的优缺点，术中、术后可能出现的并发症和特殊情况的可能性。

2. 术前准备

（1）皮肤准备：术前1日，清洁和准备腹部皮肤，注意清洁脐孔。

（2）肠道准备：术前1日清洁肠道，若盆腔粘连重建议术前晚行温肥皂水灌肠3次。

（3）阴道准备：有性生活的患者，每日使用碘伏棉球清洗阴道。

【手术步骤】

1. 腹腔镜手术

（1）置镜探查：探查子宫及双侧卵巢，确定肿瘤单侧或双侧，实性或是囊性，有无粘连及其程度，肿瘤表面性状，包膜是否完整，并了解肿瘤、盆腔及腹腔脏器、腹膜、淋巴结、

大网膜及直肠窝处有无转移瘤、腹水性质等。根据检查所见，结合临床表现，初步判断是良性或恶性。

（2）显露肿瘤：解除肿瘤与周围组织间粘连，显露肿瘤，显露卵巢固有韧带、骨盆漏斗韧带及输卵管。在此过程中应注意保护肿瘤的完整性，避免将肿瘤刺破，囊液外溢。若不慎出现囊液外溢，尽快吸净囊液，切除附件后，大量生理盐水冲洗，蒸馏水浸泡，尽可能降低肿瘤播散可能（图10-2-1，图10-2-2）。

（3）注意探查患侧输尿管走行，若输尿管辨认困难，建议打开骨盆漏斗韧带表面腹膜，裸化动静脉，将输尿管下推后双极电凝、切断骨盆漏斗韧带。必要时可使用血管夹夹毕血管。双极电凝、切断输卵管系膜输卵管系膜。双极电凝、切断卵巢固有韧带，切除患侧卵巢（图10-2-3～图10-2-5）。

（4）将切除的卵巢置入取物袋内，完整取出腹腔外。若肿物体积较大，可选择将肿物置入取物袋内后保护性穿刺，放出囊液，缩小瘤体后将肿物取出。若肿物为实性，可在取物袋内保护性将肿物切开，缩小体积，便于取出（图10-2-6）。

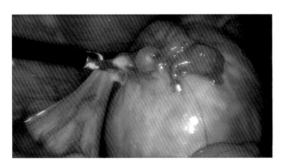

图10-2-1　显露卵巢固有韧带、骨盆漏斗韧带及输卵管

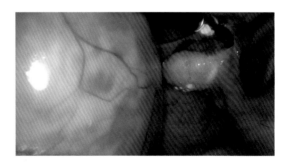

图10-2-2　显露对侧卵巢

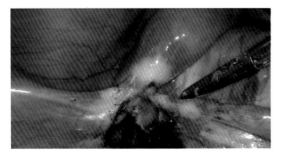

图10-2-3　双极电凝、切断骨盆漏斗韧带

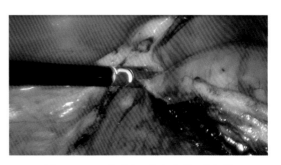

图10-2-4　双极电凝、切断卵巢固有韧带

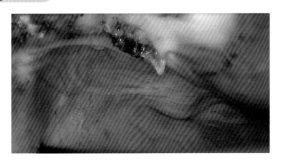

图 10-2-5 再次探查输卵管走行

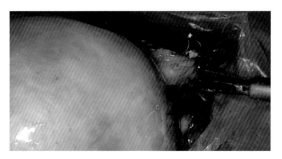

图 10-2-6 将切除的卵巢置入取物袋内，完整取出腹腔外

2.腹式手术

（1）进入腹腔：同前。切口的大小依据肿瘤大小及性质而定。

（2）探查腹腔：子宫及对侧卵巢，确定肿瘤单侧或双侧，属实质性或囊肿性，有无粘连及程度，表面性状。并了解肿瘤、盆腔及腹腔脏器、腹膜、淋巴结、大网膜及直肠窝处有无转移等。

（3）挽出肿瘤：分离卵巢肿物与周围组织间粘连，手伸入腹腔肿物下极下面，向上托起肿瘤一端或一侧挽出切口，然后挽出整个肿瘤。在挽出过程中，助手可轻压腹壁协助肿瘤挽出，挽出后，以湿腹垫覆盖肿瘤面及垫开肠管、大网膜。

（4）切断、缝扎骨盆漏斗韧带：将肿物提出腹腔外后，应顺应正常解剖位置，避免肿物蒂部扭转，将周围器官卷入其内。辨认同侧输尿管走行，若周围粘连重，经腹膜外辨认输尿管困难，可选择紧邻卵巢边缘处打开骨盆漏斗韧带表面腹膜，并将输尿管侧腹膜向下轻推，裸化卵巢动静脉。两把止血钳平行夹闭骨盆漏斗韧带。在两把止血钳间切断或剪开韧带，切断处保留端组织不少于1cm，避免在结扎时血管退缩而发生滑脱大出血。以7号丝线贯穿缝扎，再以4号丝线单扎，再用7号丝线结扎近端蒂。

（5）切断、缝扎输卵管系膜：沿输卵管走行，分次钳夹、切开、缝扎输卵管系膜。应注意每次钳夹组织不宜过多，避免过度牵拉输卵管系膜后输卵管扭曲成团，造成输卵管积水等问题。输卵管与卵巢间系膜为脏腹膜前后叶融合而成，较薄，其间分布血管网多可见。可钳

夹单扎或缝扎血管。对于无血管走行区域的系膜可使用电刀边电凝边切开。但应注意彻底止血，避免形成阔韧带内血肿。

（6）切断、缝扎卵巢固有韧带：用两把血管钳钳夹卵巢固有韧带，剪断止血钳间组织，以7号丝线贯穿或"8"字缝扎，为了牢靠可再在近端结扎一次。检查切口断端无出血。

（7）切除患侧卵巢后，应将卵巢肿物剖开，探查肿物内部性质，若为囊性肿物，探查肿物内壁是否有乳头状等赘生物。必要时需将肿物送检术中冰冻病理，根据病理结果决定是否需扩大范围手术。若为交界性肿瘤或恶性肿瘤需行全面分期手术，需将切口向上延伸，绕至脐上，足以探查至横结肠下方大网膜附近。

（8）包埋残端：4号丝线将残端周围腹膜荷包缝合，包埋残端，使残端腹膜化。

（9）冲洗腹腔、探查无活动性出血，逐层关腹。

【术后处理】

（1）监测生命体征：患者麻醉复苏后返回病房，应持续监测血压、脉搏、心率、呼吸及血氧饱和度6小时。

（2）吸氧：术后应常规吸氧6小时。

（3）镇痛：术后常规镇痛，对于痛感明显的患者，酌情增加镇痛药物剂量，选择镇痛药物时应避免中枢类镇痛药，以免引起呼吸抑制。

（4）补液：为避免麻醉后患者因呕吐引起误吸，一般建议术后禁食、禁水6小时，6小时后根据腹胀、肠蠕动恢复情况逐步恢复饮食，自易消化流食逐渐向不同饮食过渡。未恢复正常饮食前，可按需要每日计划补液

1500～2500ml。

（5）术后活动：为避免术后下肢静脉血栓形成，促进肠管蠕动，降低术后肠粘连、肠梗阻风险，鼓励患者术后勤翻身，6小时后下床活动。

（6）抗生素：Ⅰ类切口，术后一般不需预防性使用抗生素，若有感染征象者酌情选用强效、广谱抗生素。并监测血气分析、C反应蛋白、降钙素等感染指标，及时调整用药。

（7）若留置盆腔引流管，应注意观察引流液的颜色及量，引流量明显减少时，及时拔除引流管，减少腹腔感染风险。

【术后注意事项】

（1）术后1个月内禁性生活。保持外阴清洁、干燥，避免盆浴及游泳。

（2）术后2周内避免重体力劳动。

（3）进食清淡易消化饮食。

【术后并发症及处理】

（1）术后卵巢功能低下甚至提前衰竭可能：患侧卵巢切除术后，仅剩一侧卵巢，卵巢功能下降，部分患者甚至提前出现卵巢功能提前衰竭，提前绝经可能。根据病理结果可选择是否给予激素补充替代治疗。

（2）造成电凝甚至切断损伤，钳夹骨盆漏斗韧带时应清晰辨认输尿管走行，尤其当盆腔粘连较重时，必要时可选择打开后腹膜，将输尿管游离显露。

【术后随访】

（1）术后1～3个月门诊复查。复查妇科超声及术前异常的肿瘤标志物。

（2）术后需定期复查妇科超声，关注对侧卵巢及子宫情况。

（3）若患者提前出现围绝经期相关症状，可根据病理结果及患者全身情况，选择适宜药物治疗。

二、附件切除术

【适应证】

（1）卵巢肿瘤蒂扭转、坏死。

（2）绝经后发现卵巢肿物。

（3）卵巢肿瘤破裂、感染、坏死。

（4）术前辅助检查初步考虑为交界性或恶性可能。

【禁忌证】

（1）合并严重内、外科疾病不能耐受麻醉或腹腔镜手术。

（2）严重盆腹腔粘连，不能顺利置入腹腔镜。

（3）卵巢恶性肿瘤中晚期。

（4）急性扭转或慢性不全扭转，超声提示有血流信号，腹腔镜探查卵巢无明显坏死，患者年轻，有生育要求。

【临床案例】

1.病史　患者，65岁，绝经10年，否认绝经后异常阴道出血及流液，晨起排尿后突发右下腹疼痛1日，疼痛持续性，偶于侧卧位时可略缓解。伴恶心、呕吐数次，呕吐物为胃内容物。既往有卵巢囊肿病史。

2.查体　患者一般状态尚可，血压165/98mmHg，表情痛苦，屈曲侧卧位，被迫体位，平躺后右下腹疼痛难忍，腹部平坦，右下腹压痛阳性，无肌紧张，无反跳痛。妇科内诊：外阴老年型，阴道萎缩，阴道通畅，宫颈萎缩，举痛阴性，宫体萎缩，压痛阴性，子宫右前方可触及一新生儿头大小囊性肿物，边界清晰，活动度尚可，肿物与子宫关系密切，二者相连处压痛阳性。左侧附件区未触及异常。

3.辅助检查　妇科超声提示子宫右前方囊性肿物，约12cm×11cm×11cm，囊肿根部可见扭转血流信号，考虑卵巢肿物蒂扭转。

4.病例分析　根据患者病史、查体及辅助检查初步考虑为卵巢肿物蒂扭转，卵巢肿瘤蒂扭转好发于瘤蒂长、中等大、活动度良好、重心偏于一侧的肿瘤（如畸胎瘤）。常在患者突然改变体位时，或妊娠期、产褥期子宫大小，位置改变时发生蒂扭转，常突发一侧下腹剧痛，常伴恶心、呕吐甚至休克。本例患者晨起排尿后出现腹痛，并出现恶心、呕吐。当扭转蒂部自然复位或肿瘤完全坏死时，腹痛可减轻。

卵巢肿瘤扭转的蒂由骨盆漏斗韧带、卵巢固有韧带和输卵管组成。发生急性扭转后静脉回流受阻，瘤内极度充血或血管破裂瘤内出血，致使瘤体迅速增大，后因动脉血流受阻，肿瘤发生坏死变为紫黑色，可破裂和继发感染。有时不全扭转可自然复位，腹痛随之缓解。

蒂扭转一旦确诊应立即手术治疗。对于绝经后的女性，首选手术方案为患侧附件切除术。至于对侧附件及子宫是否切除应根据术中情况及患者一般状态和个人需求选择。必要时行术中冰冻病理检查，若患侧卵巢肿物为良性，推荐对侧附件切除术。若疾病性质为恶性，则依据术者的技能选择中转开腹或腹腔镜下全面分期手术。术中严格遵守无瘤原则。针对良性肿瘤是否切除子宫，目前的推荐及共识均认为绝经后卵巢良性肿物的基本术式是双侧输卵管卵巢切除术，但临床决策需要高度个体化，若患者有切除子宫的指征及需求可以加行全子宫切除术。

患者入院血压高，未提供既往是否有原发性高血压病史，不排除疼痛刺激导致血压升高可能。需反复多次测量，若仍血压高于正常值，需请心内科会诊，指导应用降压药物，维持围手术期血压稳定，避免血压搏动，增加心脑血管以外风险。

【术前沟通】

目前根据您的病史、查体，初步诊断为卵巢囊肿蒂扭转。目前我们建议尽快手术治疗。我们会根据术中的情况选择手术方式，由于您已经绝经多年，双侧卵巢及输卵管均已丧失功能，必要时我们会行术中冰冻病理检查，若疾病性质为良性，我们推荐双侧卵巢及输卵管切除术。目前超声未提示子宫有异常病变，若卵巢为良性肿瘤，您可以选择保留子宫，存在术后子宫发生相应疾病可能。若您要求，我们也可以选择切除子宫，当然子宫切除有一定的风险，具体我会详细向您告知。若疾病性质为恶性，我们会根据情况扩大手术范围，必要时转开腹手术。

【术前准备】

1.一般准备

（1）常规检查：血、尿、便常规，心电

图、胸部X线片、盆腔B超扫描，肿瘤标志物检测，必要时行盆腔CT、MRI等检查，排除恶性可能。

（2）病情评估：根据病史、症状、体征、辅助检查综合分析，对卵巢肿瘤的良、恶性进行初步判断，选择合适的手术方案。

（3）告知患者病情：向患者及其家属充分交代病情，手术方式选择的理由，腹腔镜手术的优缺点，术中、术后可能出现的并发症和特殊情况的可能性。

2.术前准备

（1）皮肤准备：清洁和准备腹部皮肤，注意清洁脐孔。

（2）肠道准备：术前1日清洁肠道，若盆腔粘连重建议术前一晚行温肥皂水灌肠3次。部分患者为卵巢肿物蒂扭转，腹痛难耐，急诊手术无法行肠道准备。

（3）阴道准备：有性生活的患者，使用碘伏棉球清洗阴道。

【手术步骤】

1.腹腔镜手术

（1）选择穿刺点：根据肿物体积大小，选择置镜孔，若肿物体积巨大，可将置镜孔上移至脐上，以扩大手术视野。

（2）置镜后探查腹腔情况：卵巢肿物大小，与周围组织是否有粘连，肿物蒂部是否发生扭转，扭转蒂部是否卷入其他周围脏器。患侧卵巢颜色，是否缺血、坏死，是否有保留卵巢的机会。探查子宫及对侧卵巢及输卵管的情况（图10-2-7）。

（3）显露肿瘤：显露卵巢固有韧带、骨盆漏斗韧带及输卵管。判断蒂扭转的蒂部组成。若卵巢肿物扭转已经出现组织坏死，切除前不可回复扭转，以防栓塞脱落，引起栓塞性疾病。可先用线圈套扎扭转的瘤蒂根部，结扎后再切断瘤蒂以完整切除瘤体。如果扭转未出现明显坏死，可以逐步切除附件（图10-2-8）。

（4）在扭转部位的近侧端，电凝、夹闭骨盆漏斗韧带，要密切注意输尿管的位置，附件扭转时常导致邻近腹膜紧绷，使输尿管紧邻扭转的蒂，容易损伤。必要时需剪开子宫阔韧带

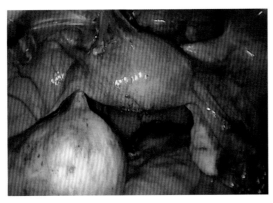

图10-2-7　探查卵巢肿物大小，与周围组织是否有粘连

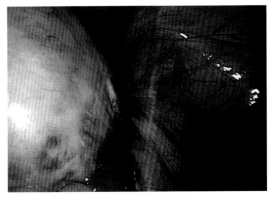

图10-2-8　显露蒂扭转的蒂部

后叶，确定输尿管位置后再行切断。钳夹、电凝、切断患侧卵巢悬韧带及患侧输卵管峡部。切除患侧附件（图10-2-9）。

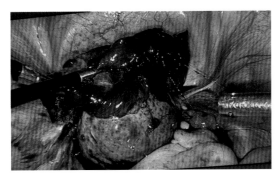

图10-2-9　钳夹、电凝、切断患侧卵巢悬韧带及患侧输卵管峡部

（5）附件切除后应置入取物袋内，若肿物体积过大，应保护性穿刺，抽出囊液后将肿物取出，注意避免囊液污染腹腔。当发生蒂扭转时，由于发生急性扭转后静脉回流受阻，瘤内极度充血或血管破裂瘤内出血，致使瘤体迅速增大，后因动脉血流受阻，肿瘤发生坏死变为紫黑色，可破裂和继发感染。囊腔内常充满大量凝血块，造成穿刺失败。可将肿物置入取物袋内，使用勺钳或剪刀，将囊腔内血块分解成小块，逐步取出。

2.腹式手术

（1）进入腹腔：步骤同前。

（2）探查腹腔情况：探查肿物蒂部是否发生扭转，肿物外观、色泽、判断瘤蒂是否有血栓形成，是否处在急性期，探查子宫及对侧附件情况。

（3）若为急性期，肿物外观无坏死改变，瘤蒂无血栓形成，可挽出肿瘤后先予以缓解复原。根据患者年龄、肿物性质、术前肿瘤标志物等辅助检查选择卵巢肿物剥除术或患侧附件切除术。若腹痛时间过长，肿物外观呈紫黑色或紫红色，瘤蒂有血栓形成，应在肿物复位前，用长弯止血钳先钳夹扭转蒂根部正常组织。后再予以缓解，防止蒂部栓子脱落，继发肺、脑栓塞等栓塞性疾病的发生。

（4）切除附件：钳夹、切断、缝扎患侧骨盆漏斗韧带，此时应格外注意判断输尿管走行。输尿管于髂血管表面骑跨而过，很容易被扭转的腹膜牵拉，发生位置改变，紧邻扭转蒂部甚至成为扭转蒂部的一部分。若扭转时间过长，局部组织水肿，辨认输尿管走行困难，可打开骨盆漏斗韧带表面腹膜，显露卵巢动静脉，并下推输尿管所在区域腹膜。两把血管钳钳夹骨盆漏斗韧带，为防止组织滑脱，可用3把血管钳钳夹，在两钳中间或上中钳之间切断或剪断，切断处保留端组织不少于1cm，避免在结扎蒂部是退缩而发生滑脱、大出血。以7号丝线贯穿缝扎断端，再用4号丝线结扎近端蒂部。以两把血管钳钳夹患侧输卵管峡部，注意应避免残留过长输卵管，避免术后输卵管残端异位妊娠等机会。在两把血管钳间切断或剪断输卵管峡部。7号丝线缝扎近端断端。以两把血管钳钳夹卵巢固有韧带，自钳间切断卵巢固有韧带，切除患侧附件。7号丝线缝扎近端断端。切除附件应进行剖视，必要时送检术中冰冻病理检查。

【术后常见问题处理】

（1）监测生命体征：一般术后需监测血压、血氧、脉搏等生命体征6小时。

（2）氧气吸入：全身麻醉术后建议常规吸氧，根据患者麻醉术后清醒情况，2～6小时。

（3）止吐：部分患者全身麻醉术后出现胃部胀气、恶心、甚至呕吐，可酌情给予止吐药物，如昂丹司琼、阿扎司琼、甲氧氯普胺（胃复安）等药物。

（4）镇痛：部分患者术后出现切口部位疼痛，因腹腔镜切口比较小，术后疼痛症状比较轻，可根据患者疼痛耐受程度酌情给予镇痛药物。

（5）留置导尿管：补液量增加，尿液形成快，但全身麻醉术后部分患者麻醉药物代谢较慢，行动不便，或初次排尿时因疼痛等因素导致排尿困难或尿潴留。建议留置尿管6～24小时。

（6）饮食：麻醉后6小时恶心、呕吐等不适可缓解，建议6小时后开始进食易消化流食。腹胀缓解后进恢复易消化饮食。

（7）活动：鼓励患者术后6小时起床活动，促进肠蠕动恢复，促进腹腔残余CO_2气体吸收。

（8）手术属于一类切口，无须预防性使用抗生素。若合并盆腔感染的患者，可选择抗感染治疗。

（9）若为卵巢肿物蒂扭转，术后需注意栓塞性疾病可能。扭转组织可形成静脉血栓，出现栓子脱落，甚至出现肺、脑栓塞可能，重者危及生命可能。术后可根据患者血栓风险评估给予低分子量肝素类药物预防性抗性治疗。

（宁　宁　赵宏敏）

第十一章　常规操作及接产

第一节　骨盆外测量

骨产道的主要检查方法是通过骨盆测量，了解骨盆的大小和形态，分为骨盆外测量和骨盆内测量。其中骨盆外测量包括髂棘间径、髂嵴间径、骶耻外径、坐骨结节间径、出口后矢状径和耻骨弓角度的测量。

【适应证】

适用于常规产前检查。

【禁忌证】

尚无绝对禁忌证。

【临床案例】

患者，年龄25岁，妊娠34周，孕1产0，单胎妊娠，头位，于门诊行常规产科检查，拟行骨盆外测量。

了解患者的现病史、既往孕检情况、既往史。操作前向患者交代骨盆外测量的目的：了解骨盆的大小和形态，测量髂棘间径、髂嵴间径、骶耻外径、坐骨结节间径、出口后矢状径和耻骨弓角度。操作前嘱患者排空膀胱，评估室内环境，关闭门窗，遮挡屏风，注意保护患者隐私。准备骨盆外测量用物（一次性臀垫、一次性手套、骨盆外测量器、骨盆出口测量器、液体石蜡）。

核对患者基本信息，姓名、年龄、孕周。嘱患者仰卧位于检查台上，同时臀部下方铺一次性臀垫，协助产妇充分显露腹部。如室内温度低，提前告知产妇，检查者双手搓热后操作，尽量保持患者舒适的体位和心情。进行骨盆外测量，若坐骨结节间径＜8cm，需测量骨盆出口后矢状径。

操作结束后协助患者整理衣物，恢复舒适体位，询问产妇是否有不适症状。书写操作记录，并告知患者此次操作的检查结果。

【操作前沟通】

1.意义介绍　向患者介绍此次操作的目的：通过骨盆测量了解骨盆的大小和形态。

2.操作前谈话重点　了解患者的现病史、既往孕检情况、既往史，向患者介绍操作过程中需配合的事项，缓解孕妇紧张焦虑的情绪。

3.沟通内容　向患者介绍自己，核对患者姓名、床号等，与患者及其家属沟通，介绍骨盆外测量的目的，告知其操作的必要性和具体内容，嘱其如有头晕、恶心、呕吐、面色苍白、胸闷、出冷汗等不适症状及时告知操作者，从而终止操作并迅速改变体位，监测生命体征。

【操作前准备】

1.常规准备　评估室内环境干净整洁，温度、光线适宜操作，关闭门窗，遮挡屏风。注意保护患者隐私，如操作者为男医生，操作时应有一名女性医务人员在场。

2.特殊准备　一次性臀垫、一次性手套、骨盆外测量器、骨盆出口测量器、液体石蜡。

3.操作体位　孕妇排空膀胱后在检查床上取仰卧位，同时臀部下方铺一次性臀垫。

【操作步骤】

1.髂棘间径

（1）孕妇取伸腿仰卧位，协助产妇充分显露腹部，上至脐水平、下至大腿根部。

（2）检查者站在孕妇右侧，将骨盆外测量器两末端分别置于两侧髂前上棘外缘，测量两者之间的距离，正常值23～26cm，如图11-1-1所示。

2.髂嵴间径

（1）孕妇取伸腿仰卧位，协助产妇充分显

露腹部，上至脐水平、下至大腿根部。

（2）检查者站在孕妇右侧，将骨盆外测量器两末端分别置于两侧髂嵴最宽外缘，测量两者之间的距离，正常值25～28cm，如图11-1-2所示。

3.骶耻外径

（1）孕妇取左侧卧位，同时左腿屈曲、右腿伸直。

（2）检查者站在孕妇右侧，将骨盆外测量器一侧末端置于耻骨联合上缘中点、另一侧置于第5腰椎棘突下缘（米氏菱形窝上角），测量两者之间的距离，正常值18～20cm，如图11-1-3所示。

4.坐骨结节间径

（1）孕妇取仰卧位，脱去裤子，双手抱住膝部，双腿同时向腹部弯曲，向两侧外上方展开。

（2）检查者面向孕妇、站在孕妇两腿之间，用骨盆出口测量器测量两侧坐骨结节之间的距离，正常值8.5～9.5cm。坐骨结节间径也称骨盆出口横径，若该径线＜8cm，需测量骨盆出口后矢状径，如图11-1-4所示。

5.骨盆出口后矢状径　两侧坐骨结节间径中点与骶骨尖端之间的距离。

（1）检查者面向孕妇、站在孕妇两腿之间，检查者戴一次性手套，右手拇指放在孕妇

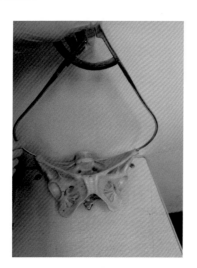

图11-1-1　髂棘间径的测量

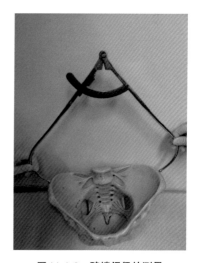

图11-1-2　髂嵴间径的测量

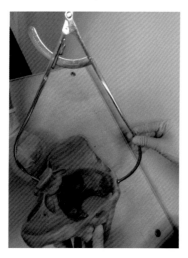

图11-1-3　骶耻外径的测量

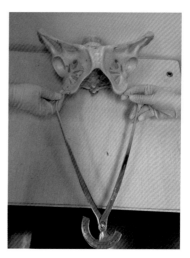

图11-1-4　坐骨结节间径的测量

体外的骶尾部，示指朝骶骨方向伸入孕妇肛门（为减少患者不适，肛诊时嘱患者用力屏气，右手示指指尖蘸取少量液体石蜡），两指尖共同找到骶骨尖端。

（2）将汤姆斯骨盆出口测量器一端置于坐骨结节间径中点，一端置于骶骨尖端，测量骨盆出口后矢状径，正常值8～9cm。若骨盆出口后矢状径与坐骨结节间径之和＞15cm，说明骨盆出口狭窄不明显，足月胎儿可通过骨盆出口后三角区经阴道分娩。

6.耻骨弓角度

（1）孕妇仰卧位于检查台上，双手抱住膝部，双腿同时向腹部弯曲，向两侧外上方展开，或于检查台上取膀胱截石位。

（2）检查者面向孕妇，站于两腿之间，戴一次性手套后将两手拇指指尖对拢置于耻骨联合下缘，两手拇指分别置于耻骨降支，测量拇指之间的角度，如图11-1-5所示。正常值为90°，若小于80°则为不正常。耻骨弓角度与骨盆出口横径宽度相关。

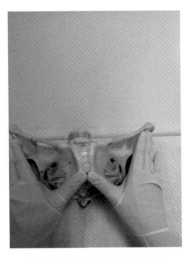

图11-1-5　耻骨弓角度的测量

【操作后注意事项】

协助患者整理衣物，恢复舒适体位，若产妇有不适症状，如头晕、恶心、呕吐、面色苍白、胸闷、出冷汗，不排除仰卧位低血压综合征出现的可能，测量生命体征，监测胎心，嘱

产妇左侧卧位，必要时给予吸氧等处置。

【拓展内容】

目前有证据表明髂棘间径、髂嵴间径、骶耻外径的测量不能准确预测产时头盆不称的发生，并不需要常规测量。但当考虑骨盆出口狭窄时，可以通过坐骨结节间径、耻骨弓角度的测量进行判断。骨盆测量器在使用前需校零以减少使用过程中的误差。当出现产科危急重症，如胎儿窘迫、产前出血等时，需先实施抢救，骨盆测量可以不进行或延后测量。

第二节　骨盆内测量

骨产道的主要检查方法是通过骨盆测量，了解骨盆的大小和形态，分为骨盆外测量和骨盆内测量。骨盆内测量是通过阴道对骨盆内径进行测量，比骨盆外测量更能准确反映真骨盆的大小。

【适应证】

妊娠24周之后可进行，常在阴道分娩时或产前进行，如妊娠周数≥36周或可疑胎膜早破等应该在外阴消毒之后进行。

【禁忌证】

尚无绝对禁忌证。

【临床案例】

患者，年龄27岁，妊娠39周，孕1产0，单胎妊娠，头位，于门诊行常规产科检查，近日来自觉上腹部轻松感，拟行骨盆内测量。

了解患者的现病史、既往孕检情况、既往史。操作前向患者交代骨盆外测量的目的：了解骨盆的大小和形态，比骨盆外测量更能准确反映真骨盆的大小。测量对角径、坐骨棘间径、坐骨切迹宽度。操作前嘱患者排空膀胱，评估室内环境，关闭门窗，遮挡屏风，注意保护患者隐私。准备骨盆内测量用物，如一次性臀垫、一次性手套、卵圆钳、消毒杯、干棉球、碘伏棉球、消毒弯盘或一次性换药盒、液体石蜡。

核对患者基本信息，姓名、年龄、孕周。嘱患者仰卧位于检查台上，同时臀部下方铺一次性臀垫，协助产妇充分显露腹部。若室内温度低，提前告知产妇，检查者双手搓热后操作，尽量保持患者舒适的体位和心情，后行骨盆内测量。

操作结束后协助患者整理衣物，恢复舒适体位，询问产妇是否有不适症状。书写操作记录，并告知患者此次操作的检查结果。

【操作前沟通】

1.意义介绍 向患者介绍此次操作的目的，即通过骨盆测量了解骨盆的大小和形态。

2.操作前谈话重点 了解患者的现病史、孕检情况、既往史，向患者介绍操作过程中需配合的事项，减轻孕妇紧张焦虑的情绪。

3.沟通内容 向患者介绍自己，核对患者姓名、床号等，与患者及其家属沟通，介绍骨盆内测量的目的，告知其操作的必要性和具体内容，嘱其如有头晕、恶心、呕吐、面色苍白、胸闷、出冷汗等不适症状及时告知操作者，从而终止操作并迅速改变体位，监测生命体征。

【操作前准备】

1.常规准备

（1）评估环境，室内环境干净整洁，温度、光线适宜操作，关闭门窗，遮挡屏风。

（2）注意保护患者隐私，如操作者为男医生，操作时应有一名女性医务人员在场。

2.特殊准备 一次性臀垫、一次性手套、卵圆钳、消毒杯、干棉球、碘伏棉球、消毒弯盘或一次性换药盒、液体石蜡。

3.操作前消毒

（1）孕妇排空膀胱后在检查床上取膀胱截石位，同时臀部下方铺一次性臀垫。

（2）将消毒的干棉球放在阴道口处，卵圆钳钳夹碘伏棉球消毒外阴，消毒顺序依次是大阴唇、小阴唇、阴阜、大腿内上1/3、会阴和肛门周围，消毒3遍，取下阴道口处干棉球，更换孕妇臀下一次性臀垫。

4.操作体位 孕妇排空膀胱后在检查床上取膀胱截石位，同时臀部下方铺一次性臀垫。

【操作步骤】

（1）检查者站在孕妇两腿之间，面朝孕妇，右手戴一次性无菌手套，以碘伏棉球润滑手套。右手拇指伸直，示指和中指并拢伸入阴道内，其余手指屈曲。

（2）对角径：耻骨联合下缘与骶岬前缘之间的距离。检查者将右手的示指、中指伸入阴道内，将中指指尖置于骶岬上缘的中点，同时示指上缘紧贴耻骨联合的下缘，用左手示指标记该接触点，取出阴道内右手手指，测量右手中指指尖与该接触点指尖的距离，如图11-2-1，图11-2-2所示。正常值12.5～13.0cm，此值减去1.5～2.0cm即为骨盆入口前后径的长度，也称真结合径，正常值约为11cm。若测量时，中指指尖不能触及骶岬前缘则表明对角径＞12.5cm。

（3）坐骨棘间径：两侧坐骨棘之间的距离。将右手示指、中指伸入阴道内，分别触及两侧坐骨棘，估计两者之间的距离，如图11-2-3～图11-2-5所示。正常值为10cm。该径线为中骨盆横径，若中骨盆平面狭窄可影响产程中胎头的下降。中骨盆横径的长短与胎先露内旋转密切相关。

（4）坐骨切迹宽度：即骶棘韧带宽度，坐骨棘与骶骨下部之间的距离，代表中骨盆后矢状径，如图11-2-6，图11-2-7所示。在阴道内将示指置于骶棘韧带上移动，若能容纳3横指为正常，否则属于中骨盆狭窄。正常值5.5～6.0cm。

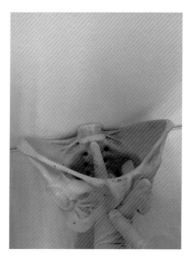

图11-2-1 对角径的测量（找到两个指示点）

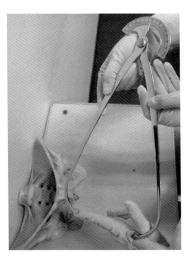

图11-2-2　对角径的测量（测量两个指示点之间的距离）

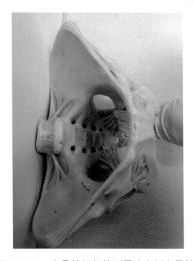

图11-2-3　坐骨棘间径的测量（左侧坐骨棘）

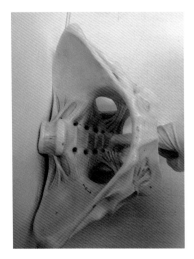

图11-2-4　坐骨棘间径的测量（两侧坐骨棘之间）

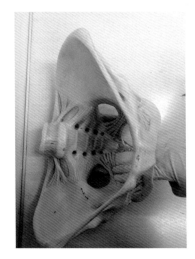

图11-2-5　坐骨棘间径的测量（右侧坐骨棘）

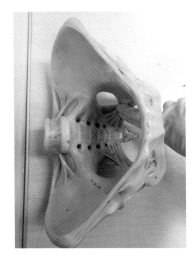

图11-2-6　坐骨切迹宽度的测量（坐骨棘处的骶棘韧带）

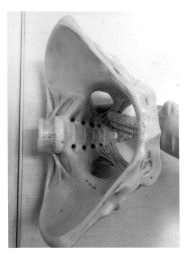

图11-2-7　坐骨切迹宽度的测量（骶骨下部的骶棘韧带）

【注意事项】

协助患者整理衣物，恢复舒适体位。若产妇有不适症状，如头晕、恶心、呕吐、面色苍白、胸闷、出冷汗，不排除仰卧位低血压综合征出现的可能，测量生命体征，监测胎心，嘱产妇左侧卧位，必要时给予吸氧等处置。

【拓展内容】

骨盆的大小和形状是决定能否经阴道分娩的重要因素。骨盆结构复杂，且受多种因素影响，如种族、体型、外伤等，因而骨盆内测量对于评估头盆是否相称更重要，需要在产程中由经验丰富的产科医师进行动态评估。若患者为前置胎盘或产前大出血，应在充分备血后进行骨盆内测量。

第三节　胎心监护

电子胎心监护（electronic fetal monitoring，EFM）自20世纪60年代以来开始用于描述监测胎儿心率和宫缩信号。在胎心监护仪开始应用之前的准备工作应校对记录日期、记录时间及记录标准。各国仪器的走纸速度均不统一，1～3cm/min。多国指南推荐走纸速度3cm/min时的视觉分辨率对胎心监护的判读更优。电子胎心监护的档案要记录产妇的重要信息，包括产妇的姓名、年龄、住院号、检查日期和时间，并有审阅人的签字。

【适应证】

在妊娠的过程中在何时开始行电子胎心监护取决于产妇及胎儿多方面因素。对于无任何并发症及合并症的产妇推荐自妊娠32～34周开始进行电子胎心监护即无应激试验（non-stress test，NST）。对于伴有多种并发症或高危孕妇要考虑在终止妊娠时胎儿是否能够存活或决定不放弃新生儿抢救的情况下酌情行NST。

界定高危孕妇的标准依然参照的是2014年美国妇产科医师协会产前胎儿监测指南。

（1）母体疾病：糖尿病、原发性高血压、系统性红斑狼疮、慢性肾病、抗磷脂抗体综合征、甲状腺功能亢进（控制不满意）、发绀型心脏病。

（2）妊娠相关疾病：妊娠期高血压疾病、子痫前期、胎动减少、妊娠期糖尿病（控制不满意或药物治疗）、羊水过少、胎儿生长受限、延期或过期妊娠、胎儿同种免疫反应、死胎病史（原因不明或复发风险）、单绒毛膜多胎妊娠（胎儿生长显著差异）

若出现如下高危因素时产时应持续电子胎心监护（表11-3-1）。2019年加拿大妇产科学会关于（SOGC）剖宫产术后阴道试产指南建议对剖宫产术后阴道试产产妇实施持续电子胎心监护。同时，值得注意的是电子胎心监护是监测子宫破裂最好的单一标志。

【情景模拟】

患者，36岁，初产妇，孕1产0，停经早期空腹血糖正常，停经12周左右行NT检查提示结果正常，停经18周行无创DNA结果均为低风险，停经24～28周行OGTT试验，结果提示空腹血糖5.3mmol/L、1小时血糖8.9mmol/L、2小时血糖7.6mmol/L，饮食控制血糖；现停经36周，于门诊正常产检。

问题：

（1）该患者的诊断是什么？依据是什么？

答：该患者诊断为妊娠36周，孕1产0，高龄初产、妊娠期糖尿病。诊断的依据主要为患者年龄＞35岁，OGTT试验结果显示空腹血糖＞5.1mmol/L，即可诊断妊娠期糖尿病。

（2）产检内容主要包括什么？

答：血压、体重、宫高、腹围、胎心监护及患者血糖控制情况。

（3）该患者在产检时主要的关注点是哪些？

答：我们除了要关注正常的血压、心率、胎心监护的情况，还要关注患者血糖的控制情况及胎动情况。需密切注意患者"自觉胎动减少""血糖控制欠佳""体重明显增加"等不良主诉。在给此类具有高危因素的患者产检时要动态地、连续地、详细地掌握患者及胎儿的情况，一旦患者出现不良主诉，一定要尽早识别，若血糖控制欠佳，胎儿体重明显增加必要时需观察，适时终止妊娠。

表11-3-1　持续电子胎心监护高危因素（适应证）	
产前	产时
胎儿	·前列腺素引产
·产前电子胎心监护异常	·听诊或电子胎心监护异常
·异常多普勒检查结果和（或）生物物理评分	·缩宫素引产/催产
·疑似或确诊胎儿生长受限	·阴道放置前列腺素后出现宫缩
·多胎妊娠	·局部麻醉/子宫颈旁阻滞（麻醉前获取胎心基线记录）
·臀先露	·阴道异常流血
·已知需要监护的胎儿异常	·体温≥38℃
·分娩前1周内胎动减少	·羊水胎粪污染或血性
孕妇	·人工破膜后未见羊水
·羊水过少或羊水过多	·第一产程延长
·产前出血	·第二产程延长，尚未能即刻分娩
·胎膜早破（PPOM）≥24h	·早产
·妊娠≥42周	·子宫过度刺激/强直宫缩
·既往剖宫产或子宫手术	其他（符合2个及以上条件）
·原发性高血压或子痫前期	·妊娠41～41⁺⁶周
·糖尿病药物治疗或血糖控制不佳或巨大胎儿	·妊娠期高血压
·过去/现在有可能导致胎儿不良预后的产科合并症或并发症	·无复杂合并症的妊娠期糖尿病
·病态肥胖（BMI≥40kg/m²）	·肥胖（BMI 30～40kg/m²）
·年龄≥42岁	·40岁≤年龄＜42岁
·妊娠相关蛋白（PaPP-A）异常（＜0.4MoM）	·体温37.8℃或37.9℃
·前置血管	

资料来源：2019年昆士兰关于"产时胎儿监测"指南推荐

【操作前准备】

（1）评估：孕周、血压、宫高、腹围，以及是否有并发症及合并症。

（2）在给患者检测之前要提前检查胎心监护仪器的工作状态是否正常。

（3）准备用物如胎心监护仪辅助装置、耦合剂、卫生纸等。

（4）告知患者该操作的目的、注意事项、方法及配合技巧，嘱孕妇排空膀胱。

（5）操作人员应衣帽整洁、仪表大方，洗手、戴口罩和帽子。

【操作流程】

（1）病历对照，评估患者孕周、血压、宫高、腹围是否符合孕周，评估患者近期彩超情况，是否患有妊娠并发症及合并症。

（2）检查胎心监护仪器是否处于正常工作状态。

（3）准备用物，如胎心监护仪辅助装置、耦合剂、卫生纸等，并常规消毒。

（4）携仪器及用物至患者床旁，嘱患者排尿，关闭门窗，遮挡屏风，调节室温至适宜操作。

（5）再次核对患者信息，协助患者半卧位或平卧位，显露腹部，通过四步触诊法确定胎背所在位置。

（6）连接胎心监护仪器电源，打开胎心监护仪开关，记录患者姓名、监护时间（图11-3-1）。

（7）向患者左下腹或右下腹部涂抹耦合剂，将胎心探头放置胎心最强处用胎心监测绑带固定。将宫缩压力探头放置于患者宫底明显突起的位置，用胎心监测绑带固定（图11-3-2）。

（8）将胎动按钮交予患者，嘱其自觉明显胎动时按动按钮。

（9）打开描记开关，描记胎心，观察胎心、胎动及宫缩曲线记录情况。

（10）标准走纸20分钟，视监测情况决定是否延长监测时间。

（11）在监测过程中注意走纸是否正常，描线是否清晰，监测过程中患者有无不适，双

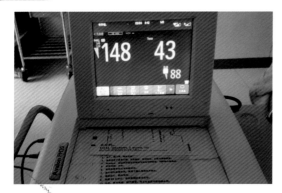

图 11-3-1 胎心监护仪

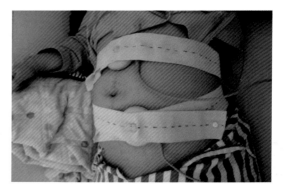

图 11-3-2 胎心监护探头的摆放位置

胎患者要密切关注患者卧位时可能出现的仰卧位低血压。

【操作后处置】

（1）监测完毕，取下监护探头。擦净孕妇腹部，协助孕妇取舒适卧位。

（2）整理床单元及用物。

（3）取下监护记录纸，填写日期、时间、床号、姓名。

（4）关闭监护仪开关，拔去电源，胎心监护仪归位放置并常规消毒。

（5）洗手、书写记录。

【监护结果解读】

胎心监测仪的解读——"五步读图法"：

（1）第一步——"宫缩"：产前电子胎心监护可能监护到宫缩，减速与宫缩之间的关系是评判胎儿安危的重要参考指标，因此NST时需要同步监护宫缩，正常的胎心监护如图11-3-3所示。2015年专家共识定义宫缩过频为10分钟内出现5次以上的宫缩，观察30分钟取其平均值。图11-3-4中A曲线为宫缩曲线，该图显示患者目前无明显宫缩。

（2）第二步——"基线"：胎心率基线是除外宫缩、胎动时观察到的，没有加速、减速、显著变异的情况下上下波动于5次/分以内的胎心率平均值，在10分钟内需持续2分钟以上，可不连续，正常胎心率基线为110～160次/分。胎儿心动过速（>160次/分）一般原因主要为未成熟儿、胎儿缺氧、胎儿发作性心动过速、母体发热、贫血、应用阿托品等。胎儿心动过缓（<110次/分）一般原因主要为

胎儿缺氧，胎心传导系统障碍，低体温及应用可乐定等。图11-3-4中B曲线为胎心基线，该患者胎心基线140次/分。

（3）第三步——"基线变异"：主要观察长变异和短变异，长变异以目测1分钟内基线振幅和频率进行评估，目前短变异以计算机测算较为准确。胎心率的正常摆动幅度为10～25次/分，摆动频率正常≥6次/分。若胎心变异呈静止型（振幅<5次/分），考虑胎儿深睡眠、使用镇静药物或无脑儿、胎儿缺氧、胎儿储备能力丧失。若胎心变异呈突变型（振幅>25次/分）说明胎儿宫内乏氧，多见分娩时脐带因素造成的急性胎儿窘迫。图11-3-5中a和b之间摆动幅度大于10次/分。

（4）第四步——"加速"：胎心率增加大于15次/分，持续时间≥15秒。要求有反应型NST需20分钟内存在2个或以上加速，40分钟以上无加速为无反应型。图11-3-4中B到C之间的胎心加速为25次/分，10分钟之内有4次胎动加速。

（5）第五步——"减速"：宫缩基础上出现，无宫缩或宫缩过强或过弱都无法评判。减速分为早期减速（ED）、变异减速（VD）、晚期减速（LD）。

1）早期减速：常在分娩时第一产程中后期出现，均为胎头受压所致。胎心监测的特点：减速与宫缩期同步发生，宫缩结束，胎心率也回到原基线水平。宫缩最强时与胎心最低点时间差小于15秒。多发生于宫口开大5～7cm胎头下降过程中（图11-3-6）。

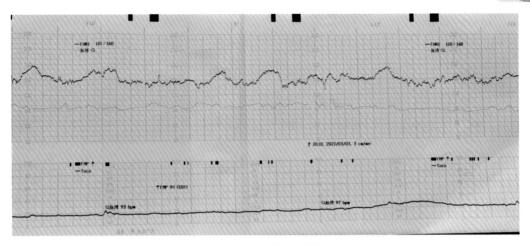

图 11-3-3　正常胎心监护

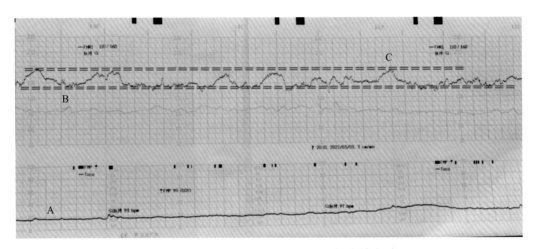

图 11-3-4　宫缩曲线（A）；胎心基线（B）；加速（C）

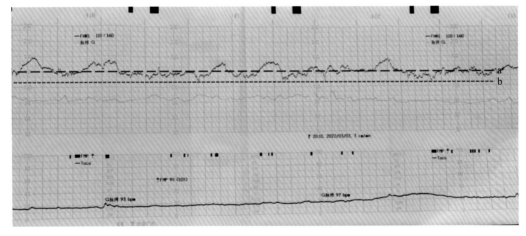

图 11-3-5　a 和 b 之间的摆动幅度为基线变异

2）变异减速：宫缩、胎动时，脐带受压导致迷走神经兴奋所致。变异减速可发生于任何阶段，与产程无固定关系，可突然发生，恢复迅速。改变体位可使减速消失。轻度变异减速 $t<60$ 秒，振幅幅度 <60 次/分，重度变异减速 $t>60$ 秒，振幅幅度 >60 次/分（图11-3-7）。

3）晚期减速（LD）：多提示胎盘功能不良，胎儿乏氧所致。晚期减速的特点：可以发生于产程中任何时间段。开始于宫缩顶峰之后，宫缩结束，胎心延缓恢复至正常基线水平，减速持续时间比较长。宫缩顶峰和胎心最低点之间的时间差一般大于30秒，平均40秒。胎心基线多偏高，变异减少（图11-3-8）。

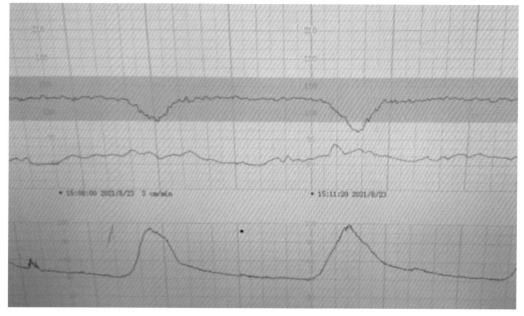

图11-3-6　产程中的早期减速

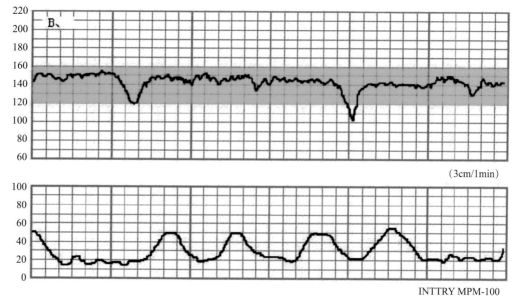

（3cm/1min）

INTTRY MPM-100

图11-3-7　轻度变异减速

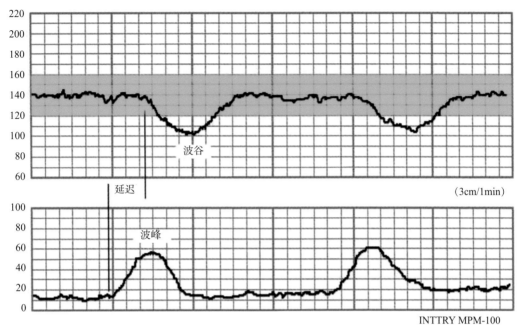

波谷

延迟

波峰

(3cm/1min)

INTTRY MPM-100

图11-3-8　晚期减速

【监护结果判读标准】

产程过程中为了能准确地判断胎心监护，避免非必要剖宫产术，专家推荐应用胎心监护三级判读系统来进行判读。三级判读系统中将电子胎心监护分为Ⅰ类胎心监护、Ⅱ类胎心监护、Ⅲ类胎心监护。判读标准：

（1）Ⅰ类胎心监护：需同时满足下列条件。①胎心基线110～160次/分；②基线变异为中度变异；③晚期减速及变异减速；④存在或者缺乏早期减速；⑤存在或者缺乏加速。

Ⅰ类胎心监护提示胎儿酸碱平衡正常，可以观察，不需要采取特殊措施。

（2）Ⅱ类胎心监护：除了Ⅰ类和Ⅲ类胎心监护，均归为Ⅱ类胎心监护。不能排除胎儿宫内是否缺氧，需要持续胎心监护，采取其他方法评估，可能需要宫内复苏来改善胎儿状态。

（3）Ⅲ类胎心监护：胎心基线无变异并且同时存在如下任何一种情况。①复发性晚期减速；②复发性变异减速；③胎心过缓（胎心率基线小于110次/分）。还有一种特殊的Ⅲ类胎心监护呈正弦波形。

明确的胎儿宫内缺氧，酸碱平衡失调，需立即采取相应措施尽快纠正胎儿缺氧情况。经过改变体位、吸氧、抑制宫缩等均不能改善，需立即行剖宫产手术终止妊娠。

第四节　人工破膜术

人工破膜术是引产和处理产程过程中经常应用的常规产科操作，为促进动产和加速产程进展而采取的措施。

【适应证】

1.引产　宫颈已成熟，宫颈Bishop评分＞6分，因妊娠期合并症或并发症等产科因素需要提前分娩或超过预产期未临产需要终止妊娠。

2.加速产程　进入第二产程而胎膜未破，产程中因宫缩原因导致产程停滞，或前羊水囊阻碍胎先露部下降。

3.了解胎儿情况　产程中胎心监测异常或产科彩超提示羊水量少，产程中需要胎儿内置电子监护仪进行胎儿监护，胎儿监护异常时采集胎儿头皮血样本。

4.减压　羊水过多时减轻宫腔压力，胎盘早期剥离时减少胎盘继续剥离。

【禁忌证】

胎先露异常、脐带脱垂、绝对头盆不称、生殖道严重感染、胎盘功能严重减退等。

【临床案例】

患者，年龄30岁，妊娠41周，孕1产0，单胎妊娠，头位，胎心率145次/分，现规律宫缩，宫口开大6cm，在分娩室待产，产程中胎心监测可见频繁变异减速，与宫缩无关。

再次核对患者基本信息，判断有无人工破膜术的禁忌证。向患者及其家属交代人工破膜术的意义及必要性，判断羊水性状、加速产程进展。并交代人工破膜术的过程及可能出现的风险，签署患者知情同意书。评估室内环境，关闭门窗，遮挡屏风。监测生命体征、胎心及宫缩情况。准备人工破膜所需要的器械、耗材，如有齿钳或人工破膜钳。

患者排空膀胱后取膀胱截石位。常规洗手，佩戴帽子和口罩，外科手消毒。消毒外阴，再次刷手（涂抹免洗消毒凝胶），戴一次性无菌手套。碘伏棉球消毒阴道，行阴道内诊检查，了解骨盆、宫颈扩张、胎先露部下降情况，是否能触及脐带、血管及胎盘等异常先露情况。于宫缩间歇期行人工破膜术。

人工破膜后观察羊水的情况，记录羊水颜色和形状、流出的量，根据胎儿矢状缝和囟门确定胎先露部的胎方位，观察宫缩时胎先露部下降的情况。破膜后常规监测胎心。

人工破膜后见羊水Ⅱ度污染，告知患者及其家属继续待产过程中可能出现的风险，如胎儿窘迫等。密切观察患者产程进展及胎心变化。如果胎心好转可经阴道分娩，人工破膜后12小时仍未分娩的孕妇，应用头孢类抗生素预防感染。如果胎心反复出现晚期减速可行子宫下段剖宫产术终止妊娠。

【术前沟通】

1.意义介绍　向患者及其家属交代人工破膜术的意义及必要性，如加速产程进展、观察羊水情况等。

2.操作前谈话重点　向患者及其家属交代人工破膜术的操作目的、过程及可能出现的风险。签署患者知情同意书。

3.沟通内容　向患者介绍自己，核对患者姓名、床号等，与患者及其家属沟通，介绍人工破膜术的目的，告知其操作的必要性和具体内容，如加速产程进展、观察羊水情况，术中及术后可能出现的情况：

（1）有羊水减少、脐带脱垂可能、脐带受压、母儿循环中断、胎儿宫内窘迫、胎死宫内可能。

（2）若破膜后长时间未分娩、羊膜腔内感染可能性大、宫内感染、宫腔积脓、菌血症、败血症、感染性休克、胎儿宫内窘迫、胎死宫内可能。

【术前准备】

1.常规准备

（1）评估环境，室内环境干净整洁，温度、光线适宜操作，关闭门窗，遮挡屏风。

（2）注意保护患者隐私，如操作者为男医生，操作时应有一名女性医务人员在场。

（3）测量生命体征（血压、脉搏、呼吸频率）。

（4）用品准备：胎心监护仪，碘伏消毒液，一次性无菌手套，臀垫一张，一次性无菌孔巾一个，一次性无菌衣，无菌棉球。

2.特殊准备　弯盘一个，大镊子一把，人工破膜钳（图11-4-1）或有齿钳（图11-4-2）。

3.操作体位　产妇排空膀胱后取膀胱截石位。

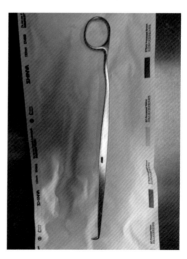

图11-4-1　人工破膜钳

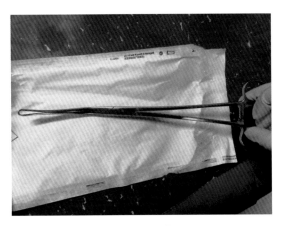

图11-4-2 有齿钳

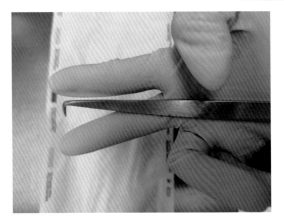

图11-4-3 人工破膜术时阴道内操作手势

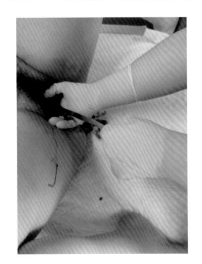

图11-4-4 人工破膜术

【手术步骤】

1.人工破膜前操作

（1）监测胎心，核对患者信息，向产妇讲述操作的意义及必要性，签署患者知情告知书。

（2）常规洗手，佩戴帽子和口罩，外科手消毒。

（3）消毒外阴：孕妇排空膀胱，于检查床上取膀胱截石位，同时臀部下方铺一次性臀垫。将消毒的干棉球放在阴道口处，卵圆钳钳夹碘伏棉球消毒外阴，消毒顺序依次是大阴唇、小阴唇、阴阜、大腿内上1/3、会阴和肛门周围，消毒三遍，取下阴道口处干棉球，取下孕妇臀下一次性臀垫。双腿套无菌腿套，臀下铺无菌臀垫。

（4）再次刷手（涂抹免洗消毒凝胶），穿一次性手术衣，戴一次性无菌手套。

（5）腹部铺无菌中单和一次性无菌孔巾。

2.内诊检查 碘伏棉球消毒阴道，行阴道内诊检查，了解骨盆、宫颈扩张、胎先露部下降情况，是否能触及脐带、血管及胎盘等异常先露情况。

3.破膜 操作者左手示指、中指伸入阴道内，进入扩张的宫颈内，触摸前羊水囊，右手持有齿钳或人工破膜钳在左手示指、中指的引导下，将钳子的尖端置于羊膜囊表面，于宫缩间歇期时钳破或戳破羊膜，使羊水缓慢地流出，左手的示指、中指暂时留在宫颈处，防止羊水过快流出，如图11-4-3，图11-4-4所示。

4.观察 人工破膜后观察羊水的情况，记录羊水颜色和性状、流出的量，根据胎儿矢状缝和囟门确定胎先露部的胎方位，观察宫缩时胎先露部下降的情况。破膜后常规监测胎心。

如果羊水流出量不多无法观察羊水的情况，可用左手手指将胎膜破口扩大或者稍微上推胎先露部，使羊水流出。

如果羊水过多，在人工破膜时应选择长针头进行高位破水，穿刺点应稍高于宫颈内口水平，使羊水缓慢流出。当羊水快速大量流出时，可用阴道内的左手堵住宫颈口，从而使羊水缓慢流出，防止羊水快速流出引起宫腔压力骤减而导致胎盘早剥、脐带脱垂、胎儿肢体脱出或腹压骤降。

【操作后注意事项】

（1）密切观察产妇的一般情况（如生命体征等）、宫缩情况和胎心变化，对于胎先露部尚未完全衔接者严禁下地活动。

（2）人工破膜后12小时仍未分娩的孕妇，应用头孢类抗生素预防感染。

（3）若发现血性羊水应警惕胎盘早剥的发生，持续监测胎心，密切观察羊水颜色、性状、流出量和产程的进展，必要时可复查血常规、凝血功能、床旁产科彩超观察胎盘是否有局部增厚或宫腔内凝血块。

（4）对于人工破膜引产的孕妇，一般在破膜后1～2小时发动宫缩，如果破膜后2～6小时仍没有宫缩，可静脉滴注缩宫素诱导宫缩。

（5）破膜后注意外阴清洁，定时给予外阴消毒。

【并发症】

（1）脐带脱垂：若胎儿为脐带隐性脱垂则可能发生脐带脱垂，消毒后环纳脐带，向患者及其家属交代病情，签署手术知情同意书，实施紧急剖宫产术。

（2）胎盘早剥：羊水流出过快过多，可能会引起胎盘早剥，腹腔压力骤降。若持续有血性羊水流出，可疑胎盘早剥，产妇短时间内不能经阴道结束分娩，向患者及其家属交代病情，尽早结束分娩（手术助产或剖宫产分娩）。

（3）胎儿头皮损伤：常发生于没有前羊水囊的人工破膜，胎儿娩出后检查新生儿，给予局部消毒。

（4）感染：破膜12小时以上仍没有结束分娩则发生感染的概率显著增加，如绒毛膜羊膜炎、脐带炎性改变等，尽早静脉滴注缩宫素诱导宫缩，及时预防感染。

（5）羊水栓塞：宫缩时破膜或者破膜时同时剥膜，可能诱发羊水栓塞，孕妇可出现低氧血症、凝血功能障碍、甚至意识丧失，向患者家属交代病情，签署手术同意书，实施紧急剖宫产。

【拓展内容】

一般情况下，宫口近开或开全后，胎膜大多数会自然破裂。只有当发生产程停滞、需要查看羊水情况或者引产等情况时才需应用人工破膜术。

第五节 阴道分娩接产

产妇进入第二产程（规律宫缩、宫口开全）即胎儿娩出期，在密切观察产妇宫缩情况、胎心监护、胎头下降程度、胎方位、警惕头盆不称、产妇的一般状况（生命体征、心理情况等）的同时，进行接产。按照胎儿娩出机制协助胎儿顺利娩出，避免会阴重度裂伤的发生。临床上以枕先露最多见，以枕左前位为接产示例。

【适应证】

无阴道分娩禁忌证者。

【禁忌证】

（1）严重头盆不称。

（2）完全性前置胎盘。

（3）软产道梗阻等不能经阴道分娩者。

【临床案例】

患者，年龄32岁，妊娠39周，孕2产1，单胎妊娠，头位，既往2年前自然分娩一女活婴，胎心130次/分，现规律宫缩，宫口开大4cm，由产科病房送入分娩室待产。

于分娩室内再次核对患者基本信息，姓名、年龄、孕周。了解患者的现病史、既往孕检情况、既往史，孕产史（有无急产史、产后出血史等），评估是否存在阴道分娩的禁忌证，是否已签署经阴道分娩同意书，进行产房分娩安全核查的产前评估。测量患者生命体征，行阴道内诊检查，评估软产道条件、胎头下降程度、胎方位。监测胎心变化及宫缩压力情况。建立静脉通路。评估室内环境，关闭门窗，遮挡屏风，注意保护患者隐私。准备接产物品，无菌敷料包、会阴切开器械包、一次性产包、2-0和3-0可吸收线或丝线、吸痰管、一次性导尿管、吸引器接头。同时准备新生儿复苏设备。与患者交谈，告知其产程中的注意事项，避免过早用力，使患者尽量放松。

待患者宫口开大6cm且规律宫缩时，嘱患

者排空膀胱后于产床上取膀胱截石位。打开新生儿辐射台提前预热，连接吸引器和吸引器接头。常规洗手，佩戴帽子和口罩，外科手消毒。消毒外阴，双腿套无菌腿套，臀下铺无菌臀垫。再次刷手（涂抹免洗消毒凝胶），穿一次性手术衣，戴一次性无菌手套。腹部铺无菌中单和一次性无菌孔巾。再次行阴道检查，了解胎方位、宫缩时胎先露下降程度、有无脐带脱垂或脐带先露出现。

患者宫口开全进入第二产程后，嘱患者宫缩时向下屏气用力。完成产妇分娩安全核查表的产时评估。当胎头拨露后进行接产。接产后，立即给予促宫缩治疗。清理新生儿呼吸道，进行Apgar评分，测量新生儿体重、身长、佩戴新生儿腕带。胎儿娩出后将器皿放于产妇臀下，计量胎儿娩出后的出血量。给予促宫缩治疗。胎盘娩出后检查胎盘、胎膜是否完整，常规检查软产道。

【操作前沟通】

1.意义介绍　向患者及其家属交代阴道助产的意义及必要性，如避免软产道严重裂伤等。

2.操作前谈话重点　向患者及其家属交代阴道助产的操作目的、过程及可能出现的风险，使产妇了解分娩过程，尽量消除对分娩过程的未知而产生的恐惧、焦虑，减少负面情绪对产程进展的影响。签署患者知情同意书。

3.沟通内容　向患者介绍自己，核对患者姓名、床号等，与患者及其家属沟通，介绍阴道分娩的目的，告知阴道试产过程中可能出现的情况。

（1）引产失败：因医疗需要在自然临产前终止妊娠者，其采用的各种引产措施（营养饮食引产、缩宫素静脉滴注引产、药物引产、水囊引产及破膜引产）可能无效，需要改变分娩方式。

（2）胎儿宫内窘迫：在引产或临产的过程中，因宫缩过强、羊水过少、脐带异常、胎盘功能降低，胎儿可能出现缺氧的表现（绝大多数为一过性的）。个别的情况下也有可能会有胎死宫内、死产或新生儿窒息，甚至发生新生儿死亡。

（3）阴道难产：导致难产的因素很多，较

难预测。例如，有宫缩乏力、产道相对梗阻、胎方位异常、相对头盆不称等。有些难产情况经过人工干预可以顺利阴道分娩，包括应用缩宫素加强宫缩、手转胎头、人工破膜、吸引器或产钳阴道助产，若难产因素难以纠正，仍可能需剖宫产分娩。

（4）大出血：导致产妇临产过程中或产后大出血的因素很多，包括产后宫缩乏力、胎盘或胎膜残留或植入、局部宫颈裂伤或会阴撕裂、血肿、凝血功能异常等，某些因素在产前通常不能预测，一旦发生，医师会根据产妇的情况做出处理，如行刮宫术、缝合裂伤、宫腔填塞等，若有失血性休克发生，为挽救生命，可能需要输血，输血则有可能发生输血反应或导致传染病的传播。如果各种止血措施均无效，需要切除子宫来止血。

（5）新生儿损伤、畸形、死亡：自然分娩、难产或阴道手术助产时，可能会有新生儿头皮血肿、水肿、头皮挫裂伤、臂丛神经损伤、锁骨骨折、颅内出血等情况，大部分情况均是短暂性的，可自然恢复，但是也有可能出现产前未能发现的新生儿畸形（发生率为2%～4%）。

（6）脐带脱垂：在行阴道检查或操作过程中，在一些意外的情况下，脐带掉到胎先露以下的位置，造成脐带受压，母儿的血循环被阻断，胎儿出现缺氧、窒息、甚至死亡。这种情况发生通常比较紧急，需要立即视产妇的情况，决定终止妊娠的方式。

（7）产道、会阴、直肠、肛门裂伤：在分娩过程中，浅度的撕裂非常的常见，但是也有个别的情况下会发生较大的撕裂，造成出血，局部功能受到影响，需要进行手术的修补，尤其当肛门、直肠受累时，有可能会局部感染、影响排便功能。

（8）感染：分娩不是一个无菌的过程，有可能出现产后盆腔、泌尿系、生殖道、伤口的感染。

（9）羊水栓塞：是罕见但又凶险的情况，一旦羊水进入母循环，可能会引起严重的类过敏样反应，导致产妇窒息、休克、出血、死亡率高达80%。

（10）心脑血管意外：个别有合并症的产妇在分娩过程中因宫缩及疼痛的影响，可能导致心搏骤停、脑出血、脑血栓等意外情况。

（11）伤口愈合不佳、裂开：个别产妇因个体因素及合并症等原因，在产后可能出现伤口无愈合、延期愈合或伤口裂开等情况。

（12）盆腔淤血、静脉炎、深静脉或浅静脉血栓形成，肢体功能障碍，栓子脱落造成心肺等重要脏器栓塞，猝死。

（13）其他不可预知的情况。

我们会尽力避免并及早发现上述意外情况的出现，并全力抢救以保母婴平安。您及您的家属在分娩过程中如有顾虑，可向医师询问。您及您的家属在诊疗过程中应遵守医院及科室的规定。请您认真仔细阅读以上内容，充分理解并同意承担风险时，同意在必要时采用一些阴道助产措施。

【操作前准备】

1.常规准备

（1）评估环境：室内环境干净整洁，温度、光线适宜操作，关闭门窗，遮挡屏风。

（2）注意保护患者隐私：如操作者为男医生，操作时应有一女性医务人员在场。

（3）测量生命体征（血压、脉搏、呼吸频率），碘伏消毒液，一次性无菌手套。

2.特殊准备

（1）无菌敷料包（腿套2个、臀垫1张、中单1张、弯盘1个、大镊子1把）。

（2）会阴切开器械包（弯盘1个、线剪1把、会阴切开剪1把、平镊1把、钩镊1把、持针器1把、止血钳2把、长针头1枚）。

（3）一次性产包（一次性无菌孔巾1条、一次性无菌衣2套、纱布若干、带尾纱条）。

（4）吸痰管，一次性导尿管，吸引器接头，2-0和3-0可吸收线或丝线。如图11-5-1所示。

（5）新生儿辐射台，体重秤，吸引器，注射器。

（6）备吸氧装置，新生儿复苏装置（新生儿喉镜、复苏气囊、气管插管装置），维生素

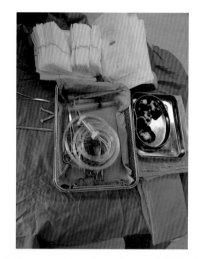

图11-5-1 接产准备（器械及一次性用品）

K_1，肾上腺素，听诊器。

3.操作体位 初产妇宫口开全、经产妇宫口开大6cm且规律宫缩时，产妇排空膀胱后于产床上取膀胱截石位。

【操作步骤】

1.接产准备

（1）核对患者信息，向产妇讲述操作的意义及必要性，签署知情告知书。建立静脉通路。持续监测胎心及宫缩压力。

（2）打开新生儿辐射台提前预热。

（3）常规洗手，佩戴帽子和口罩，外科手消毒。

（4）消毒外阴：孕妇排空膀胱后在产床上取膀胱截石位，胎头拨露时，同时臀部下方铺一次性臀垫。将消毒的干棉球放在阴道口处，卵圆钳夹碘伏棉球消毒外阴，消毒顺序依次是大阴唇、小阴唇、阴阜、大腿内上1/3、会阴和肛门周围，消毒三遍，取下阴道口处干棉球，取下孕妇臀下一次性臀垫。双腿套无菌腿套，臀下铺无菌臀垫，如图11-5-2所示。

（5）再次刷手（涂抹免洗消毒凝胶），穿一次性手术衣，戴一次性无菌手套，如图11-5-2所示。

（6）腹部铺无菌中单和一次性无菌孔巾，如图11-5-3所示。再次阴道检查，了解胎方位、宫缩时胎先露下降程度、有无脐带脱垂或

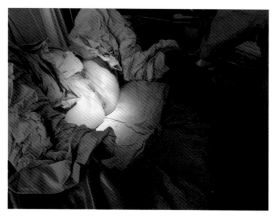

图11-5-2　接产准备（消毒铺单）

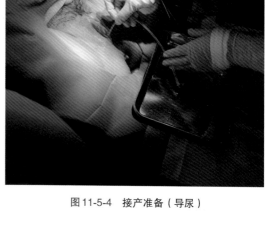

图11-5-4　接产准备（导尿）

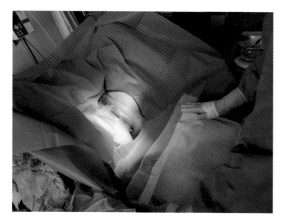

图11-5-3　接产准备（铺一次性孔巾）

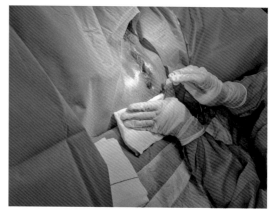

图11-5-5　保护会阴

脐带先露出现。

2.接产

（1）常规助产

1）接产者站于产妇两腿之间，面朝产妇。如产妇长时间未排尿，可给予导尿。如图11-5-4所示。

2）宫口开全后，胎头拨露前嘱患者向下用力屏气，通过产力及腹肌收缩力协助胎儿下降。

3）胎头拨露后，保护会阴体，接产者右手大鱼际肌和手掌按压会阴体并向上托起，间歇时放松，直至胎儿娩出，如图11-5-5所示。

4）左手大鱼际肌向下轻压胎头枕部，帮助胎头俯屈，控制出头速度，使胎头双顶径缓缓娩出。随后胎头枕部在耻骨弓下方娩出。如图11-5-6所示。

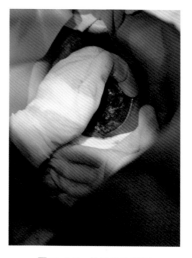

图11-5-6　协助胎头俯屈

5）着冠后，左手协助胎头仰伸，控制胎头缓慢娩出，清理新生儿口鼻黏液和羊水，如图11-5-7所示。

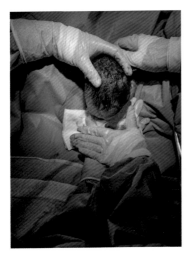

图11-5-7　协助胎头仰伸

6）胎头娩出后，待宫缩使胎头自行完成外旋转、复位，胎儿双肩径与骨盆出后前后径一致。宫缩时接产者右手托住会阴，左手示指、中指置于胎儿颈部两侧，将胎儿颈部向下、向外牵拉，协助前肩自耻骨弓下方娩出（图11-5-8），然后左手托住胎颈向上，协助后肩从会阴前缘缓缓娩出（图11-5-9）。胎儿双肩娩出后，接产者保护会阴的右手放松，双手协同辅助胎体娩出。

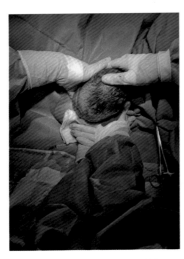

图11-5-8　协助胎儿前肩娩出

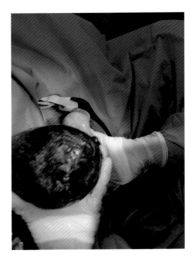

图11-5-9　协助胎儿后肩娩出

（2）无保护助产

1）助产者站于产妇右侧，将一只手置于胎头上方，宫缩时控制胎头娩出速度，不干涉胎头娩出的方向和角度，无须协助胎头俯屈。

2）胎头着冠后，指导产妇张口哈气避免用力，接产者右手五指分开，置于胎头上方继续控制娩出胎头的速度，无须协助胎头仰伸，宫缩间歇时产妇用力屏气使胎头缓缓娩出，清理新生儿口鼻内黏液和羊水，宫缩时接产者双手托住胎头、不能用力向下压，指导产妇匀速娩出前肩，双手继续托住胎头轻轻向上抬缓缓娩出后肩。

（3）会阴切开缝合术：母胎病理情况需缩短产程或胎儿过大、会阴过紧时，步骤同第十三章第一节。

【操作后注意事项】

（1）胎儿娩出后将器皿放于产妇臀下，计量胎儿娩出后的出血量。产后2小时观察阴道恶露总量，如果总出血量超过500ml即诊断为产后出血，判断产后出血的原因，如为子宫因素引起的出血，及时给予按摩子宫、促宫缩治疗、必要时行宫腔填塞术。

（2）给予促宫缩治疗：按摩子宫，肌内注射10U缩宫素，0.9%生理盐水500ml＋10U缩宫素静脉滴注。

（3）胎盘娩出后，判断胎盘、胎膜是否完整，有无副胎盘、胎盘边缘处是否有断裂血管，常规检查软产道，及时发现裂伤、血肿等，尽早清创缝合。如果胎盘、胎膜不完整，阴道出血较多，可行清宫术。

（4）清理新生儿呼吸道，进行Apgar评分，如存在新生儿窒息，即刻行新生儿复苏。测量新生儿体重、身长、佩戴新生儿腕带。

【拓展内容】

臀位助产术 臀先露占足月分娩的3%～4%，臀位胎儿分娩时需接产者协助完成分娩机制才能经阴道分娩，也称臀位助产术。以骶左前位为例。

（1）操作前准备：同"第五节 阴道分娩接产的操作前准备"。若患者已行无痛分娩（硬膜外阻滞）则无须再次麻醉。若患者未行无痛分娩，则进行会阴阻滞。

（2）堵臀法接产步骤：完全或不完全臀位。堵臀、娩出胎臀、娩出肩部、娩出胎头。

（3）扶着法操作步骤：伸腿臀位。臀部娩出后以双手扶住，使最宽处肩部在产道充分扩张。静脉滴注缩宫素增强产力，操作者双手拇指位于胎儿大腿后方，其余四指位于胎儿骶部，握住胎臀，旋转胎体使胎儿背部转向母体前方，同时向上轻轻牵引胎体，双手沿胎儿腿部滑动至产妇会阴部。当胎儿露出肩胛骨下角时，将胎体上翻至产妇耻骨联合上，使胎儿自然娩出双侧肘部、肩部及上肢。操作者将胎体向下、后方牵引，使胎儿枕部抵达耻骨联合下方，然后将胎体上举至产妇耻骨联合上方，娩出胎头。

（盛文集　蔡丽瑛　黄明莉）

第十二章 助产及剖宫产

第一节 胎头吸引助产术

胎头吸引助产术是利用胎头吸引器牵引或旋转胎头、纠正胎方位、协助胎头下降和胎儿娩出的产科助产手术。胎头下降至≥＋3时，可行胎头吸引助产术。

【适应证】

（1）第二产程延长。

（2）妊娠期并发症和合并症（妊娠合并心脏病、既往剖宫产手术史等）不宜在分娩过程中用力屏气。

（3）胎儿窘迫等需要缩短产程者。

【禁忌证】

（1）母体因素不能经阴道分娩者：严重头盆不称、产道梗阻、产道畸形等。

（2）胎儿因素不能经阴道分娩者：臀位、横位、高直位、面先露、额先露、早期早产儿，巨大儿，胎儿近期行头皮采血者。

【临床案例】

患者，女性，年龄37岁，妊娠41⁺⁶周，孕2产0，单胎妊娠，枕左横位，现规律宫缩，胎心基线110次/分，宫颈全消，宫口开全3小时，胎头S^{+3}，胎头拨露，未行硬膜外麻醉，产妇已疲惫不堪，加腹压动作不能使胎头明显下降。

于分娩室内再次核对患者基本信息，姓名、年龄、孕周。了解患者的现病史、既往孕检情况、既往史、孕产史（有无急产史、产后出血史等）、产程进展过程，评估是否存在胎头吸引助产术的禁忌证，告知其行胎头吸引助产术的意义及必要性（加速产程进展）。并签署胎头吸引助产术同意书。测量患者生命体征，行阴道内诊检查，评估软产道条件、胎头下降程度、胎方位。监测胎心变化及宫缩压力情况。评估室内环境，关闭门窗，遮挡屏风，

注意保护患者隐私。准备物品，1%盐酸利多卡因2ml，无菌敷料包，会阴切开器械包，一次性产包，2-0、3-0可吸收线或丝线，胎头吸引器。

嘱患者排空膀胱后于产床上取膀胱截石位。常规洗手，佩戴帽子和口罩，外科手消毒（接产前已完成）。消毒外阴，穿一次性手术衣，戴一次性无菌手套，腹部铺无菌中单和一次性无菌孔巾（接产前已完成）。再次阴道检查，了解胎方位、宫缩时胎先露下降程度、有无脐带脱垂或脐带先露出现。放置胎头吸引器，检查放置情况，抽取负压，产妇宫缩屏气用力时牵引胎头，取出胎头吸引器。协助胎儿及附属物娩出。检查有无软产道裂伤，及时给予缝合。

【术前沟通】

1.意义介绍　向患者及其家属交代胎头吸引助产术的意义及必要性，如加速产程进展，协助胎儿娩出等。

2.操作前谈话重点　向患者及其家属交代胎头吸引助产术的操作目的、过程及可能出现的风险。签署患者知情同意书。

3.沟通内容　向患者介绍自己，核对患者姓名、床号等，与患者及其家属沟通，介绍胎头吸引助产术的目的，告知其操作的必要性和具体内容，告知其可能出现的风险如下：

（1）胎儿宫内窘迫可能，胎儿在子宫内缺血缺氧，对各脏器供血不足，造成功能损伤，如脑损伤，可能留有神经系统后遗症，如脑瘫、智力低下等可能，必要时入新生儿病房。

（2）胎儿头皮血肿，头皮损伤可能。

（3）助胎儿娩出过程中，胎儿臂丛神经损伤可能。

（4）胎头吸引助产术失败，需改变分娩方式可能。

（5）会阴及软产道裂伤，产后出血可能。

（6）胎儿宫内感染，宫内缺氧，胎死宫内可能，死胎死产可能。

（7）宫腔感染、宫腔积脓、菌血症、败血症、脓毒血症、感染性休克，必要时转入ICU，费用昂贵，愈合不良，甚至切除子宫可能，重者抢救无效死亡可能，胎死宫内。

（8）其他不可预知情况。以上情况患者知情了解并签字。

【术前准备】

1.常规准备

（1）评估环境，室内环境干净整洁，温度、光线适宜操作，关闭门窗，遮挡屏风。

（2）注意保护患者隐私，如操作者为男医生，操作时应有一名女性医务人员在场。

（3）测量生命体征（血压、脉搏、呼吸频率）。

（4）用品准备：碘伏消毒液，20ml注射器1个，一次性无菌手套。

2.特殊准备

（1）1%盐酸利多卡因2ml。

（2）无菌敷料包（腿套2个、臀垫1张、中单1张、弯盘1个、大镊子1把）。

（3）会阴切开器械包（弯盘1个、线剪1把、会阴切开剪1把、平镊1把、钩镊一把、持针器1把、止血钳2把、长针头1枚）。

（4）一次性产包（一次性无菌孔巾1个、一次性无菌衣2套、纱布若干、带尾纱条）。

（5）2-0、3-0可吸收线或丝线，胎头吸引器。

3.操作体位　产妇排空膀胱后取膀胱截石位。

【手术步骤】

1.助产前操作

（1）核对患者信息，向产妇讲述操作的意义及必要性，签署患者知情告知书。

（2）常规洗手，佩戴帽子和口罩，外科手消毒。

（3）消毒外阴

1）孕妇排空膀胱后在检查床上取膀胱截石位，同时臀部下方铺一次性臀垫。

2）将消毒的干棉球放在阴道口处，卵圆钳钳夹碘伏棉球消毒外阴，消毒顺序依次是大阴唇、小阴唇、阴阜、大腿内上1/3、会阴和肛门周围，消毒3遍，取下阴道口处干棉球，取下孕妇臀下一次性臀垫。

3）双腿套无菌腿套，臀下铺无菌臀垫。

（4）再次刷手（涂抹免洗消毒凝胶），穿一次性手术衣，戴一次性无菌手套。

（5）腹部铺无菌中单和一次性无菌孔巾。碘伏棉球消毒阴道。再次阴道内诊检查判断外阴发育情况、阴道有无炎症、水肿、瘢痕等，宫口开全，胎方位、产瘤大小、颅骨重叠情况。胎头双顶径达到坐骨棘水平以下，骨质最低点达到＋3。

（6）必要时麻醉、左侧会阴侧切术：若患者已行无痛分娩（硬膜外麻醉）则无须再次麻醉。若患者未行无痛分娩，则进行会阴阻滞麻醉。左侧会阴侧切术方法同第十三章第一节。

2.放置

（1）操作者左手分开产妇两侧小阴唇，示指、中指掌侧向下撑开阴道后壁，右手将吸引器的杯下缘向下压，在左手示指、中指的引导下进入阴道后壁，随后左手示指、中指掌侧面向上拨开阴道右侧壁将吸杯放入阴道。

（2）右手示指撑开阴道左侧壁使吸引杯完全置入阴道内。

（3）吸引器放置于俯屈正中点（矢状缝的中点），吸引器杯的后缘达到后囟、前缘距前囟约3cm。

3.检查　左手支撑吸引器，右手示指、中指伸入阴道触摸一圈吸引杯缘与胎头衔接处，检查有无阴道壁或宫颈组织嵌入。

4.抽取负压　抽吸空气形成负压，负压达到200～300mmHg。

5.牵引　产妇宫缩屏气用力时边牵引边旋转，胎方位转变成枕前位，胎头俯屈时向下牵引，当胎头枕部达到耻骨联合下缘后向上牵引，从而使胎头仰伸。

6.取出　胎头娩出后取下吸引器。

7.接产　协助胎儿及附属物娩出。

8.检查　检查有无软产道裂伤。

9.缝合　若行会阴侧切术，则行会阴左侧

侧切缝合。若有软产道裂伤，则行软产道裂伤缝合术。

【术后注意事项】

胎儿娩出后检查胎儿头皮组织，有无破损及活动性出血，及时给予维生素 K_1 2mg 肌内注射，预防新生儿颅内出血。若出现新生儿头皮血肿、损伤、颅内出血，需及时处理。若操作时间过长，产妇及新生儿可给予抗生素预防感染。

【术后并发症】

（1）新生儿头皮血肿。

（2）颅骨骨折。

（3）颅内出血。

（4）产妇软产道损伤。

【拓展内容】

与产钳助产术相比，胎头吸引助产术操作简便、容易掌握、软产道损伤发生率低、术后感染率低。胎头吸引助产术牵引 2～3 次失败，可改为产钳助产术或剖宫产术。

第二节 阴道手术助产
（产钳助产术）

阴道手术助产（operative vaginal delivery），指术者利用产钳或胎头吸引器帮助产妇在第二产程时快速娩出胎儿的过程，是处理难产的重要手段，操作时要保证母婴安全，同时尽量减少分娩并发症。头位难产严重影响母婴安全，在 2016 年我国中华医学会妇产科学分会产科学组发布的《阴道手术助产指南（2016）》中提到，高年资医师需要至少掌握 1 种阴道手术助产技术，在紧急情况时可有效改善母婴预后。

当胎儿已下降至骨盆底，如因各方面因素需尽快终止妊娠时首选非手术干预，包括改变体位、加强宫缩或指导产妇屏气用力等。在决定采取阴道手术助产之前一定要做好充分准备和备选方案并具备能开展即刻剖宫产术的条件，一旦阴道手术助产失败需立即行剖宫产终止妊娠。

【适应证】

（1）产程中第二产程延长：初产妇进入产程以后在未行硬膜外分娩镇痛情况下第二产程超过 3 小时或者无痛分娩后第二产程超过 4 小时。经产妇在未行硬膜外分娩镇痛情况下第二产程时长超过 2 小时或者无痛分娩第二产程时限超过 3 小时。

（2）胎儿窘迫：在第二产程胎头下降过程中，胎心监测提示明确或可疑胎儿窘迫但产妇经过非手术干预仍无法短期内迅速分娩，需立即缩短产程时间，挽救胎儿生命。

（3）母体因素：需缩短第二产程。母体因素主要包括母体相关疾病，包括心脏病、重症肌无力、有自主反射障碍的脊椎损伤或增殖性视网膜病等。

（4）剖宫产娩出胎头困难时也可选用剖宫产术中产钳，尤其特别适用于妊娠合并严重肥胖者。

【禁忌证】

（1）明显的头盆不称，双顶径在坐骨棘水平或以上。

（2）非纵产式或面先露，胎头位置或胎方位未知。

（3）胎膜未破，宫口未开全，胎头未衔接。

（4）严重胎儿窘迫，估计短时间内不能结束分娩者。

（5）畸形儿及死胎应以保护母亲为主，宜采用毁胎术。

（6）胎儿凝血功能障碍（如血友病、同种免疫性血小板减少症等），临床上极少见。

（7）胎儿成骨不全，临床上极少见。

【产钳分类】

根据胎头下降的位置产钳分为出口产钳、低位产钳、中位产钳及高位产钳。由于高位产钳对于医师技术水平要求较高，母婴并发症发生率也较高目前已被废弃。分类详见表 12-2-1。

表 12-2-1　产钳助产的分类	
类别	说明
出口产钳	（1）不需要分开阴唇即可见到胎儿头皮 （2）胎儿颅骨骨质部最低点已达到骨盆底 （3）胎头达到会阴体部 （4）矢状缝位于骨盆前后径上或为左枕前、右枕前，或为左枕后、右枕后 （5）胎头旋转不超过45°，旋转至枕前位或枕后位均可实施，不必强求枕前位
低位产钳	（1）胎头颅骨骨质部最低点位于S＋2cm或以下，但未达骨盆底 （2）胎方位应旋转至枕前位，包括旋转≤45°至枕前位或枕后位，以及旋转≥45°至枕前位
中位产钳	（1）胎儿颅骨骨质部最低点在S＋2cm以上，但在坐骨棘以下 （2）胎方位经旋转至枕前位，包括旋转≤45°至枕前位或枕后位，以及旋转≥45°至枕前位 （3）中位产钳风险较大，技术要求高，容易失败，只在紧急情况下使用
高位产钳	（1）腹部可扪及2/5或以上的胎头，且颅骨骨质部最低点位于坐骨棘水平以上 （2）高位产钳已经废弃

产钳的种类较多，均由左、右两个侧叶组成。每一侧叶都是由钳匙、钳胫、钳锁、钳柄四部分组成（图12-2-1），钳匙包括钳脚、钳窗、头弯、跟部。左叶是由术者的左手握持放置于产妇骨盆的左侧；右叶是由术者的右手握持放置于产妇骨盆的右侧。头弯内面凹外面凸，适应胎儿头部；盆弯钳脚上翘，使用骨盆角度（图12-2-2）。

【情景模拟】

患者，女性，30岁，初产妇，身高166cm，彩超评估胎儿体重3700g左右，妊娠38周，无痛分娩，宫口开全4小时，宫缩25秒/6～8分钟。内诊检查：宫口开全，胎头S^{+2}，枕横位，无明显骨产道异常。胎心NST反应性欠佳，基线100次/分。

1.此时采取何种处理？

答：立即行阴道手术助产，可选产钳助产。

2.在阴道手术助产过程中，产钳滑脱两次，胎头无明显下降，下一步的处置是什么？

答：立即行剖宫产术终止妊娠。

【术前沟通】

阴道手术助产的风险较高，失败可能性也极高。有丰富助产经验的医师或助产师需要在充分对患者的状态评估之后谨慎选择阴道手术助产术。在术前要与患者及其家属充分沟通并签署手术同意书。影响阴道手术助产安全及成功率的因素主要包括胎儿的体重、骨盆的大小，衔接的程度，是否同时伴有母体并发症及合并症，以及是否行无痛分娩等。术前沟通主要的内容包括如下5个方面：

（1）开展阴道分娩手术助产的必要性。

（2）阴道手术助产的利与弊。

（3）阴道手术助产的适应证及手术风险。

（4）目前患者一般情况

1）产程的进展情况。

2）宫口开大的情况、胎方位及胎头塑形

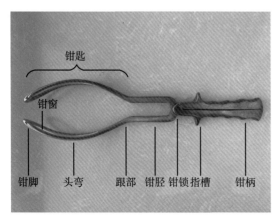

图12-2-1　产钳的正面构造

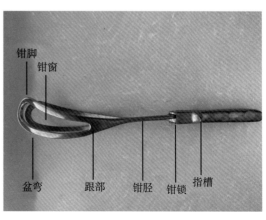

图12-2-2　产钳的侧面构造

情况。

3）胎心监测评估胎儿宫内状态。

4）产妇一般状态评估，包括有无合并症及并发症、骨盆大小、生命体征情况。

（5）一旦手术助产失败后的补救方案。

在与患者及其家属的术前谈话前要充分做好患者的状态评估。评估的内容主要包括患者现在所处产程时限、宫缩是否出现乏力的情况，以及胎儿体重大小及胎位与产妇骨盆是否相称和胎头下降的程度，还有胎儿宫内状态及产妇状态。在充分对以上情况进行快速评估后与患者及其家属交代病情，目前患者第二产程延长、骨盆无明显异常、产道无明显梗阻、胎儿宫内情况尚可的情况下考虑立即对患者进行手术助产，手术助产的方式包括胎头吸引术及产钳术。目前胎头下降迟缓，胎头处位置较高水平，应用胎吸失败可能性较大，所以如果继续试产可在有限的时间内使用产钳助产。产钳助产的风险包括产妇及胎儿两方面，在以上风险充分知情及认可的情况下选用产钳助产术，如果在应用产钳助产的过程中两次滑脱则考虑可能产钳助产失败则立即需要改剖宫产分娩。

在与患者及其家属谈话过程中，要充分告知阴道手术助产可能出现的产妇及胎儿的并发症。在充分知情的情况下开展手术，在术前签好手术知情同意书。

【术前准备】

（1）备齐用物，做好抢救新生儿窒息的准备。铺设产包及消毒巾。

（2）产钳及胎头吸引器应检查消毒灭菌日期。

【手术步骤】

（1）患者取膀胱截石位。

（2）常规消毒外阴，铺消毒巾。

（3）排空膀胱。

（4）阴道检查，了解宫口是否开全、胎头高低位置及胎头方位。

1）根据胎儿大小囟门的位置初步判断胎方位（大囟大，骨缝呈"十"字形；小囟小，呈"Y"字形），但常因产瘤影响判断。

2）通过耳朵、眼和耳廓的方位来判断，耳廓所指为枕部。

3）胎头高低位置，胎儿头骨质是否到达 S^{+3} 水平及以下。

4）考虑是否有肩难产的可能，做好可能发生肩难产的准备。

（5）切开会阴。

（6）放置产钳。

1）放置左叶产钳，左手将钳叶垂直向下握住左叶产钳，将凹面朝前，右手4指掌面朝前托住胎头。沿右手掌将左钳叶伸入掌与胎头之间，右手指徐徐向胎头左侧及向内移行，左钳叶随手掌向左向前移，左钳柄向下向逆时针方向旋转，左钳叶达胎头左侧顶颞部，钳叶与钳柄同一水平。

2）放置右叶产钳，右手垂直握右钳柄如前，左手4指托住胎头，诱导右钳（在左产钳上面）徐徐滑向右侧与侧方到达与左侧对称位置。

3）合拢钳柄，两钳位置正确，左右锁扣恰好吻合，钳柄自然对合，若错开，可轻轻移动钳柄使锁扣合拢。

4）检查钳叶位置，伸手入阴道内检查钳叶与胎头之间有无夹持宫颈组织。

5）确定产钳放置的安全位置。后囟位于两杆之间，杆平面上1cm；产钳窗与胎头之间的缝隙不超过1指尖；骨缝"人"字缝要位于两叶片上缘之上。

（7）牵引胎儿娩出

1）牵引胎儿时要沿骨盆轴的曲线，向下、向外、术者方向再向上，形成"轴牵引"。

2）牵引的过程中若胎头仍无明显下降，其原因如下：牵引方向不正确；头盆不称；胎头方位不佳，切勿强力牵拉。

3）牵引时若产钳滑脱，可能的原因如下：放置位置错误，或者放置过浅或者径线错误；胎头过小或过大，可能会对胎儿及产道引起严重损伤，若有滑脱的可能时必须重新检查胎头方位及放置产钳的深度，放置的位置是否安全。

（8）助手保护会阴。

（9）取出产钳，当胎头牵出后，先取右产

钳，后取左产钳。

（10）牵出胎体，按自然分娩法牵拉胎头使前肩、后肩及躯干娩出。

（11）以后处理，同正常分娩助产。

（12）有新生儿窒息者，立即实施新生儿复苏抢救。

（13）检查软产道，特别是宫颈。

（14）缝合会阴。

【术后并发症】

（1）阴道壁、宫颈、后穹隆裂伤，发现后立即缝合。

（2）阴道血肿，清除血肿，结扎或缝扎出血点，缝合血肿腔和阴道壁。

（3）会阴Ⅲ度裂伤按会阴裂伤修补术处理。

（4）新生儿颅内出血及面神经麻痹等需对症处理。

【手术优缺点】

胎头吸引器的优点主要其应用简单、自动顺应产道轴、胎头受力小、宫颈和阴道撕裂少、胎头位置不明确时也能应用。其缺点在于比产钳需要时间长，且配合宫缩，需要正确放置和正确牵引以免滑脱，由于其负压易致新生儿头皮损伤（严重的并发症少见）、易头皮血肿、轻度新生儿黄疸和视网膜出血。

产钳的优点在于其快速，可用于先露异常，可实施旋转。且产钳的使用基本上没有孕周的限制。产钳助产术使用产钳将胎儿牵引而出的过程中易因胎头受力不均，胎头及颜面部出现不同程度的损伤。产钳助产导致Ⅲ～Ⅳ度会阴裂伤的风险高于胎头吸引器。

第三节　臀位助产术

臀位分娩是临床上一种产科的胎位异常性分娩。臀位阴道分娩的围生儿的死亡率及发病率均高于剖宫产分娩。此种分娩方式的表现是臀先露，可分为单臀先露（腿直臀先露）、完全臀先露（混合臀先露）和不完全臀先露（足先露）。其中单臀先露和完全臀先露经阴道成功分娩的可能性较大。臀位虽然发生率较低但

分娩过程中相对风险较高，更需要娴熟的臀助产技术的支撑。臀位先露的主要助产分娩方式包括剖宫产术、臀位助产术及臀位牵引术。

臀位这种胎位异常形成的高危因素与高龄产妇、多胎经产造成腹壁松弛、习惯久坐的孕产妇、骨产道异常、子宫畸形、产道肿瘤、前置胎盘、多胎妊娠、羊水过多或过少相关，还与早产、低体重儿、胎儿畸形等有关。

【适应证】

（1）骨盆无明显异常，估计胎儿体重≤3500g者。

（2）单臀或全臀位，胎儿头部俯屈良好。

（3）双胎分娩后第二胎儿为臀位者。

（4）胎儿先天畸形。

（5）宫口已经开全，胎儿无缺氧现象。

（6）既往无不良生育史。

【禁忌证】

（1）骨盆狭窄或软产道异常。

（2）足先露。

（3）估计胎儿体重＞4000g。

（4）超声见胎头仰伸。

（5）B超提示脐带先露或隐性脐带脱垂。

（6）妊娠合并症或并发症如重度子痫前期、糖尿病等。

【术前准备】

（1）常规消毒外阴导尿后进行双侧阴部神经阻滞。

（2）阴道检查时应查清骨产道是否异常、宫口是否开全、臀位类型、胎方位及有无脐带脱垂。

（3）初产妇或会阴较紧者须做会阴切开术。

（4）做好新生儿复苏准备。

【手术方法】

堵臀法主要用于完全或不完全臀先露。其要点是适度用力阻止胎足娩出阴道，使宫缩反射性增强，迫使胎臀下降，胎臀与下肢共挤于盆底，有助于宫口和软产道充分扩张。

（1）堵臀：见胎儿下肢露于阴道口时，即用一消毒巾盖住阴道口，并用手堵住。每次宫缩时以手掌抵住，防止胎足早期脱出。这样反复宫缩

可使胎臀下降，充分扩张阴道，直至产妇向下屏气强烈，手掌感到相当冲力时，即准备助产。

（2）娩出臀部：待宫口开全，会阴膨起，胎儿粗隆间径已达坐骨棘以下，宫缩时逼近会阴时，做会阴切开。然后趁一次强宫缩时嘱产妇尽量用力，术者放开手，胎臀及下肢即可顺利娩出。

（3）娩出肩部：术者用治疗巾包住胎臀，双手拇指放在骶部，其余各指握持胎髋部，随着宫缩轻轻牵引并旋转，使髋部边下降边转至正前方，以利双肩进入骨盆入口。如欲先娩前肩，术者将胎臀向下牵引，前肩及上肢多可自然娩出，然后举胎体向上，后肩及上肢即可滑出阴道。

（4）娩出胎头：将胎背转至前方，使胎头矢状缝与骨盆出口前后径一致，将胎体骑跨在左前臂上，同时左手中指伸入胎儿口中，示指及环指扶于两侧上颌骨，右手中指压低胎儿枕部使其俯屈，示指及环指置于胎儿两侧锁骨上，先向下牵拉，助手在产妇下腹正中适当压力，使胎头保持俯屈，胎头枕部低于耻骨弓时，逐渐将胎体上举，以枕部为支点，娩出胎头，胎头娩出后，保护会阴的手才可放松。

【术前注意事项】

（1）患者取膀胱截石位，消毒、铺巾，导尿。

（2）助产前做好麻醉及新生儿复苏急救准备。

（3）助产时用0.5%缩宫素静脉滴注，调整至维持规律有力的宫缩。

（4）术前必须肯定无头盆不称、宫口开全、胎臀已入盆、并查清臀位的种类，如为全臀有一足在阴道口，则须"堵"足，使胎儿髋、膝关节呈极度屈曲，双下肢紧贴胎儿腹部，让胎臀下降深入盆底。但用力要适当，至产道充分扩张为止，待在宫缩中用力向下屏气时，手感有相当大的冲力才可助产。

（5）会阴侧切口要够长。

（6）牵引过快可造成胎臂上举，用旋转与滑脱法配合助胎肩及上肢娩出。

（7）娩头困难时，可由助手在耻骨联合上向下、向前推胎头，或用后出头产钳助产。

（8）有脐带脱垂，但胎心尚好，而无立即从阴道助产的条件时，应立即行剖宫产术。

（9）娩出胎头后应按分娩机转进行，忌用暴力牵拉。

（10）胎儿娩出后注意有无颅脑，肩及臂丛神经损伤和有无软产道损伤。

（11）单臀位助产时禁用堵臀法，只能使用扶着法。

（12）全臀位堵臀法可以使阴道充分扩张，但应注意不易过分。当臀部已经达到阴道口时，应及时进行会阴阻滞麻醉和会阴切开。

（13）助娩过程中应注意自胎儿脐带娩出至胎头娩出的时间不应超过8分钟。

【术后并发症及处理】

1. 母体并发症

（1）产道损伤：胎儿胎盘娩出后，常规检查宫颈，疑有子宫破裂应行宫腔探查。有子宫先兆或完全破裂者，应立即剖腹探查，按破裂程度与部位决定手术方式。

（2）产后出血：与臀先露不能均匀有力地压迫子宫下段，而不能诱发良好的子宫收缩有关。

（3）产褥感染：产后给予抗生素预防感染。

2. 新生儿并发症 颅内出血、脊柱损伤、臂丛神经损伤、膈神经损伤、骨折、胎儿窘迫及新生儿窒息。

第四节 手取胎盘术
（人工胎盘剥离术）

【适应证】

（1）胎儿经阴道娩出后，30分钟胎盘仍未娩出者。

（2）胎儿娩出后不到30分钟，但阴道出血已达200ml者。

（3）既往胎盘粘连病史，此次为全身麻醉下阴道手术分娩者，可在胎儿娩出后即行徒手剥胎盘术。

【禁忌证】

确定粘连植入者。

【术前准备】

（1）充分术前沟通，向患者及其家属交代手术风险。

（2）患者取膀胱截石位，常规消毒铺巾，消毒外露脐带。

（3）术者换无菌手套，着手术衣或在原手术衣基础上加戴无菌袖套和无菌手套。

（4）导尿。

（5）若患者难以配合做麻醉准备，选用静脉麻醉或气管内全身麻醉。

（6）建立静脉通路的同时给予持续促宫缩治疗。

【手术步骤】

（1）术者左手牵拉脐带，右手涂抹润滑剂或碘伏原液。右手并拢成圆锥状，沿脐带通过收缩环到达阴道及宫腔。

（2）一手经腹壁下压宫底，宫腔内的手拇指展开四指合拢，手背靠紧子宫壁，探查胎盘附着位置，以手指尖和桡侧缘向上左右划动，将胎盘自宫壁剥离。开始时手指和胎盘间有一层柔滑的胎膜相隔，以后胎膜被撑破，手指直接与胎盘母面和宫壁接触，一般剥离无困难。若遇阻力，应内外两手配合仔细剥离，遇少许索状粘连带时可用手指断开。粘连面广而紧，不能用手剥离者，考虑胎盘粘连或植入，应即停止操作。同时加强宫缩，可用麦角新碱0.2mg或卡前列氨丁三醇注射液肌内注射或静脉注射，若出血不多，可暂观察，给予缩宫素。若出血多，即予开腹处理。

（3）若胎盘附着前壁，则手掌朝前壁贴宫壁剥离胎盘。

（4）估计大部分已剥离，可一手再牵拉脐带，帮助查明并分离剩余部分，然后将胎盘握于手中，边旋转边向下牵引而出。注意勿用强力牵引以免胎盘或胎膜部分残留。

（5）检查胎盘和胎膜有无缺损，并伸手进入宫腔检查，清除残留组织，亦可用卵圆钳在手指引导下夹取，或用大钝刮匙刮除。用卵圆钳夹取残留物时一定要轻柔操作，避免暴力，

并注意检查子宫有无穿孔或破损。

【注意事项】

（1）重新消毒外阴，更换手套，铺巾。

（2）做好输血、输液准备。

（3）手指并拢沿胎盘子宫间隙逐步划动向前，禁忌用手指抓取胎盘组织。

（4）不可强行暴力抓取分离胎盘，若胎盘子宫界线可疑消失，则考虑胎盘绒毛植入较深，应停止手上操作，必要时改为开腹手术。

（5）术中术后应用促宫缩剂，子宫肌内注射或静脉注射。

（6）抗生素预防感染是必需的。

【术后处理】

（1）应用强力促宫缩剂，若无相关药物禁忌证，可选择麦角新碱、卡前列氨丁三醇等促宫缩止血药物，必要时持续静脉滴注缩宫素12小时。

（2）广谱抗生素预防感染。

【术后并发症及处理】

（1）子宫出血：在胎盘未娩出时，发生子宫出血量较多的情况应立即剥取胎盘。子宫出血主要发生于胎盘剥离困难或剥离不全时，影响子宫收缩而致大出血。应请有经验者迅速完成手术，清除子宫内容物，同时加强宫缩，控制出血。不能有效控制时应急症开腹处理。

（2）子宫损伤或穿孔：妊娠期子宫腔大，子宫肌柔软。子宫的损伤和穿孔多发生于手术操作不当、暴力操作，或胎盘植入病例。子宫穿孔小，出血不多时可通过促进子宫收缩、抗生素预防感染，并严密观察。子宫损伤重或出血不止者应剖腹探查并予以子宫修复或子宫切除。

（3）产后感染：徒手剥离胎盘后应常规使用广谱抗生素预防感染。该操作应一次完成，不可反复进出伸入的手，增加感染机会。

【手术难点与危险】

（1）操作过程中一定要注意无菌操作，若细菌进入子宫血窦则诱发子宫感染引起菌血症、败血症，严重者可以危及产妇生命。

（2）胎儿娩出后30分钟后若胎盘牢固地附着于宫角部且仍未娩出，若阴道出血不多可考虑促宫缩药物、按摩子宫等非手术治疗观察

胎盘是否松动，同时配合预防感染治疗。若行手剥胎盘则一定要探清胎盘子宫界限，避免暴力操作，以免造成子宫角部破裂。

（3）若术前未确诊胎盘植入，但在术中发现胎盘子宫粘连致密，可将不易剥离的部分留在宫腔，将其他已剥离的部分胎盘先行取出。宫腔残留的植入的胎盘可考虑非手术治疗观察，同时预防感染。日后可因子宫收缩，附着面缩小，血供不良而自行脱落，或因组织自溶自愈。否则，长期出血，B超检查有明显胎盘组织残留，再根据情况处理。

（4）若在人工剥离胎盘过程中出血仍较多，胎盘剥离困难考虑严重植入同时止血失败时需立即行开腹手术，必要时行子宫切除术。积极备血、输血治疗，切勿耽误最佳抢救时机。

第五节　剖宫产术

剖宫产术是解决难产、处理产妇合并症及并发症、降低母胎死亡率的有效治疗手段。剖宫产的出现是人类医学进步的重要体现。但近年来，剖宫产率在全球均有明显上升趋势，在我国某些地区剖宫产率甚至可达70%以上。WHO在全球进行的调查研究表明，剖宫产产妇发生严重并发症的概率及死亡率明显高于经阴道自然分娩产妇。所以，规范地开展剖宫产及降低剖宫产率在我国势在必行。在实施手术之前，医师要详细评估患者的剖宫产手术指征，在充分与患者及其家属沟通后，严格按照剖宫产手术操作步骤规范来开展剖宫产手术，术后要严格管理，减少手术并发症的发生率。

【适应证】

剖宫产术指征指不能经阴道分娩或不宜经阴道分娩的病理生理状态。评估剖宫产指征的过程主要包括如下几个方面，包括胎儿因素、胎盘脐带因素及产妇相关其他因素。

1.胎儿因素

（1）胎儿窘迫：急、慢性胎儿窘迫短期内不能经阴道分娩者。

（2）胎位异常：横位、初产足月单胎臀位（估计胎儿体重＞3500g）及足先露。

（3）胎儿数目：双胎胎先露非头位；复杂性双胎妊娠；连体双胎、三胎及以上的多胎妊娠。

（4）胎儿体重：妊娠期糖尿病孕妇估计胎儿出生体重＞4250g。

2.胎盘脐带因素

（1）前置胎盘及前置血管。

（2）脐带脱垂：胎儿能够存活且短期内无法经阴道分娩。

（3）胎盘早剥：估计胎儿生存短期内无法经阴道分娩者、三级胎盘早剥也应行剖宫产术。

3.产妇相关其他因素

（1）产道异常：头盆不称、产道畸形、外阴疾病、严重的生殖道感染。

（2）并发症及合并症：如合并心脏病、呼吸系统疾病、重度子痫前期或子痫、急性妊娠期脂肪肝、血小板减少及重型妊娠期肝内胆汁淤积症等，不能承受阴道分娩者。

（3）妊娠合并肿瘤：如宫颈癌、巨大宫颈肌瘤、阻塞产道的子宫下段肌瘤等。

（4）孕妇坚决要求的剖宫产。

【手术时机】

1.择期剖宫产手术　符合剖宫产手术指征的产妇，在妊娠期产检时充分评估个体状况，有计划、有准备的前提下在产妇未临产之前实施剖宫产术。择期剖宫产术尽量选择在妊娠39周以后，可明显降低胎儿发生呼吸道感染等并发症的风险。

2.急诊剖宫产手术　威胁母儿安全紧急情况下实施的手术。由于情况紧急，急诊剖宫产对于术者手术技巧及熟练程度要求更高，更容易发生术中子宫切口撕裂、出血、术后感染等。

【术前沟通】

（1）术中及术后可能会发生子宫收缩乏力，胎盘粘连或植入，导致大出血，行常规处理后不能有效止血，需要行子宫缝合止血，子宫动脉结扎或栓塞，宫腔填塞治疗，甚至行次全或全子宫切除术，子宫切除后患者丧失生育能力，紧急输血，失血性休克，缺血再灌注损伤，多器官功能衰竭，垂体缺血坏死，出现席汉综合征，必要时转入ICU病房，救治无效死亡。术后由于各种原因致产后出血，必要时需再次开腹手术，切除子宫可能。

（2）术后可能发生宫腔感染、积脓、肺炎、菌血症、败血症、感染性休克、救治无效死亡。

（3）盆腔淤血、静脉炎、深静脉或浅静脉血栓形成，肢体功能障碍，栓子脱落造成心肺等重要脏器栓塞，猝死可能。

（4）羊水栓塞、弥散性血管内凝血、急性呼吸循环衰竭、肾衰竭，抢救无效死亡可能。

（5）术中副损伤，损伤血管、神经、输尿管、膀胱、肠管等邻近器官，致相关器官功能障碍，二次手术可能；术后肠梗阻及肠麻痹，泌尿系统或呼吸系统感染可能。

（6）术后腹壁切口愈合不良：出血、血肿、感染、裂开、脂肪液化、瘘管及窦道形成。

（7）会阴撕裂，感染，延期愈合。

（8）再次妊娠至少需2～3年以后，近期再妊娠行人工流产风险大。

（9）术后可能发生子宫内膜异位症；子宫切口瘢痕憩室形成，远期月经不规律，瘢痕妊娠等。

（10）剖宫产儿可能发生呼吸困难综合征、窒息、颅内出血、肺不张、吸入性肺炎、湿肺、骨折、新生儿副损伤等，必要时需转入新生儿病房可能，费用昂贵，预后欠佳。

（11）妊娠期或产时乏氧引起一系列新生儿疾病。

（12）新生儿畸形不除外，新生儿发育异常出生后死亡及远期并发症可能。

（13）根据病情需要应用高值耗材。

【手术步骤】

剖宫产手术主要分为经腹腹膜内和腹膜外子宫下段横切口剖宫产术、古典式剖宫产术及子宫后壁剖宫产术。临床常用下腹部横/纵切口腹膜内子宫下段横切口剖宫产术。以下以该手术为例简要介绍剖宫产术的具体手术操作步骤。

1.消毒范围　剖宫产手术的消毒剂常采用碘伏原液进行消毒。消毒范围应上至两乳头连线，下肢大腿上1/3，两侧至腋中线。

2.下腹部横切口切皮位置选择　初产妇，取患者脐与耻骨联合中点为对称，耻上二横指（3cm）做长10～12cm浅弧形横切口。在麻醉前，要再次与患者确认横行手术切口，同时确定准备开皮处无皮损、瘢痕、溃疡、皮疹等。既往剖宫产史产妇，宜使用原剖宫产手术瘢痕，切皮时沿原瘢痕上下缘切开并剔除瘢痕组织（图12-5-1）。

3.显露子宫

（1）钝性撕开脂肪及筋膜至皮肤切口等长，则不易损伤切口下血管，在中线两侧筋膜各切开一小口，弯剪沿皮肤切口弧度向两侧稍剪开筋膜（剪刀尖应上翘，以免损伤筋膜下方的肌肉组织）（图12-5-2）。剪开长度10～12cm。

（2）术者和助手分别用Allis钳提起筋膜上切缘中线两侧，示指钝性向脐孔方向从筋膜下游离两侧腹直肌（图12-5-3）。

（3）弯剪剪断筋膜与腹白线粘连。同法处理下切缘。分离两侧腹直肌，显露腹膜（图12-5-4）。轻轻提起腹膜，先用刀切开一小孔或用Kelly钳打洞，再用剪刀向两侧各横向剪开1～2cm，左右撕开腹膜。术者和助手双手重叠放入腹腔，提起两侧腹壁和腹膜，向两侧牵拉以扩大腹壁和腹膜切口，以充分显露子宫下段，放置腹腔拉钩。

4.子宫切口的选择　看清子宫下段有无左旋或右旋，摆正子宫，看清膀胱腹膜反折的位置及下段的位置。将子宫扶正，子宫切口选在子宫下段上缘下2～3cm处（图12-5-5）。确定中线后，用手术刀轻轻划出一个2～3cm的水平横切口。临产时间越长，子宫下段肌层被拉伸得越薄弱，第一刀不易过深，切记勿伤胎儿，操作要缓慢轻柔，每次轻划后用另一只手指轻擦切口，看清子宫层次，当剩余的子宫肌层已非常薄弱时羊膜囊水泡外突。弯钳钝性刺破剩余子宫肌层及羊膜囊，双手指深入破口处钝性扩张子宫切口约10cm，迅速吸净羊水。

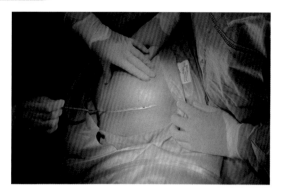

图12-5-1   下腹部横切口切皮位置选择

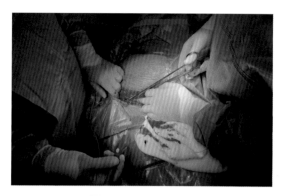

图12-5-2   剪开筋膜层

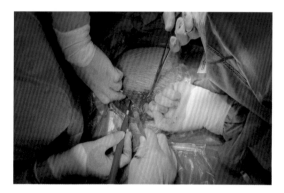

图12-5-3   游离腹直肌

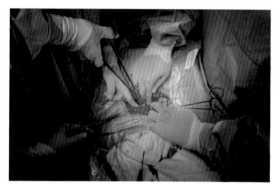

图12-5-4   游离下切缘腹直肌

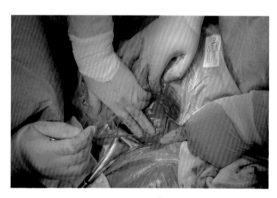

图12-5-5   子宫切口选择

5.取胎过程   取出腹腔鞍钩，术中将右手四指并拢伸入宫腔从胎头侧方越过头顶划至胎头后方，托胎头于掌心，手掌要达到枕额周径平面；术者手指关节要以耻骨联合为支点，屈肘向上向孕妇足方用力，助手左手向上提拉子宫切缘，右手在宫底部加压下推，利用杠杆原理缓慢娩出胎头（图12-5-6）。

胎头娩出后，术者立即用手挤出胎儿口、鼻腔中液体，若胎儿有脐带绕颈立即松解缠绕

在胎儿颈部的脐带；助手继续固定宫底缓慢下推。术者双手顺势牵拉胎头按顺序缓慢娩出前肩、后肩和躯干；置胎儿于头低位，再次用手挤出胎儿口鼻黏液和羊水，助手钳夹切断脐带（图12-5-7），胎儿交台下人员处理。

6.胎盘娩出   胎儿娩出后，迅速用卵圆钳钳夹子宫切口两顶端上下缘，并钳夹子宫切缘局部开放的血窦。向子宫肌壁间注射缩宫素10U，同时静脉滴注500ml晶体液，加入缩宫素10U（图12-5-8）。给予促宫缩药物治疗后不要急于娩出胎盘，以控制性牵拉脐带，按摩子宫的手法耐心等待胎盘自然娩出（图12-5-9）。等待过程中一旦出现明显的活动性出血或超过5分钟胎盘仍未娩出时则需要徒手剥离胎盘。胎盘娩出后，仔细检查胎盘胎膜是否完整。用卵圆钳夹持碘伏纱擦拭宫腔2～3遍，蜕膜组织过多胎盘粘连者，可用卵圆钳伸入宫腔悬空钳夹清除。

7.缝合子宫切口   建议子宫切口行双层连

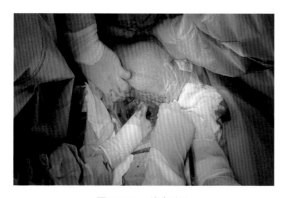

图 12-5-6　娩出胎儿

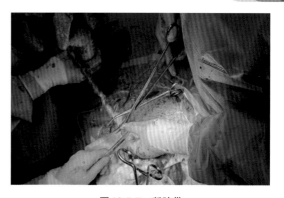

图 12-5-7　断脐带

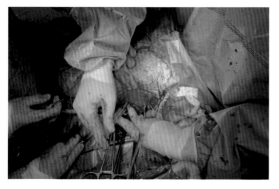

图 12-5-8　向子宫体部注射缩宫素

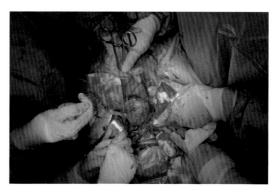

图 12-5-9　娩出胎盘

续缝合法进行缝合。

第一层：从术者对侧开始缝合子宫切口。用 Allis 钳夹好切口顶部，对齐子宫切口上下缘，多使用 1 号薇乔可吸收线，从一侧子宫切口肌层顶端外 0.5 ～ 1.0cm 开始全层连续单纯缝合子宫肌层全层，尽量不穿透子宫内膜，注意对合。针间距约 1.5 cm，针与切缘间距约 0.5cm。缝合至切口顶端最后一针时扣锁式缝合或单独缝合打结，注意超过切口顶端0.5 ～ 1.0cm（图 12-5-10）。

第二层：从术者侧向对侧使用 1 号薇乔可吸收线做子宫体部浆肌层（含子宫肌层外1/3 ～ 1/2 及反折腹膜）连续缝合，进针应在第一层针距间，缝到对侧后与第一层保留的缝线打结（也可以单独打结）（图 12-5-11）。缝合完毕后常规检查切口是否有出血，如有出血需局部给予子宫加压缝合止血。子宫缝合完毕后要探查双侧附件，放置生物防粘连材料并常规关腹。

8. 壁腹膜、腹壁肌肉及筋膜的缝合　采用

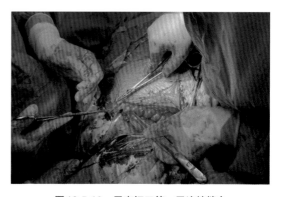

图 12-5-10　子宫切口第一层连续缝合

2-0 号线连续单纯缝合腹膜，针距不宜过大，以减少腹膜张力。注意要充分显露两侧腹膜顶点，以超出顶点约 0.5cm 处起头打结，缝合过程中要注意腹膜下方是否有大网膜及肠管，避免针刺可用肠压板帮助阻挡大网膜及肠管，以免造成副损伤（图 12-5-12）。关闭盆腹腔，减少粘连的形成。横切口可间断缝合两侧腹直肌，恢复解剖结构，加强腹壁抗张强度，减少切口疝的发生率（图 12-5-13）。闭合筋膜过

程中仅缝入腱膜，仍要以超出顶点约0.5cm处起头打结，针间距约1.0cm，针与切缘间距约0.5cm，注意避免损伤腱膜下肌层。推荐连续单纯缝合腱膜（图12-5-14）。

9.皮下脂肪、皮肤的缝合　采用2-0号线间断缝合皮下脂肪层（图12-5-15）。缝合脂肪前用生理盐水进行皮下脂肪层冲洗，减少内膜异位症的发生。冲洗完成后碘伏消毒切口上下缘皮肤。根据切口长度适当调整缝合针距，一般切口皮下脂肪缝合5～6针。皮下脂肪缝合的目标是精准对合、减小张力、降低感染、消灭死腔。若皮下脂肪太厚可以分层缝合皮下脂肪，以减少张力。皮肤的缝合采用可吸收线连续皮内缝合，皮内缝合目标要做到整齐美观、对合精准（图12-5-16）。

10.术中出血量评估　剖宫产手术过程中用的纱布分为大纱布和小纱布。在大纱布浸满血的情况下，失血量约为20ml，小纱布浸满血，失血量约为5ml。要计算剖宫产手术过程中的出血量，除了计算纱布浸透的总量还要加上吸引器内的失血量，但吸引器内除血液以外还有一部分是羊水量，容易漏估和错估。

11.预防剖宫产粘连　剖宫产术的粘连主要包括发生在腹壁与子宫、子宫与膀胱之间及肠管、大网膜和其他脏器之间。术后的粘连主要与个体体质、开腹手术次数、手术切口的选择、手术缝合止血技巧、腹膜的缝合、有无子宫切口撕裂、感染、盆腔炎症、腹腔内异物（滑石粉、纱布、缝线或者羊水胎粪）刺激或污染、宫口开大程度及是否为急诊手术等有关。在手术过程中预防粘连主要减少组织损伤，恢复子宫、膀胱、腹直肌等的解剖结构，逐层充分止血，术后防治感染等。剖宫产术中，有粘连高风险的产妇建议常规应用防粘连材料，防粘连材料主要包括防粘连隔膜材料、氧化再生纤维素防粘连膜、透明质酸钠-羧甲基纤维素防粘连膜、壳聚糖防粘连膜等。在术

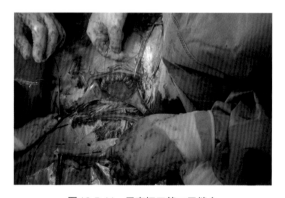

图12-5-11　子宫切口第二层缝合

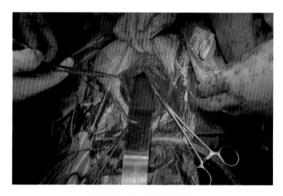

图12-5-12　壁腹膜缝合

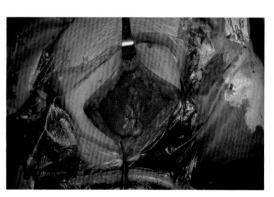

图12-5-13　缝合腹直肌

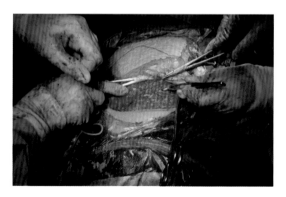

图12-5-14　连续缝合腱膜

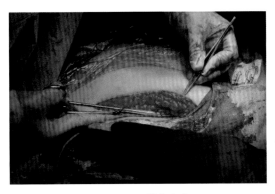

图 12-5-15　缝合脂肪

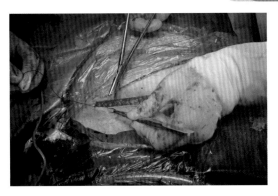

图 12-5-16　皮内缝合

后鼓励患者及早开始下地活动也能很好地预防术后盆腹腔粘连。

【术后管理】

1. 持续的生命体征监测　术后即要开始对剖宫产术患者进行每半小时一次的血压、血氧、脉搏的监测直至患者病情平稳。

2. 观察宫缩及产后的出血情况　应在剖宫产术后 15 分钟、30 分钟、60 分钟、90 分钟、120 分钟观察子宫收缩情况及阴道出血量并计入患者病历之中，若出血较多宫缩欠佳应适当缩短监测的时间间隔，必要时需动态监测血气分析、血常规、尿常规、凝血功能及肝肾功能等，直至产后出血量稳定在正常情况。在观察患者产后出血量时一定要做到精准评估，包括宫底高度的位置的变化及每次按摩子宫轻推宫底时阴道出血量均应计算至产后出血总量。

3. 密切观察患者尿颜色及尿量　观察患者尿色及尿量有助于评估患者术后液体量的补充及出血量情况。剖宫产术后次日酌情拔除留置的导尿管。

4. 剖宫产术后常规用药　剖宫产术后用药的主要种类包括促宫缩药物、止血药、镇痛药。促宫缩药物种类很多，常用的有缩宫素、卡前列甲酯栓、卡前列氨丁三醇注射液、麦角新碱等。

5. 预防血栓形成　重视剖宫产术后患者血栓形成问题，尤其是妊娠合并肥胖（BMI ≥ 28kg/m²）、妊娠期糖尿病、妊娠期高血压等高危人群。术后交代家属需在患者返回病房后即开始按摩四肢加速血液循环，鼓励患者术后尽早补充水分，在手术次日拔出尿管后

尽早下地活动。根据产妇有无血栓形成的高危因素，个体化选择穿戴弹力袜、必要时皮下注射低分子肝素等措施预防深静脉血栓形成。告知产褥期仍存在血栓风险，在出院前再次对患者及其家属进行血栓相关健康宣教。

【出院标准】

（1）一般状况良好，体温正常。

（2）血、尿常规基本正常。

（3）切口愈合良好。

（4）子宫复旧良好，恶露正常。

【情景模拟】

初产妇，26 岁。妊娠 39 周，出现规律宫缩 17 小时，阴道有少量淡黄色液体流出，宫缩 20 ～ 30 秒 /6 ～ 8 分，胎心率 145 次 / 分，肛查：宫口开大 2.5cm，宫颈轻度水肿，胎头 S^{-2}，无明显骨产道异常。

问题：

（1）该患者最可能的诊断是什么？

答：妊娠 39 周，孕 1 产 0，第一产程潜伏期延长，宫颈水肿。

（2）应行何种处理？

答：下一步应该静脉滴注缩宫素加强宫缩。

（3）在进一步观察 30 分钟后胎心低至 110 次 / 分，CST 监护出现频繁的晚期减速，此时有何新诊断，应行何种处理？

答：胎儿宫内窘迫（急性胎心型），符合剖宫产手术指征，应立即剖宫产手术终止妊娠。

（刘方琮　曹　珊　黄明莉）

第十三章

产妇及新生儿处理

第一节 会阴切开缝合术

不常规对初产妇进行会阴切开，但为助胎儿顺利娩出、避免会阴过度扩展、减少软产道严重裂伤及保护盆底功能，可考虑会阴切开缝合术扩大阴道出口，使胎儿更容易通过产道、避免严重的软产道裂伤及获取更易于修补的外科切口。

【适应证】

（1）可能发生会阴裂伤时，如会阴过紧、会阴坚韧、会阴水肿或瘢痕、胎儿过大等。

（2）需要缩短产程进展时，如胎儿窘迫、早产、胎儿生长受限、妊娠期高血压疾病、妊娠合并心脏病、产程过长、轻度头盆不称、产妇高度近视、胎头娩出前阴道出血、耻骨弓过低、持续性枕后位等。

（3）需阴道助产时，如臀位、胎头吸引术、产钳助产术等。

【禁忌证】

1.绝对禁忌证 不能经阴道分娩者，如骨盆发育异常、头盆不称等。

2.相对禁忌证

（1）不宜经阴道分娩者，如尖锐湿疣、生殖器疱疹等。

（2）死胎或不能存活的畸胎尽量不做会阴切开。

（3）凝血功能障碍者，尽量纠正凝血功能后再行会阴切开缝合。

【临床案例】

患者，女性，年龄30岁，妊娠39^{+5}周，孕1产0，单胎妊娠，头位，胎心139次/分，现规律宫缩，宫口开全，胎头拨露，会阴水肿，在分娩室产台待产，拟行会阴侧切术。

再次核对患者基本信息，判断有无会阴侧切术的禁忌证。向患者及其家属交代会阴侧切

术的意义及必要性，即为胎儿顺利娩出、避免会阴过度扩展，减少软产道严重裂伤，保护盆底功能。并交代会阴侧切术的过程及可能出现的风险，签署患者知情同意书。评估室内环境，关闭门窗，遮挡屏风。监测生命体征，胎心及宫缩情况。准备会阴侧切所需要的器械、耗材，如1%的盐酸利多卡因2ml，无菌敷料包，会阴切开器械包，一次性产包，注射器，2-0、3-0可吸收线或丝线。

患者排空膀胱后取膀胱截石位。常规洗手，佩戴帽子和口罩，外科手消毒。消毒外阴，再次刷手（涂抹免洗消毒凝胶），戴一次性无菌手套（接产前完成）。再次刷手（涂抹免洗消毒凝胶），穿一次性手术衣，戴一次性无菌手套，腹部铺无菌中单和一次性无菌孔巾（接产前完成）。碘伏棉球消毒阴道。若患者已行无痛分娩（硬膜外阻滞）则无须再次麻醉。若患者未行无痛分娩，则需进行会阴神经阻滞。会阴切开缝合术应该在预计胎儿娩出之前5～10分钟进行，不能过早。通常是在宫缩时胎头露出3～4cm直径或再经过3～4次宫缩后胎头着冠时进行。若使用产钳助产可在放置产钳后再行会阴切开。宫缩时切开会阴。胎儿娩出、胎盘胎膜完整娩出后，检查宫颈和阴道壁无裂伤，消毒外阴及阴道，将带尾纱条放入阴道内，碘伏消毒切口后按层次逐层缝合。

取出阴道内填塞的带尾纱条，仔细检查切口附近是否有血肿或活动性出血，确保处女膜缘口处可容纳两横指以上。完成产房分娩安全核查表的产后评估。

【术前沟通】

1.意义介绍 向患者及其家属交代会阴侧切缝合术的意义及必要性，如加速产程进展、避免会阴撕裂、软产道裂伤，出血等。

2.操作前谈话 重点向患者及其家属交代会阴切开缝合术的操作目的、过程及可能出现

的风险，签署患者知情同意书。

3.沟通内容　向患者介绍自己，核对患者姓名、床号等，与患者及其家属沟通，介绍会阴切开缝合的目的，告知其操作的必要性和具体内容，告知患者侧切口后会有外阴水肿，切口感染、切口愈合不良等逆行感染可能。

【术前准备】

1.常规准备

（1）评估环境：室内环境干净整洁，温度、光线适宜操作，关闭门窗，遮挡屏风。

（2）注意保护患者隐私，如操作者为男医生，操作时应有一名女性医务人员在场。

（3）测量生命体征（血压、脉搏、呼吸频率）。

（4）用物准备：碘伏消毒液，20ml注射器一个，一次性无菌手套。

2.特殊准备

（1）1%盐酸利多卡因2ml，如图13-1-1所示。

（2）无菌敷料包（腿套2个、臀垫1张、中单1张、弯盘1个、大镊子1把）。

（3）会阴切开器械包（弯盘1个、线剪1把、会阴切开剪1把、平镊1把、钩镊1把、持针器1把、止血钳2把、长针头1枚）。

（4）一次性产包（一次性无菌孔巾1个、一次性无菌衣2套、纱布若干、带尾纱条）。

（5）2-0、3-0可吸收线或丝线。

3.操作体位　产妇排空膀胱后取膀胱截

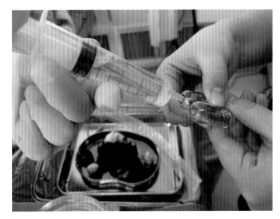

图13-1-1　会阴神经阻滞前药物准备（配制终浓度0.5%利多卡因）

石位。

【手术步骤】

1.切开前操作

（1）核对患者信息，向产妇讲述操作的意义及必要性，签署患者知情告知书。

（2）常规洗手，佩戴帽子和口罩，外科手消毒。

（3）消毒外阴：发生胎头拨露时进行。

1）孕妇排空膀胱后在检查床上取膀胱截石位，同时臀部下方铺一次性臀垫。

2）将消毒的干棉球放在阴道口处，卵圆钳钳夹碘伏棉球消毒外阴，消毒顺序依次是大阴唇、小阴唇、阴阜、大腿内上1/3、会阴和肛门周围，消毒三遍，取下阴道口处干棉球，取下孕妇臀下一次性臀垫。

3）双腿套无菌腿套，臀下铺无菌臀垫。

（4）再次刷手（涂抹免洗消毒凝胶），穿一次性手术衣，戴一次性无菌手套。

（5）腹部铺无菌中单和一次性无菌孔巾。碘伏棉球消毒阴道。

（6）麻醉：若患者已行无痛分娩（硬膜外麻醉）则无须再次麻醉。若患者未行无痛分娩，则进行会阴神经阻滞。

1）操作者将左手的示指、中指伸入产妇的阴道内，触到左侧坐骨棘，右手将带有长针头的20ml注射器（0.5%盐酸利多卡因20ml）在肛门和左侧坐骨结节连线的中点偏坐骨结节处，在表皮处先注射一皮丘，然后在阴道内左手手指的指示下将针头穿向坐骨棘内下方的阴部神经走行处，如图13-1-2所示。

2）回抽无回血时，局部注射利多卡因溶液10ml，随后边退针边注射药物，在皮下深处和切缘注射利多卡因溶液10ml，麻醉效果可维持1.0～1.5小时，如图13-1-3，图13-1-4所示。

3）每次注射药物之前先回吸，防止注入血管。利多卡因总量不超过150mg。

（7）会阴切开缝合术应该在预计胎儿娩出之前5～10分钟进行，不能过早。通常是在宫缩时胎头露出3～4cm直径或再经过3～4次宫缩后胎头着冠时进行。若使用产钳助产可在放置产钳后再行会阴切开。

2.会阴后侧切开缝合术 左右均可，多为左侧。

（1）切开：操作者在宫缩时以左手示指、中指伸入产妇阴道内，撑起左侧阴道壁准备切开的部分，右手持会阴切开剪刀，一叶置于阴道里，另一叶置于阴道外，剪刀与皮肤垂直放好（图13-1-5），在宫缩使胎头向下压迫会阴时（胎先露部拨露之后、着冠之前，此时会阴体高度扩张变薄），会阴后联合中线向左、向后45°方向剪开会阴全层（会阴体高度膨隆时可成60°），如图13-1-6所示，皮肤与黏膜切口内外长度应一致，长4～5cm。

（2）止血：切开后用纱布立即压迫切口止血，若有小动脉活动性出血给予钳夹结扎止血。

（3）缝合：胎盘胎膜完整娩出后，检查宫颈和阴道壁无裂伤（图13-1-7），消毒外阴及阴道，将带尾纱条放入阴道内，上推宫颈，防止宫腔内血液流出，保障手术视野清晰。碘伏消毒切口后按层次逐层缝合。

1）阴道黏膜：操作者左手中指、示指撑开阴道壁，显露阴道黏膜切口及切口顶端，由切口顶端上方0.5～1.0cm处开始用2-0可吸收缝线间断或连续缝合阴道黏膜及黏膜下组织，一直到处女膜缘外，如图13-1-8所示。

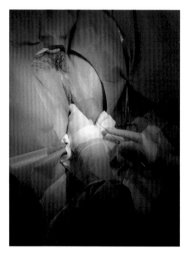

图13-1-2 阴部神经阻滞（注射皮丘）

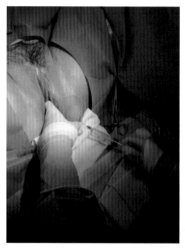

图13-1-3 坐骨棘附近进行阴部神经阻滞

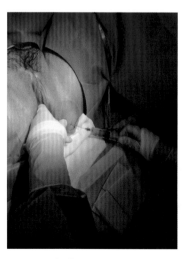

图13-1-4 阴部神经阻滞（皮下深处和切缘）

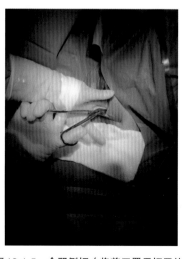

图13-1-5 会阴侧切（将剪刀置于切开处）

2）肌层：2-0可吸收线间断缝合，间距不宜过密，对齐肌层切口缘，恢复解剖关系，达到止血、关闭死腔的目的，如图13-1-9所示。

3）皮下及皮肤组织：3-0可吸收线连续皮内缝合或1号丝线间断缝合皮下及皮肤组织，如图13-1-10所示。

3.会阴正中切开缝合术 适合会阴体较长者。

（1）切开：宫缩间歇期左手示指、中指伸入阴道内，置于胎头、会阴体之间，撑起阴道后侧壁，推开胎先露部以免损伤胎儿。操作者右手持会阴切开剪刀，一叶置于阴道里，另一叶置于阴道外，在宫缩时（胎先露部拨露之后、着冠之前，此时会阴体高度扩张变薄）沿会阴后联合正中向肛门方向垂直切开2cm，注意避免损伤肛门括约肌。

（2）止血：切开后如果有出血，用纱布立即压迫切口止血或1号丝线缝扎止血。

（3）缝合：胎盘胎膜完整娩出后，检查宫颈和阴道壁无裂伤，消毒外阴及阴道，将带尾纱条放入阴道内，上推宫颈，防止宫腔内血液流出，保障手术视野清晰。清洗切口，检查有无裂伤，再次消毒切口、重新铺单。

1）阴道黏膜：从切口顶端上方0.5～

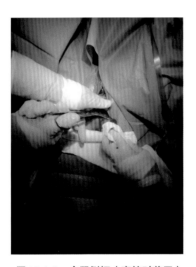

图13-1-6 会阴侧切（宫缩时剪开）

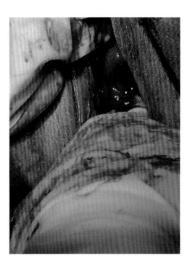

图13-1-7 会阴侧切缝合前检查软产道

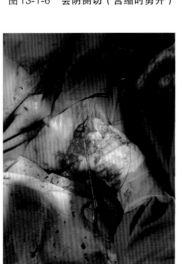

图13-1-8 会阴侧切术后缝合阴道黏膜

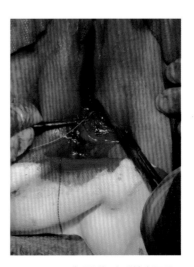

图13-1-9 会阴侧切术后缝合肌层

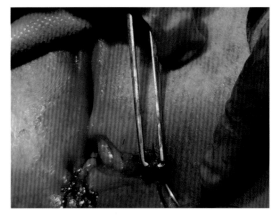

图 13-1-10　会阴侧切术后缝合皮肤

1.0cm 处开始，用 2-0 可吸收缝合线间断或连续缝合阴道黏膜及黏膜下组织，一直到处女膜缘外，于舟状窝处打结，缝合时可将左手一指置于肛门内指引，切勿贯穿直肠黏膜。

2）皮下及皮肤组织：3-0 可吸收线连续皮内缝合或 1 号丝线间断缝合皮下及皮肤组织。缝合后核对丝线针数，同时消毒皮肤。

【术后注意事项】

（1）取出阴道内填塞的带尾纱条，仔细检查切口附近是否有血肿或活动性出血，保证处女膜缘口处可容纳两横指以上。常规直肠指检检查是否有缝线穿透直肠黏膜。如直肠黏膜触及缝线，则立即给予拆除，重新消毒切口并缝合。

（2）术后保持外阴干燥清洁，每日用碘伏棉球擦拭外阴，经常更换会阴护理垫。丝线缝合者在术后 5 日拆线。

（3）保持排便通畅。

【术后并发症及处理】

（1）药物中毒：患者表现为兴奋，紧张、多语、心率增快、谵妄、惊厥、甚至心搏骤停。少数患者表现为抑制，嗜睡、心率减慢、血压下降。可能是局麻药注入血管内导致，维持患者生命体征平稳，保持气道通畅，必要时给予抗心律失常药物治疗。

（2）会阴血肿

1）缝合止血不彻底或者第一针距离切口顶端太近（断端血管回缩）可导致会阴血肿的发生。

2）如果血肿较小或没有明显增大的趋势，全身一般状况尚可，给予冷敷、压迫，密切观察血肿大小的变化。

3）如果血肿较大或有增大的趋势，立即给予血肿清创，若出血多且出现失血性休克表现，在积极抗休克维持生命体征的同时，尽快手术止血。

（3）切口明显水肿、疼痛：24 小时内出现切口明显水肿疼痛可冷敷或 95% 乙醇溶液湿敷，24 小时后则用 50% 的硫酸镁纱布湿敷、超声波或者红外线照射。

（4）切口感染：常在术后 3～5 日出现，拆线后给予清创引流，定期换药直至切口愈合。

（5）切口裂开：扩开窦道，切口换药，自然分娩后 7 日开始用高锰酸钾坐浴促进切口愈合。切口局部清洁可 Ⅱ 期缝合。

【拓展内容】

临床中以左侧会阴后侧切开缝合术常见。会阴正中切开缝合术的优点为损伤组织少、出血量少、术后疼痛轻微、容易缝合、愈合良好，缺点是切口有向下延长损伤肛门括约肌的危险，导致会阴 Ⅲ、Ⅳ 度裂伤的发生，因此胎儿过大、接产技术不熟练者或手术助产时不宜采用会阴正中切开缝合术。

第二节　会阴阴道裂伤缝合术

会阴裂伤是常见分娩并发症，足月初产妇几乎都会发生不同程度会阴裂伤。会阴阴道的裂伤通过阴道检查就能识别。胎儿及胎盘娩出后，常规检查胎盘和胎膜的完整性，若阴道持续有新鲜血液流出，在排除子宫引起的出血之后，检查阴道、宫颈、肛门括约肌，及时发现损伤并给予缝合。

【适应证】

自然分娩后，检查发现软产道裂伤者。

【禁忌证】

尚无绝对禁忌证。

【临床案例】

患者，女性，年龄 33 岁，妊娠 40^{+3} 周，孕1产1，单胎活产，枕左前位，现已自然分娩一男活婴，5分钟Apgar评分为9分，身长50cm，体重3650g，胎盘胎膜已完整娩出，检查软产道，见阴道黏膜Ⅱ度裂伤。

再次核对患者基本信息，向患者及其家属交代会阴裂伤缝合术的意义及必要性，恢复软产道生理解剖结构，保护盆底功能。评估室内环境，关闭门窗，遮挡屏风。准备会阴缝合术所需要的器械、耗材，1%盐酸利多卡因2ml，无菌敷料包，会阴切开器械包，Allis钳2把，卵圆钳4把，一次性产包，2-0和3-0可吸收线或丝线。监测生命体征，记录分娩后阴道出血量。

患者排空膀胱后取膀胱截石位。常规洗手，佩戴帽子和口罩，外科手消毒（接产前已完成）。穿一次性手术衣，戴一次性无菌手套。腹部铺无菌中单和一次性无菌孔巾（接产前已完成）。自然分娩后检查软产道裂伤部位及深度，常规检查胎盘和胎膜的完整性，子宫收缩情况，子宫出血情况。缝合前麻醉，碘伏棉球消毒外阴及阴道，将带尾纱条放入阴道内，上推宫颈。给予会阴裂伤缝合术。

取出带尾纱条，直肠指检检查直肠黏膜是否完整、缝线是否暴露（如在直肠黏膜可触及缝线，立即拆线、消毒、重新缝合）、肛门括约肌的收缩力、是否形成血肿。完成产房分娩安全核查表的产后评估。

【术前沟通】

1.意义介绍 向患者及其家属交代会阴裂伤缝合术的意义及必要性，如减少出血、恢复解剖结构等。

2.术前谈话重点 向患者及其家属交代会阴裂伤缝合术的操作目的、过程及可能出现的风险。

3.沟通内容 向患者介绍自己，核对患者姓名、床号等，与患者及其家属沟通，介绍会阴裂伤缝合的目的，告知其操作的必要性和具体内容，告知患者在分娩过程中，浅度的撕裂非常常见，但是也有个别情况下会发生较大的撕裂，造成出血、局部功能受到影响，需要进行手术的修补，尤其当肛门、直肠受累时，

有可能会局部感染、影响排便功能。裂伤缝合术后可能出现的情况。

（1）感染：分娩不是一个无菌的过程，有可能出现产后盆腔、泌尿系、生殖道、伤口的感染。

（2）伤口愈合不佳、裂开：个别产妇因个体因素及合并症等原因，可能出现伤口无愈合、延期愈合或伤口裂开等情况。

【术前准备】

1.常规准备

（1）评估环境：室内环境干净整洁，温度、光线适宜操作，关闭门窗，遮挡屏风。

（2）注意保护患者隐私：如操作者为男医生，操作时应有一名女性医务人员在场。

（3）测量生命体征（血压、脉搏、呼吸频率）。

（4）用品准备：碘伏消毒液，20ml注射器一个，一次性无菌手套。

2.特殊准备

（1）1%盐酸利多卡因2ml。

（2）无菌敷料包（腿套2个、臀垫1张、中单1张、弯盘1个、大镊子1把）。

（3）会阴切开器械包（弯盘1个、线剪1把、会阴切开剪1把、平镊1把、钩镊1把、持针器1把、止血钳2把、长针头1枚）。

（4）Allis钳2把，卵圆钳4把。

（5）一次性产包（一次性无菌孔巾1个、一次性无菌衣2套、纱布若干、带尾纱条）。

（6）2-0、3-0可吸收线或丝线。

3.操作体位 产妇排空膀胱后取膀胱截石位。

【手术步骤】

1.自然分娩后检查软产道 自然分娩接产步骤同前。

（1）如患者为院外分娩或分娩后转诊患者，则按照常规会阴消毒铺单显露会阴处。

（2）胎儿及胎盘娩出后，常规检查胎盘和胎膜的完整性，子宫收缩情况，子宫出血情况，若阴道持续有新鲜血液流出，在排除子宫引起的出血之后，检查阴道、宫颈、肛门括约肌，及时辨明损伤部位及深度。

2.缝合前操作　碘伏棉球消毒外阴及阴道，将带尾纱条放入阴道内，上推宫颈。

（1）麻醉：若患者已行无痛分娩（硬膜外麻醉）则无须再次麻醉。若患者未行无痛分娩，则进行阴部神经阻滞，方法同前。

（2）碘伏棉球消毒外阴及阴道，将带尾纱条放入阴道内，上推宫颈，防止宫腔内血液流出，保障手术视野清晰。

3.Ⅰ度会阴阴道裂伤缝合术

（1）无菌纱布覆盖肛门，接触过肛门的手套、器械、纱布必须即刻更换。

（2）2-0可吸收缝线间断或者连续缝合损伤的阴道黏膜、阴唇系带、阴蒂和尿道口周围、大小阴唇黏膜（图13-2-1）或处女膜缘断裂处（深度通常不超过1cm，出血不多），应在产后8小时内完成，若无感染最迟在24小时内完成。

（3）3-0可吸收缝线皮内或间断缝合会阴皮肤。

（4）取出阴道内带尾纱条。

4.Ⅱ度会阴阴道裂伤缝合术

（1）显露视野：左手示指、中指伸入阴道内，充分显露会阴阴道裂伤的部分，尤其是顶端，如图13-2-2所示。盐水纱布擦拭创面血迹。有活动性出血点时，先用丝线给予缝扎。无菌纱布覆盖肛门，接触过肛门的手套、器械、纱布必须即刻更换。

（2）缝合黏膜：由伤口顶端上方0.5～1.0cm处开始用2-0可吸收缝线间断或连续缝

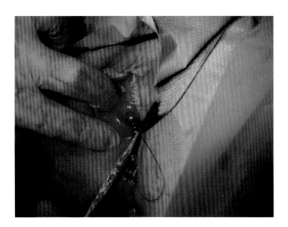

图13-2-1　会阴Ⅰ度裂伤缝合（小阴唇黏膜）

合裂伤的阴道黏膜及黏膜下组织。若伤口顶端显露困难，先尽可能在靠近顶端处缝合一针，打结后以此点线头向外牵拉显露伤口顶端，然后再缝合。如图13-2-3所示。

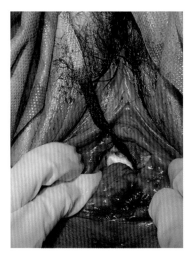

图13-2-2　会阴Ⅱ度裂伤

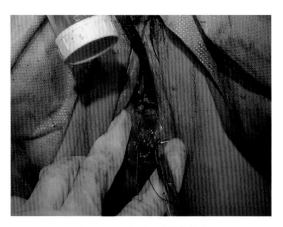

图13-2-3　会阴Ⅱ度裂伤缝合

（3）缝合肌层：2-0可吸收线间断缝合裂伤处的会阴体深部肌层（肛提肌、会阴体中心腱），裂伤深的部分避免穿透直肠，不留死腔。若直肠黏膜暴露，间断挑起筋膜层数针结扎，关闭筋膜层死腔。左手可佩戴双层手套，以示指在直肠内引导。

（4）缝合皮肤及皮下组织：3-0可吸收线连续皮内缝合或间断缝合皮下及皮肤组织。

（5）缝合后检查：取出带尾纱条，直肠指

检检查直肠黏膜是否完整、缝线是否暴露（如在直肠黏膜可触及缝线，立即拆线、消毒、重新缝合）、肛门括约肌的收缩力、是否形成血肿。

5.Ⅲ、Ⅳ度会阴阴道裂伤缝合术

（1）显露视野：左手示指、中指伸入阴道内，充分显露裂伤的部分，尤其是顶端。清洁冲洗裂伤的创面，盐水纱布擦拭直肠和肛门内粪便、黏液，新洁尔灭消毒黏膜，碘伏消毒皮肤。更换无菌孔巾、臀垫，操作者及助手更换手套，更换消毒器械。

（2）缝合直肠前壁：由伤口顶端上方0.5～1.0cm处开始用3-0可吸收缝线间断或连续内翻缝合裂伤的直肠前壁黏膜下组织，两侧宽约0.5cm，针距小于1cm。可在伤口处松松塞入无菌纱布一块，边缝合边退出纱布。间断或连续缝合直肠旁筋膜、直肠阴道隔筋膜，避免缝线穿透直肠黏膜，可以用左手或助手示指在肛门内进行引导。

（3）缝合肛门括约肌：两把Allis钳分别钳夹两侧回缩的肛门括约肌断端，尽可能完整地拉出，仔细分离周围的结缔组织，游离肌肉断端，3-0可吸收缝线间断端-端缝合或重叠缝合（重叠1.0～1.5cm）。向伤口两侧深部以组织钳提起肛提肌，两侧肛提肌相对缝合（间断缝合）覆盖于直肠壁上，修复盆底，可帮助控制排便，也是会阴裂伤修补的关键步骤。

（4）缝合黏膜：由伤口顶端上方0.5～1.0cm处开始用2-0可吸收缝线间断或连续缝合裂伤的阴道黏膜及黏膜下组织。

（5）缝合肌层：2-0可吸收线间断缝合裂伤处的会阴体深部肌层。

（6）缝合皮肤及皮下组织：3-0可吸收线连续皮内缝合或间断缝合皮下及皮肤组织。

（7）缝合后检查：取出带尾纱条，直肠指检（手套蘸取无菌液体石蜡）检查直肠黏膜是否完整、对合整齐、肛门括约肌的收缩力、是否形成血肿。

6.阴道前壁裂伤缝合术　浅表的、无活动性出血的裂伤无须缝合。较大、较深的裂伤可用2-0可吸收线间断缝合，对齐伤口边缘，活

动性出血处给予"8"字缝合止血。若缝合处出现新的出血点，可给予阴道填纱压迫止血。观察患者排尿情况，颜色及尿量。

【术后注意事项】

术后保持外阴干燥清洁，每日用碘伏棉球擦拭外阴，经常更换会阴护理垫。对于严重广泛裂伤，可在缝合后纱布压迫止血，留置尿管，在术后12～24小时后取出，使用头孢类抗生素预防感染。如果术后伤口疼痛逐渐加重，出现肛门坠胀感、局部肿胀应尽早行阴道检查排除血肿的可能，及时给予热敷、理疗等。Ⅲ、Ⅳ度会阴裂伤，患者术后少渣饮食，降低感染发生的概率，有利于切口尽早愈合。若患者能控制排气及稀便，则表明已恢复肛门功能，若仍不能控制或控制欠佳，则继续观察6个月，未见改善则再次修补。

【术后并发症】

伤口感染、血肿、愈合不良、排便障碍、生殖道瘘（泌尿道阴道瘘、直肠阴道瘘）等。

采取下列措施防止并发症的发生：缝合前清洁创面，充分止血、恢复解剖结构，术后保持外阴清洁，适当应用缓泻剂保持排便通畅，Ⅱ度及以上裂伤应用抗菌药物预防感染。术后6～12周采取理疗和盆底肌肉锻炼以便恢复盆底功能。

【拓展内容】

宫颈裂伤缝合术

自然分娩后子宫收缩良好但阴道持续出血者，充分显露宫颈，用2把卵圆钳依次交替钳夹宫颈口边缘，从12点方向顺次检查1周。

手术步骤：

1.显露视野　发现裂伤超过1cm或者活动性出血的宫颈，将2把卵圆钳分别钳夹裂伤的宫颈两侧，向下牵拉，显露宫颈裂伤的顶端。

2.缝合　由宫颈伤口顶端上方0.5～1.0cm处开始用2-0可吸收缝线"8"字缝合第一针，打结的松紧度适宜（达到止血和对合组织的目的即可），随后间断内翻或者连续锁边缝合裂伤的宫颈组织，直到宫颈游离缘上0.5cm。若缝合后宫颈仍有渗血，可钳夹或纱布压迫止血，2～4小时后取出。

第三节 新生儿窒息复苏

一、新生儿呼吸暂停

新生儿呼吸暂停主要分为原发性和继发性呼吸暂停。原发性呼吸暂停是在胎儿或新生儿缺氧时，先有呼吸运动加快，若缺氧继续，则呼吸运动停止，心率减慢，此为原发性呼吸暂停。此时若及时给氧及必要的刺激，多能诱发自主呼吸。继发性呼吸暂停如窒息持续存在，婴儿出现深度喘息样呼吸，心率继续下降，同时血压开始下降，呼吸越来越弱，最后在一次深呼吸后进入继发性呼吸暂停。在此阶段，心率、血压及血氧饱和度均持续下降。新生儿对外界刺激无反应。此时，必须给高浓度氧的正压人工通气。

二、引发新生儿呼吸暂停的病因

（一）出生前的母体因素

1.母体疾病 如妊娠期高血压疾病、先兆子痫、子痫、急性失血、严重贫血、心脏病、急性传染病、肺结核等。

2.子宫因素 如子宫过度膨胀、痉挛和出血，影响胎盘血液循环。

3.胎盘因素 如胎盘功能不全、前置胎盘、胎盘早剥等。

4.脐带因素 如脐带扭转、打结、绕颈、脱垂等。

（二）难产

例如，骨盆狭窄、头盆不称、胎位异常、羊膜早破、助产术不顺利或处理不当及应用麻醉、镇痛、催产药物不妥等。

（三）胎儿因素

例如，新生儿呼吸道梗阻、颅内出血、肺发育不成熟及严重的中枢神经系统、心血管系统畸形和膈疝等。

三、新生儿窒息的临床表现

（1）胎儿娩出后，面部与全身皮肤青紫色或皮肤苍白，口唇暗紫。

（2）呼吸浅表，不规律或无呼吸或仅有喘息样微弱呼吸。

（3）心搏规则，心率80～120次/分或心搏不规则，心率<80次/分，且弱。

（4）对外界刺激有反应，肌肉张力好或对外界刺激无反应，肌肉张力松弛。

（5）喉反射存在或消失。

四、新生儿Apgar评分标准

新生儿Apgar评分标准见表13-3-1。

表 13-3-1　新生儿Apgar评分标准					
体征	评分标准			评分	
	0	1	2	1分钟	5分钟
皮肤颜色	发绀或苍白	身体红，四肢发绀	全身红		
心率（次/分）	无	<100	>100		
弹足底或插鼻反应	无反应	有些动作，如皱眉	哭，喷嚏		
肌张力	松弛	四肢略屈曲	四肢活动		
呼吸	无	慢，不规则	正常，哭声响		

资料来源：谢幸，孔北华，段涛，等.妇产科学.第9版，北京：人民卫生出版社

注：8～10分为正常，4～7分为轻度窒息，0～3分重度窒息。分别于出生后1分钟、5分钟和10分钟进行，如婴儿需复苏，15、20分钟仍需评分。1分钟仅是窒息诊断和分度的依据，5分钟及10分钟评分有助于判断复苏效果及预后

五、新生儿窒息的诊断

（一）轻度窒息

（1）新生儿面部与全身皮肤发绀。

（2）呼吸浅表或不规律。

（3）心搏规则，强而有力，心率80～120次/分。

（4）对外界刺激有反应，肌肉张力好。

（5）喉反射存在。

（6）具备以上表现为轻度窒息，Apgar评分4～7分。

（二）重度窒息

（1）皮肤苍白，口唇暗紫。

（2）无呼吸或仅有喘息样微弱呼吸。

（3）心搏不规则，心率＜80次/分，且弱。

（4）对外界刺激无反应，肌肉张力松弛。

（5）喉反射消失。

（6）具备以上表现为重度窒息，Apgar评分0～3分。

六、新生儿窒息复苏的步骤

新生儿窒息的复苏应由产科、儿科医师共同协作进行。确保每次分娩时至少有1名熟练掌握新生儿窒息复苏激素的医护人员在场。出生后应立即评价呼吸、心率、肤色来确定复苏措施。ABCDE复苏方案：①尽量吸净呼吸道黏液（Airway）。②建立呼吸（Breathing），增加通气。③维持正常循环（Circulation），保证足够心搏出量。④药物治疗（Drug）。⑤评价（Evaluation）。前三项最为重要，其中吸净呼吸道黏液是根本，通气是关键。

（一）准备工作

1.分娩前进行用物准备

（1）七步洗手法常规洗手，戴帽子、口罩。

（2）检查用物：应在每次分娩前常规检查复苏需要的用品和设备。包括辐射保暖台（调节好适宜温度）、手套、吸引球囊、吸引器和导管、听诊器、肩垫、擦干新生儿用的毛巾和毯子、自动充气式气囊、面罩（根据不同的情况选择不同的型号）、氧气导管和氧气面罩、氧饱和度仪、计时器、胶带、胎粪吸引管、功能良好的喉镜和镜片、气管导管（不同型号）、金属芯、药品（表13-3-2）。

表13-3-2　复苏物品核查表

操作步骤	物品
保暖	预热的辐射保暖台及温度传感器、预热的毛巾或毛毯、婴儿帽子、塑料袋或保鲜膜（＜32周）、预热的床垫（＜32周）
清理气道	肩垫、吸引球、负压吸引器、10F和12F吸痰管、胎粪吸引管
监测及评估	听诊器、三导联心电监测仪和电极片、脉搏血氧饱和度仪及传感器、目标血氧饱和度参考值表格

续表

操作步骤	物品
正压通气	自动充气式气囊、T-组合复苏器、足月儿和早产儿面罩、6F和8F胃管、注射器
给氧	氧源、空氧混合仪、吸氧导管
气管插管	喉镜、0号和1号镜片（00号可选）、导管芯（金属导丝）、不带套囊的气管导管（2.5、3.0、3.5mm）
给药	1∶10 000（0.1mg/ml）肾上腺素，生理盐水，1、25、10、20、50ml注射器
脐静脉置管	脐静脉导管、三通、脐静脉置管所需其他物品

资料来源：中国新生儿复苏项目专家组.中国新生儿复苏指南（2021版），中华围产医学杂志

2.快速评估工作

（1）采集病史（有哪些高危因素）：足月吗？有呼吸或哭声吗？肌张力好吗？羊水清吗？（评估时间小于30秒），如果以上四项有1项为"否"则开始初步复苏。

（2）评估环境：温度适宜（室温26～27℃）、辐射台温度（35～36℃）、光线适宜，适合操作。

（二）新生儿复苏的基本程序

要采取"评估—决策—措施"的基本程序在新生儿复苏的不断重复。评估要基于呼吸、心率及血氧饱和度3个指标。通过这3个指标来判断复苏的每一个步骤是否有效，其中心率是最重要的评估指标。

（三）复苏操作

1.初步复苏

（1）保暖：产房温度设置为24～26℃，需要提前预热辐射保暖台。足月儿将辐射保暖台设置至32～34℃。将新生儿放在预热的辐射保暖台上或采取保温措施。早产儿可采用清洁塑料膜/袋包裹头部以下躯干及四肢进行保暖。摆好体位后进行继续复苏其他步骤。

（2）摆正体位：置新生儿头轻度仰伸呈鼻吸气位。

（3）清理呼吸道：先口后鼻（必要时行气管插管）。

（4）擦干全身，给予刺激，重新摆正体位。

（5）评价呼吸、心率、肤色（心率＜100次/分、呼吸暂停或喘息样呼吸、持续中心性紫绀），进行正压通气。

2.正压通气

（1）选择气囊，接上氧源，选择合适型号的面罩。

（2）站在新生儿头部或一侧，将新生儿的头部摆正到鼻吸气位。

（3）将气囊和面罩放置在新生儿面部，查气道密闭性（用正确压力通气2～3次，观察胸廓扩张情况）。

（4）正压人工呼吸30秒（频率40～60次/分；压力：胸廓略起伏，用听诊器听心率6秒，评价。

（5）氧流量采用5L/min，面罩罩住婴儿口鼻，无缝隙，不可将手指或手掌放置于患儿眼部，念"一"时挤气囊，念"二三"时放气，正压通气时间超过2分钟需插胃管，30秒正压通气后心率小于60次/分，进行胸外心脏按压（或气管插管）。正压通气同时监测血氧饱和度。

（6）30秒正压通气后心率仍小于100次/分应考虑气管插管和胸外心脏按压。

（7）气管插管步骤：选择喉镜和导管。摆好体位，固定头部。常压给氧。插入喉镜：右手固定头部，左手握镜，喉镜叶片沿舌面滑入，将舌推向左侧，推进镜片顶端到达会厌软骨谷，轻轻上抬（向上向前）镜片，显露声门。寻找解剖标志，插入气管套管。退出喉镜：右手将管子固定于患儿上腭，左手小心退出喉镜。检查管子位置是否正确并接上通气管道。整个过程要小于20秒。

3.胸外按压

（1）位置：乳头连线和剑突之间。

（2）手法：双指法、拇指法（常用拇指法）：两拇指并排放置或重叠，拇指第一节应弯曲，垂直胸外压迫，双手环抱胸廓支撑背部）。

（3）深度：前后胸直径1/3，放松时指尖或拇指不离开胸骨，下压时间稍短于放松时间，频率：按压120次/分，按压与呼吸比3：1（1-2-3-呼吸-1-2-3-呼吸）。

（4）30秒胸外按压后，听心率6秒，若心率＜60次/分，重新开始胸外按压（并使用药物），若心率＞60次/分，停止胸外按压继续正压通气。

4.药物治疗

（1）肾上腺素

1）指征：心脏停搏或在30秒的正压通气和胸外按压后，心率持续小于60次/分。

2）剂量：气管给药（0.5～1.0ml/kg）、脐静脉给药（0.1～0.3ml/kg），必要时3～5分钟重复1次。

（2）生理盐水：扩容10ml/kg。

（3）5%碳酸氢钠溶液

（4）纳洛酮：产妇使用麻醉药物引起新生儿呼吸抑制，可给予纳洛酮，0.1mg/kg肌内注射。

5.评价　复苏过程中随时评估新生儿的皮肤、呼吸、心率、喉反射、肌张力，为确定进一步抢救提供依据。

七、中国新生儿复苏抢救流程图

中国新生儿复苏抢救流程图见图13-3-1。

第
十
三
章

产
妇
及
新
生
儿
处
理

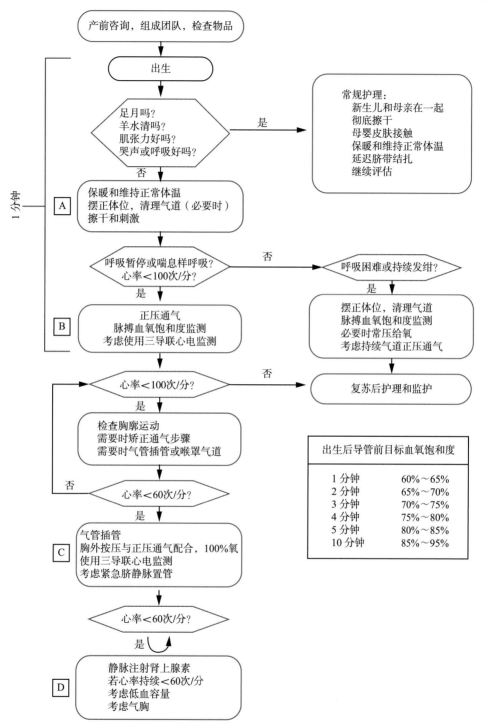

图 13-3-1　中国新生儿复苏流程图
引自中国新生儿复苏项目专家组.中国新生儿复苏指南（2021版），中华围产医学杂志

（盛文集　刘方琮　黄明莉　王宇光）

第四篇 辅助生殖相关技术

随着不孕患者人群的日益增加，越来越多的患者选择辅助生殖技术（assisted reproductive technology，ART）来实现他们获得孩子的梦想。辅助生殖技术是指采用医疗辅助手段使不育夫妇妊娠的技术，包括人工授精（artificial insemination，AI）和体外受精-胚胎移植（in vitro fertilization and embryo transfer，IVF-ET）及其衍生技术。人工授精（artificial insemination，AI）技术是通过非性交的方法将精子置于女性生殖道内，以期精子与卵子自然结合从而达到妊娠目的而采用的一种辅助生殖技术。体外受精-胚胎移植（IVF-ET）是将不孕症患者夫妇的卵子与精子取出体外，在体外培养系统中受精并发育成胚胎后，将胚胎移植入子宫腔内实现妊娠的技术。根据体外受精方式的不同，IVF-ET又分为常规体外受精（in vitro fertilization，IVF）和卵胞浆内单精子显微注射（intracytoplasmic sperm injection，ICSI）。

一、人工授精发展史

人工授精是人类辅助生殖领域中实施较早的技术之一。人类很早就已提出了人工授精的可能性；1770年伦敦的John Hunter为严重尿道下裂患者的妻子进行了人工授精，以帮助其妊娠；1844年William Pancoast报道首例成功妊娠的供精人工授精；1953年美国阿肯色大学医学中心的Sherman等利用液氮蒸气法超低温长期冻贮精液成功；1954年Bunge等又首例报道用冷冻精子人工授精获得妊娠。1949年前后，我国有少数医院开展早期的人工授精技术治疗，针对因身体畸形、阳痿、能自行排精但无法正常性交等患者，医师收集患者的精液注入女方阴道助孕。1983年，湖南医科大学人类生殖工程研究室开始了人工授精技术的临床应用，用冷冻精液进行人工授精，患者成功妊娠，婴儿顺利出生。1984年，上海第二医学院用洗涤过的丈夫精子进行人工授精也取得了成功。

二、体外受精-胚胎移植发展史

体外受精-胚胎移植技术作为ART重要的突破，最初起源于美籍华人张明觉的开拓性研究，1959年他成功地实现了家兔精、卵的体外受精和胚胎移植，为人类IVF-ET的建立奠定了重要基础。1970年，英国胚胎学家Edwards与妇产科医师Steptoe合作，开始了人类的IVF-ET研究，1978年7月25日，世界第一例试管婴儿Louise Brown诞生，意味着人类IVF-ET技术的正式建立。1988年3月10日，大陆的首例试管婴儿在北京大学附属第三医院张丽珠教授领导的生殖医学中心诞生。此后，IVF-ET及其衍生技术开始蓬勃发展，1990年世界首例胚胎植入前遗传学诊断（preimplantation genetic diagnosis，PGD）婴儿诞生，1992年比利时Palermo医师在人体成功应用ICSI技术并诞生世界首例ICSI试管婴儿。1994年首例未成熟卵母细胞体外成熟技术（in vitro maturation，IVM）试管婴儿诞生，2004年意大利报道了国际首例"三冻"试管婴儿分娩。2010年英国"试管婴儿之父"罗伯特·爱德华兹获得了诺贝尔医学奖。近三十年来，随着ART技术治疗的不断提高，全球通过ART技术治疗出生的婴儿达到700万人。

本篇将重点介绍人工授精、取卵术、胚胎移植手术、囊肿穿刺手术和减胎手术。

第十四章 人工授精

一、人工授精的分类

（一）根据精液来源分类

（1）夫精人工授精（artificial insemination with husband semen，AIH）：使用丈夫精液进行的人工授精

（2）供精人工授精（artificial insemination with donor semen，AID）：用赠精者的精液进行的人工授精。

（二）根据授精部位分类

（1）直接阴道内授精（intravaginal insemination，IVI）：直接将液化后的精液或经洗涤、上游等处理后的精子悬液置于女方阴道内。

（2）宫颈内人工授精（intracervical insemination，ICI）：直接将液化后的精液或经洗涤、上游等处理后的精子悬液注入宫颈管内，也可同时在宫颈外口及宫颈周围涂抹精液，或同时置一部分精液于后穹隆处。此法主要适用于性交困难，或性交时不能射精而手淫或按摩器能排精者，也适用于精液不液化症患者（精液经体外处理能液化）。

（3）宫腔内人工授精（intrauterine insemination，IUI）：将洗涤处理过的精子悬液通过导管直接注入宫腔内，注入精子悬液限于0.1～1.0ml。精液应在人工授精前2小时收集，精液必须经过处理，去除精液中的细胞碎片及精浆中的免疫物质、前列腺素等，预防精液中的前列腺素进入子宫后引起子宫痉挛性收缩，产生剧烈腹痛、恶心，甚至低血压等反应。

目前，IUI是当前最常用的一种人工授精方法，本章将着重介绍IUI。其适应证广泛，如少精症、弱精症、畸形精子症、精液不液化症、免疫性不孕症、宫颈因素不孕、原因不明不孕症等。

二、适应证

施行人工授精治疗的基本条件是女方至少一侧输卵管通畅。

（一）夫精人工授精

（1）轻度或中度少精症、弱精症、非严重畸形精子症、液化异常。

（2）因宫颈黏液异常造成精子无法通过宫颈导致的不孕。

（3）因性功能障碍或生殖道畸形造成的性交障碍。

（4）排卵障碍、子宫内膜异位症经单纯药物处理不受孕。

（5）不明原因不孕。

（6）免疫性不孕。

（二）供精人工授精

（1）不可逆的无精子症。

（2）严重畸精症。

（3）男方有不宜生育的遗传性疾病。

（4）严重母儿血型不合，经治疗无效。

（5）严重的少精症、弱精症。

（6）逆行射精。

（7）阻塞性无精症。

（8）性功能障碍。

三、禁忌证

（一）夫精人工授精

（1）女方患有不宜妊娠的严重的遗传、躯体疾病或精神疾病。

（2）一方患有生殖泌尿系统的急性感染性疾病或性传播疾病。

（3）一方近期接触致畸量的放射线、有毒物质，或服用有致畸作用的药品、毒品等，并处于作用期。

（二）供精人工授精

（1）女方患有不宜妊娠的严重的遗传、躯体疾病或精神疾病。

（2）女方患有生殖泌尿系统的急性感染性疾病或性传播疾病。

（3）女方近期接触致畸量的放射线、有毒物质，或服用有致畸作用的药品、毒品等，并处于作用期。

四、人工授精治疗流程

人工授精前，男女双方需进行体格检查和实验室检查，以确定人工授精的适应证、是否适合妊娠，对供精者是否适合供精要进行严格的筛查。告知患者治疗程序并签署人工授精同意书。可采用自然周期或促排卵周期治疗，监测卵泡发育的情况和LH峰，实施人工授精手术，术后进行黄体支持与妊娠确认与随访。

五、人工授精手术操作

（一）术前医患沟通

术前向夫妇双方说明人工授精的过程，避免紧张情绪。嘱患者手术当日早晨洗净外阴。

（二）核对信息

医师、手术室护士和实验室人员共同核对人工授精患者夫妇的姓名和病历号，签署人工授精知情同意书。

（三）消毒铺巾

患者取膀胱截石位，生理盐水冲洗外阴，铺消毒中单，覆以无菌孔巾，严格按照无菌原则操作，消毒外阴后，使用阴道窥器充分显露宫颈，干棉球拭净阴道、宫颈分泌物，再以生理盐水蘸湿的小棉签尽量拭净宫颈口、宫颈管内分泌物，动作轻柔以避免刺激宫颈，造成子宫收缩。

（四）推注精液

将处理后的精液吸入连接1ml注射器的人工授精管内。如果施行宫腔内人工授精，将人工授精管送入宫腔，通过注射器将处理后的精液缓慢注入宫腔，然后将人工授精管缓慢退出。人工授精后第一天，B超检查排卵情况，如果仍然没有排卵，可酌情考虑第二次人工授精。

（五）术后观察与离院医嘱

术后可酌情静卧半小时。术后嘱患者避免重体力活动，勿用热疗物品敷腹部。观察有无腹痛、腹胀、阴道出血、发热等症状的出现，需及时就近就诊。人工授精术后使用孕激素进行黄体支持。术后第14～16天采血检测血清hCG水平，判断妊娠情况。确定妊娠的患者隔日在同一家医院复测血hCG评估hCG数值翻倍情况。人工授精后5周采用B超确认临床妊娠。

六、人工授精的并发症

人工授精的操作可能引起少量阴道出血、腹痛、感染、休克。促排卵药物的应用同样可能引发过度刺激综合征（OHSS），多胎妊娠、流产、异位妊娠等并发症，该部分在此章不做详述。

（一）出血

人工授精术后一般无明显出血。少数患者可能是由于以下几点原因造成出血：①导管进入宫腔的方向不明确，操作不够轻柔，损伤子宫内膜；②患者宫颈口紧或粘连，导管进入困难，反复操作损伤宫颈黏膜；③宫颈钳钳夹宫颈造成局部损伤出血，当患者存在中重度宫颈柱状上皮异位即宫颈糜烂时出血量尤其明显。若仅宫颈表面少量出血，未流入宫腔，对人工授精妊娠率影响不大。若宫腔内膜出血，则影响精子获能，导致精子凝集，影响人工授精妊娠率。因此，建议操作前了解子宫的位置，尽量不用宫颈钳以免刺激子宫收缩，轻柔操作减少对宫颈管和子宫内膜的损伤。

（二）腹痛

目前IUI的精液均经洗涤处理，去除精浆中的前列腺素，且注入宫腔内的量不超过1ml，因此人工授精患者少有明显腹痛。但当向宫腔内注入精液时压力过高，推注速度过快，或精液量过大时，可能造成子宫痉挛性收缩，使得患者出现不同程度的下腹痛。因此术中应控制精子悬液进入宫腔的速度，注意精液洗涤的程序，减少前列腺素对子宫的刺激。

（三）感染

人工授精后偶有急性盆腔炎症发生，多由操作不当或生殖道合并急性炎症。术中应严格无菌操作，减少插管的次数，尽量避免携带阴道宫颈分泌物进入宫腔。

（四）休克

极少数患者可由于紧张、恐惧或腹痛剧烈而诱发，适当处理可消除。

（汤小晗　李　慧）

取卵手术

体外受精－胚胎移植（IVF-ET）治疗首先通过控制性促排卵方案进行促排卵治疗，再通过取卵手术将女方的卵子取出体外，而后男方的精子在体外培养系统中受精并发育成胚胎，最终将胚胎移植入宫腔内实现妊娠。IVF-ET的治疗程序：①控制性卵巢刺激；②卵母细胞的收集（取卵术）；③体外受精；④胚胎移植；⑤黄体功能支持；⑥术后监测和妊娠的确立。因此，取卵手术是IVF-ET治疗过程中必不可少的重要环节。

【发展简史】

1.开腹/腹腔镜取卵 在20世纪70年代，Rohaert Edward进行人卵细胞的体外培养试验，Gregory Pincus首先使用腹腔镜获取卵巢组织进行人卵细胞的体外培养，并成功应用于临床。为了以创伤较小的方法获得人卵细胞，Edward求助于1968年率先在英国开展腹腔镜手术的妇科医师Patrick Steptoe。Steptoe通过创伤最小的方式观察卵巢中的卵泡，并从中吸出卵子，从而与Edward成功通过腹腔镜取卵，并通过体外受精－胚胎移植的方法诞生了第一例试管婴儿。1978年，医师们在腹腔镜手术下使用细针连接注射器抽吸获得卵子，而后建立简易的抽吸设备，即将抽吸的针头通过一个中空的针管作为套管反复进入腹腔抽吸。随着实时显像技术的成功问世，1981年医师们在腹部超声的引导下细针穿刺卵泡取卵。1988年3月10日，中国大陆的第一例试管婴儿同样也由北京大学第三医院张丽珠教授通过腹腔镜取卵诞生。然而，该技术的缺陷也十分明显，开腹手术和腹腔镜手术都是有较大的创伤性，具有手术和麻醉的风险，且重复性差、取卵率低，大约只能获得1/3成熟卵子。同时，由于腹部探头与卵巢存在一定的距离，腹腔镜取卵可造成膀胱穿刺引起的手术并发症，若患者合并盆腔粘连，卵巢不宜显露则可能造成取卵失败。因此，目前开腹/腹腔镜取卵仅适用于卵巢位置较高、经阴道取卵穿刺针难以刺及的病例，如患者同时行开腹/腹腔镜下卵巢囊肿切除术、输卵管整形术、卵巢楔形切除术，可酌情考虑开腹/腹腔镜取卵。

2.超声介导经阴道穿刺取卵 随着超声探头的进一步改进，1985年Wikland团队首次在阴道超声引导下经阴道穿刺取卵。阴道B超引导下卵泡穿刺手术具有以下显著的优点：①视野更好，超声探头与卵巢距离更短；②高质量卵母细胞回收率高，患者不适感更少；③使用全身麻醉和镇静；④降低肠道损伤的风险；⑤技术容易掌握；⑥降低患者成本，术后迅速恢复。至今，经阴道超声引导下取卵术凭借可视化、经济、创伤小、易操作及并发症较少等优势仍然是取卵的标准方案。阴道超声使用特定阴道内探头高频声波（5/7.5MHz），与腹部探头的低频声波（3/3.5MHz）相比，阴道超声的高频声波能够更好地显示探头邻近的结构。

【适应证】

（1）女方因各种因素（如双侧输卵管阻塞、输卵管缺如、严重盆腔粘连或输卵管手术史等输卵管功能丧失者）导致的配子运送障碍。

（2）排卵障碍：难治性排卵障碍经反复诱发排卵，或控制性卵巢刺激，或结合宫腔内人工授精技术治疗后仍未获妊娠者。

（3）子宫内膜异位症导致不孕，经常规药物或手术治疗仍未获妊娠者。

（4）男方少精症、弱精症、畸精子症或复合因素的男性不育，经宫腔内人工授精技术治疗仍未获妊娠，或男方因素严重程度不适宜实施宫腔内人工授精者。

（5）免疫性不孕与不明原因不孕：经反复宫腔内人工授精或其他常规治疗仍未获妊娠者。

【禁忌证】

（1）阴道有急性炎症。

（2）突发严重身体疾病，不能耐受手术者。

【取卵手术设备】

取卵手术的设备包括阴道超声仪、阴道探头、穿刺架、穿刺针、塑料长护套与无菌手套（用于套阴道探头），以及一次性卵泡管、控制良好的持续负压吸引器、试管干浴装置等。

1.穿刺针　取卵穿刺针分为单腔和双腔穿刺针，常见的大小从18G至20G不等。单腔取卵针直接进行卵泡液的抽吸，而双腔取卵针一个腔用于培养基冲洗，另一个腔用于卵泡液的抽吸。内径腔大的穿刺针较硬，利于穿刺取卵且获卵率更高，但穿刺针内径腔越大，穿刺针越长，就可能产生更大的无效腔，即卵泡液进入收集管前在穿刺针内的停留空间。卵泡液在穿刺针中停留时间过长将会导致卵泡丢失或者使得卵子更长时间的暴露于毒性环境中。而内径腔小的穿刺针则对卵丘-卵母细胞复合物的损伤更小，出血少且患者疼痛感更轻。目前，临床上推荐使用17G取卵针。

2.穿刺架　位于阴道超声的探头上，用于固定穿刺针并确保穿刺针头始终可见，从而准确地引导取卵医师穿刺取卵，为有效安全的取卵手术提供了重要保障。若取卵术无法在超声下看到穿刺针头，需及时退针并检查穿刺架的安置是否正确。

3.负压吸引器　在取卵过程中使用负压吸引器保持稳定的负压至关重要。负压增加可能会加速卵泡液的流速，进而增加卵冠丘复合物的剪切力，当负压＞180mmHg可能损伤卵母细胞。因此，建议取卵时的负压＜140mmHg，推荐常规取卵的负压120mmHg，未成熟卵体外培养成熟的取卵负压推荐80～90mmHg。人工注射器产生的负压不稳定且压力大小未知，可能造成卵母细胞损伤，因此不建议常规使用。

【术前准备】

1.胚胎实验室准备　取卵前1日胚胎实验室人员根据第2日取卵患者的获卵数配制卵母细胞培养皿、卵泡冲洗液、卵泡处理液与受精皿，并放于培养箱内平衡/预热。

2.设备准备　ESHRE取卵术临床指南建议在取卵术前取卵医师对取卵设备进行以下检查：①启动取卵手术之前，通过吸入一些培养基（空吸）对整个手术系统进行调试；②确保吸引泵已打开且踏板正常工作，检查抽吸压力，设置吸入泵的最大压力限制；③确保吸入管系统是新的或未损坏的（重复使用），并检查针头和导管连接紧密，无漏气；④排除吸引管中存在裂纹，没有扭结或损坏，检查针和针与油管系统的连接；⑤确保导针器正确固定于超声探头上，无松动。

3.技术准备　取卵前医师需阅读患者病历，再次了解患者全身体格状况及既往史和现病史。充分告知患者夫妻取卵、取精的注意事项。对于卵泡个数极少或抢卵手术的患者，术前再次行超声确认双侧卵巢的卵泡情况。

4.指导患者进行术前准备

（1）取卵前36～38小时注射1000～5000U hCG。

（2）取卵手术日患者于清晨排空直肠，术前排空膀胱。

（3）如需静脉麻醉告知患者取卵前禁食、禁水6小时。

（4）阴道准备：注射hCG当日用无菌生理盐水彻底冲洗外阴及阴道，此后避免性生活。取卵手术日用无菌生理盐水反复冲洗外阴及阴道至干净后，用无菌棉球擦干。

5.镇痛或麻醉　目前，取卵手术的麻醉方式包括局部镇痛、区域镇痛、清醒镇静及全身麻醉。术前30分钟可肌内注射100mg或50mg哌替啶（度冷丁）镇痛，术中、术后注意监测患者的生命体征。比较推荐的麻醉药物为联合丙泊酚、芬太尼和咪达唑仑的清醒镇静，尤其适用于恐惧、疼痛敏感、取卵有一定困难的患者，微刺激IVF治疗的一线麻醉方案为丙泊酚的清醒镇静。麻醉过程中，建议麻醉科医师全程监测，开放静脉通路并进行心电和血氧监护等。如果缺乏清醒镇静和全身麻醉的条件，可考虑使用利多卡因进行宫颈旁阻滞实施局部麻醉。

【手术步骤】

1. 核对信息 术前医师、护士和胚胎实验室捡卵人员核对取卵患者夫妻姓名和病历号。向患者说明手术过程，签署取卵同意书，安抚患者紧张的情绪，以获得患者的最大配合。

2. 患者体位 患者取膀胱截石位固定于手术床上，该体位麻醉有利于减少卵母细胞的麻醉剂暴露。患者骶骨接近手术床的下缘有利于超声探头的操作。

3. 消毒铺巾 在体位及阴道准备后，用无菌生理盐水冲洗外阴，按阴道手术要求铺无菌巾。阴道窥器显露阴道宫颈，用生理盐水棉球擦洗阴道四壁，擦净阴道分泌物，全过程严格遵守无菌操作原则。抗菌药（如聚维酮碘溶液）对卵母细胞有毒性作用，有证据显示取卵前使用抗菌药可能与低妊娠率相关，因此不建议使用。

4. 超声检查 生理盐水擦洗阴道探头后，套无菌手套和塑料长护套，安装穿刺针。将装有穿刺针套管的B超探头置入阴道，检查盆腔情况，有无盆腔积液，输卵管积水及卵巢囊肿。测量卵巢大小并记录双侧卵泡情况，了解卵巢位置，并确定进针的方向及位置。取卵手术前患者需排空膀胱以减少膀胱穿刺的风险，若穿刺前发现患者膀胱充盈，可使用导尿管排空膀胱。

5. 卵巢固定 使用超声探头将卵巢固定于盆腔壁，并确认阴道壁与卵巢之间无血管、肠道或膀胱。如果卵巢固定欠佳，穿刺针可能会使得卵巢移位。手术全程都应尽量使阴道超声探头距卵巢位置最近，并以适当的力量顶住阴道穹隆，以减少损伤和出血。如果卵巢固定困难，可请一名助手腹部按压协助卵巢固定，并变换阴道探头的方向和位置，使卵巢位置尽量接近阴道探头。仍不能避开子宫时，要注意一定要避开子宫内膜处，可经宫颈或宫体穿刺取卵。

6. 穿刺抽吸 调出B超屏上的穿刺诱导线并使其稳定在穹隆组织与卵巢的最近距离上，尽可能安全快速地进针至卵泡，并尽量避开膀胱、肠管、子宫肌层、宫颈等器官组织及宫旁血管丛。快速进针一方面有助于准确定位，减少卵泡壁和穿刺针之间卵母细胞的丢失；另一方面可减少穿刺所需的力量与组织的位移较小，从而降低对组织的损伤。穿刺针进入卵泡前或者进入卵泡过程中就需要启用负压，否则可能由于进针后卵泡腔内压力增加而导致卵母细胞在卵泡壁和穿刺针之间丢失。

尽量穿刺直径10mm以上的所有卵泡，位于同一穿刺诱导线的卵泡可自浅而深一次进针完成，对于不同穿刺线上的卵泡，退针至接近卵巢表面（不退出阴道壁），改变穿刺方向再行穿刺。如果出现穿刺时卵泡移位、卵泡壁较韧、卵巢位置较高等情况导致进针困难，可以尝试轻轻旋针穿刺。抽吸压过程中，尽量显示卵泡的最大平面，针尖平面可以行各角度旋转，以彻底抽吸每个卵泡，至卵泡完全塌陷。卵泡抽吸结束之后可继续在卵泡内旋转穿刺针，以防止穿刺针被塌陷的卵泡壁或者其他碎片组织堵塞。结束一侧的卵巢穿刺后，再穿刺另外一侧。穿刺时尽量减少穿刺针反复进出和移动。卵泡冲洗能够显著增加滞留卵泡的获卵率，但卵泡反复冲洗则延长了取卵时间。由于微/温和刺激和自然周期的患者卵泡数量大多有限，建议进行多次卵泡冲洗。

7. 退针 在取卵结束后，穿刺针退出卵泡时，操作者需要保持负压以防反流。退针时卵泡内也会产生负压，如果没有启用负压，可能会导致穿刺管里的卵泡液反流至卵泡内，导致获得的卵泡退回卵泡内。

【术后处理】

取卵结束后，打开阴道窥器显露阴道穹隆，检查阴道穿刺点有无活动性出血。少量出血，可使用无菌纱布填塞压迫1分钟止血。若仍有少量出血，可用纱布持续压迫2～4小时后取出。若出血量较大较快，可疑小动脉出血，可使用血管钳钳夹止血，严重者需血管钳钳夹2～4小时。术毕常规扫描盆腔，检查有无内出血或血肿形成。

术后通常建议患者平卧休息3～6小时，并进行生命体征的监护。术中麻醉患者送至麻醉恢复室观察生命体征，确定患者已苏醒，生命体征平稳后送至病房。如果出现明显疼痛或腹胀，应进行血液分析和（或）超声检查，以检查是否有潜在的腹腔内出血。术中麻醉的患者应在出院前恢复进食、饮水和排尿功能，而且需要检查患者意识，方向感和呼吸频率。待患者完全清醒，生命体征平稳无不适，经医师检查无异常才可离院。

患者离院前嘱患者术后禁止性生活，口服抗生素预防感染，并建议取卵当日给予黄体支持。推荐生殖中心给予患者术后护理程序、并发症的书面信息和24小时急救电话。对于取卵术后出现血肿、出血或感染的患者，建议及时就诊并使用抗生素，若出现严重并发症时需住院治疗和持续护理。

【取卵注意事项】

（1）将穿刺针插入阴道时，避免污染针尖。理想情况下，针头应插在卵巢的中央以防止卵巢移动。避免针的横向移动，以减少血管损伤的风险。当针尖在卵巢内移动并进入每个卵泡时，必须随时观察针尖标记，如看不到针尖，不能进针，在将针头移到下一个卵泡之前，操作者应确保卵泡内的液体全部吸出。尽量减少进出针次数，压紧探头，于组织最薄弱处进针，避免暴力操作。

（2）取卵过程中注意收集的卵子数与抽吸卵子数是否一致，若相差较大需寻找原因（如负压、漏液等）。卵泡数少时（不超过5个），若吸出卵泡液中未见卵母细胞，可酌情考虑冲洗该卵泡1～2次。穿刺所有的卵泡，尤其是过度刺激综合征（OHSS）的患者。

（3）卵母细胞对温度、光和pH的改变很敏感，因此取卵应该在较暗的环境中进行，同时取卵速度要快，尽量保持卵泡液温度。将抽吸的卵泡穿刺液装于无菌试管内送至传递窗热的试管架内，待实验室人员处理。每例患者取卵结束后，需及时确认传递窗的试管架内无遗漏卵泡管。

（4）如在穿刺过程中吸出异常液体，必要时送病理检查，更换或反复冲洗穿刺针及吸管。

（5）手术过程中及术后注意避免及观察并发症的发生。

【故障排除】

1. 术中看不见针尖的应对策略　取出针头，确保针头指向器/量规就位，允许针头与超声波束在同一超声区内移动。

2. 当抽吸失败时的应对策略　在卵泡内旋转针头，以确保卵泡壁组织不堵塞针头。如果仍抽吸失败，取下针头并进行"反冲洗"以清除堵塞，并在重新插入针头之前，吸入少量培养基重新检查。如果是双腔针头，可以冲洗针头而不必从卵巢取出。

3. 未取到卵母细胞的应对策略　如果没有发现卵母细胞，或者在第1～2个卵泡抽吸后收集的液体非常清澈并且没有（颗粒和卵丘）细胞，怀疑患者可能没有扳机成功，可进行检测确认扳机是否成功。如果为hCG扳机，可在穿刺另一侧卵巢前进行尿妊娠试验、hCG血清试验，或用尿妊娠试纸检测卵泡液。如果为激动剂扳机，可以进行排卵试验，或检查血清LH水平。如果测试显示患者没有扳机，可重复进行扳机，并在36小时后重复取卵手术（oocyte pick up，OPU）。如果OPU后的时间间隔太短，则可以延迟OPU。如果怀疑提前排卵，可抽吸盆腔积液检查有无卵母细胞。

【质控评价指标】

（1）收集的卵母细胞数。

（2）卵巢穿刺数。

（3）卵母细胞回收数与抽吸卵泡数之比。

（4）短期还是长期的手术并发症。

（5）手术的持续时间。

【术后并发症及处理】

1. 腹腔内出血　取卵穿刺时可能损伤卵巢、其他脏器或血管盆腔，如髂血管、子宫血管和卵巢血管造成腹腔内出血，发生率可达0.2%，严重者可危及生命，必要时需手术止血。导致腹腔内出血的原因包括盆腔粘连、穿刺针受力后弯曲改变方向、技术操作不够熟练等。患者出现腹腔镜出血表现为腹痛、头晕、里急后重感、发热、血压下降、脉搏增快、贫血貌、腹膜刺激征，并伴有移动性浊音，严重时可发生晕厥。这些症状和体征可同时出现，也可仅表现为其中一项。因此，针对腹腔内出血的预防与治疗有以下几点建议。

（1）积极预防：熟悉盆腔解剖及超声图像特征，减少进出针次数，压紧探头，于组织最薄弱处进针，避免暴力操作。看清血管搏动，避免穿刺卵巢以外的组织尤为重要，并注意勿将盆腔血管横断面误认为卵泡。合并凝血功能障碍患者或者穿刺较为复杂（如需经子宫穿刺）的患者出血的风险显著增加，因此术前对于合并血液系统疾病的患者需充分评估，必要时输注血浆或凝血因子。

（2）早发现：取卵结束时，仔细检查阴道壁，术后密切观察主诉，生命体征和腹部体征，酌情进行腹部或阴道超声检查，血常规，必要时可行腹腔穿刺或阴道后穹隆穿刺。

（3）早治疗：可酌情考虑非手术治疗，给予止血药、卧床休息，动态观察血红蛋白和B超变化，大部分患者可以止血，无须手术。若观察过程中出现血红蛋白进行性下降，超声提示盆腔内积血量增多，患者出现休克体征，均需及时进行腹腔镜或开腹探查，缝合或压迫止血。

2.感染　取卵手术造成的感染包括生殖道感染、盆腔感染、急性腹膜炎，盆腔感染的风险为0.01%～0.60%，严重者可发生盆腔脓肿，如卵巢脓肿、输卵管脓肿等。取卵后感染发生的时间通常为术后24小时至1周内，发病时间取决于细菌的种类、致病性、感染途径为直接污染或组织的扩散，盆腔脓肿形成的时间通常为3周之内，大多继发于卵巢巧克力囊肿。当患者取卵术后发生感染时，常表现为腹痛、发热，可伴有里急后重感，严重者可出现麻痹性肠梗阻，患者脉搏增快，腹膜刺激征明显（压痛、反跳痛与肌紧张），出现肠梗阻时，肠鸣音减弱或消失。患者的血常规、C反应蛋白、降钙素等感染指标异常，超声检查提示盆腔积液，表现为低回声，出现输卵管积脓时可见增粗的输卵管，部分患者阴道分泌物增多，伴有异味，宫颈分泌物或血培养可见致病菌。

为预防术后感染，有以下几点建议：①IVF周期前应积极治疗子宫内膜异位症，输卵管积水与阴道炎，取卵术前多次阴道冲洗。②手术中应严格遵守无菌操作，注意阴道隐匿部位的清洗，穿刺操作不宜反复进针，减少穿刺卵巢的次数，并尽量避开卵巢巧克力囊肿。不推荐取卵术前预防性应用抗生素，虽然可以降低感染的发生率，但是盆腔感染的绝对发生率较低。仅推荐针对患有子宫内膜异位症、输卵管炎症、输卵管积水、慢性盆腔炎或经子宫穿刺取卵的高危人群预防性使用抗生素。③术后应用抗生素，高危人群则加强应用抗生素，对于胚胎移植前有感染征象的患者，建议放弃新鲜周期胚胎移植，进行全胚冷冻。

针对取卵术后感染的患者，监测腹部体征，血常规与C反应蛋白等指标的变化，积极静脉营养支持治疗。体温＞38.5℃可行血培养。联合应用广谱抗生素1～2周，可根据细菌培养结果选择敏感抗生素。抗生素使用72小时后体温控制欠佳，白细胞计数继续升高者应使用高级别抗生素或手术探查。当患者形成脓肿时，可酌情经阴道进行脓肿穿刺、引流，穿刺液送细菌培养，穿刺引流后感染仍未控制者，应尽快手术清创引流，脓液脓苔送细菌培养。

3.卵巢扭转　IVF促排卵治疗后，患者卵巢增大容易发生扭转，多因体位突然改变诱发。卵巢扭转后患者表现为腹痛或绞痛，多于体位突然改变或排尿排便后出现，患侧明显，可呈腰背或大腿放射性疼痛，伴恶心呕吐。查体提示下腹部压痛，蒂部压痛明显，双合诊检查可触及附件区包块。超声检查显示扭转侧卵巢增大，回声增强，可见显著的周围滤泡，无囊肿或其他实性结节回声。增大的卵巢内血流减少或消失可以作为判定卵巢扭转的早期诊断指标。扭转的血管蒂在二维超声可以显示为圆形的高回声中有多线条的低回声，或椭圆形或管状结构中心为不均质回声。在扭转早期、卵巢部分扭转和发生动静脉栓塞扭转的血管蒂内可检测到血流信号。

4.盆腔器官损伤　取卵手术中由于盆腔内

脏器解剖位置变异、盆腹腔严重粘连及技术操作不熟练都可能穿刺卵巢以外的组织及器官引起损伤，如肠管、膀胱、子宫内膜、神经丛等。部分患者卵巢先天性解剖结构变异或者卵巢周围慢性炎症使卵巢粘连于宫底或前壁，因此取卵时穿刺针必须经子宫或膀胱，更易导致子宫和膀胱受损。为避免或减少脏器损伤，术前重复评估可能存在的风险，高危患者应充分告知取卵损伤风险。有条件或合并手术指征的患者可在进行IVF-ET治疗前进行腹腔镜手术改善盆腔环境。促排卵过程中若发现位置异常的卵巢或其他可能增加损伤风险的情况需在病历中提示，并在取卵手术前充分告知患者。取卵术前若出现膀胱充盈，则应及时导尿。卵巢位置过高可应用腹部B超引导下穿刺取卵。若损伤不可避免，可以适当放弃困难穿刺处的卵泡。术后鼓励患者多饮水，并要求患者离院前排尿1次，确认无排尿障碍及明显肉眼血尿后才可离院。

（1）膀胱损伤：取卵针穿刺孔小，若在取卵术中损伤膀胱多能在术后迅速闭合不出现临床症状，但当穿刺到膀胱血管时可出现肉眼血尿，出血较多血凝块堵塞尿道时患者则出现排尿困难或尿潴留。因此，可疑穿刺损伤膀胱时，应及时导尿并行超声观察膀胱内有无血块形成。若尿液为血性并可疑有持续性出血时，需留置16号三腔Foley尿管并使用生理盐水行持续膀胱冲洗。嘱患者卧床，药物止血治疗，动态监测血常规的变化。若患者血红蛋白明显下降，则需膀胱镜下止血。

（2）输尿管损伤：取卵术后患者输卵管损伤可表现为逐渐加重的排尿困难、发热、腰痛，伴有下腹部、侧腹部或耻骨上的腹部疼痛，或伴有恶心、呕吐。泌尿系统B超提示输尿管扩张及肾盂积水，并可酌情行肾盂输尿管造影进一步诊断。一旦确诊，联合泌尿外科医师尽快放置输尿管支架，或进行肾造瘘、腹腔镜下输尿管吻合术或输尿管膀胱植入术等治疗。

（3）肠管损伤：取卵术后患者肠管损伤表现为术后逐渐出现的腹痛、腹膜刺激征等腹膜炎表现，盆腔超声检查可能并未发现明显的包块，但患者症状及体征较重。首先，立即进行抗感染治疗，禁食、水，观察患者症状和体征，大多数患者抗生素联合饮食管理治疗后可好转。若患者腹膜刺激症状不缓解或进行性加重，出现麻痹性肠梗阻、感染中毒性休克征，则需要联合普外科医师进行腹腔镜或开腹手术探查，清创引流，缝合受损肠管或肠造瘘手术。

【特殊患者的取卵】

1.合并卵巢囊肿患者的取卵 建议在实施IVF-ET前妥善处理卵巢的赘生性囊肿。卵巢生理性囊肿或小的内膜异位囊肿可于促排卵方案进行降调节后、月经来潮数天前予以穿刺引流，引流物应送病理检查。对于促排卵后再发生或增大的囊肿，在穿刺取卵时应尽量首先穿刺卵泡回收卵母细胞，至所有卵泡穿刺结束后，可依据需要穿刺引流。

2.合并输卵管积水患者的取卵 针对不孕合并输卵管积水的患者，应在计划实施IVF-ET前决定处理方式。合并输卵管积水未经处理的患者IVF-ET治疗的妊娠率降低，尤其是合并积水反流到宫腔迹象的患者。IVF-ET术前经腹腔镜手术处理的患者，引流输卵管积水后短时间内会重新出现，因此取卵时可酌情不进行穿刺引流。如选择穿刺引流，建议在所有卵泡穿刺完毕后进行。

（汤小晗　李　萌　吴华颖）

第十六章　胚胎移植技术

胚胎移植（embryo transfer，ET）是指将体外培养形成的胚胎送入母体子宫腔内适合的位置的过程，是体外受精-胚胎移植（IVF-ET）最后也是最关键的步骤。胚胎的成功植入不仅取决于胚胎质量，子宫内膜容受性和围着床阶段的宫腔内母胎界面信号传导微环境，还需要有效的胚胎移植。胚胎移植的步骤虽然相对简单，但由于操作过程无法在可视状态下进行，操作者的经验和操作对胚胎移植后的发育情况与着床率有极其重要的影响。

【手术设备】

胚胎移植手术设备包括经腹B超仪、移植管、注射器、无菌敷料等。

1.胚胎移植管　移植管的制作材料必须对胚胎无毒性，目前市面上的胚胎移植管大体可分为硬质材料和软质材料、顶端开口和侧向开口、存在外套管及其伸展性良好等不同类型。用硬质材料（金属、硬质塑胶制品）制成的移植管虽然比较容易放入宫腔，但会导致更多的出血、组织损伤，移植管腔易为黏液栓塞、易刺激子宫收缩。软管的顶端易随宫颈和子宫轴的方向进入宫腔，能最大限度地减少对子宫内膜的损伤，软性材料移植管是目前大多数医师选用的移植管。

2.注射器　连接移植管的注射器必须是由对胚胎无毒性的材料制成，并且易控制，以免由于压力过大对胚胎挤压损伤或将胚胎送入输卵管。

【术前准备】

1.胚胎实验室准备　移植前1日胚胎实验室人员提前配制第2日胚胎移植皿，并放于培养箱内平衡预热。

2.技术准备　对于可能出现移植困难的患者可在移植前进行胚胎试移植。胚胎试移植是指在实施IVF-ET治疗前1个月经周期模拟胚胎移植入宫腔的过程，目的是预先了解子宫的大小、位置、宫颈与宫体的关系，先以宫腔探针测量宫腔深度，以判断移植管进入宫腔的难易程度及方向，继而试插胚胎移植导管。对试移植的结果应做详细的记录，并绘制成图，标明移植管进入宫颈内口时受阻的位置、进入宫腔的方向及深度。对试移植过程困难者应针对不同的原因做相应的处理，如因宫颈狭窄的原因，可于计划IVF-ET治疗的前1个月经周期做扩大宫颈口的手术，如为极度的前位，胚胎移植时膀胱处于充盈状态，或选用有金属内芯的移植管。

3.术前医患沟通　术前向夫妇双方说明胚胎移植的过程，避免紧张情绪。嘱患者移植手术当日早晨洗净外阴。

【手术步骤】

1.核对信息　移植医师、手术室护士和实验室人员共同核对移植患者夫妇的姓名和病历号，签署体外受精胚胎移植知情同意书。

2.患者体位　患者取膀胱截石位。膀胱处半充盈状态以有利于超声观察宫腔。

3.消毒铺巾　生理盐水冲洗外阴，铺消毒中单，覆以无菌孔巾，严格按照无菌原则操作，消毒外阴后，使用阴道窥器充分显露宫颈，干棉球拭净阴道、宫颈分泌物，再以生理盐水蘸湿的小棉签尽量拭净宫颈口、宫颈管内分泌物，动作轻柔以避免刺激宫颈，造成子宫内膜收缩。

4.置入移植导管的外套管　根据实时B超监测下的宫腔、宫颈内口位置及其弯曲程度调整外套管的弯曲度，轻轻向宫腔置入胚胎移植导管的外套管，越过宫颈内口时常有明确的轻微突破感。当外管置入困难时，可考虑使用金属内芯协助置入，必要时采用宫颈钳。

大多数学者认为使用子宫颈钳夹持宫颈不影响受孕率，但应尽量轻柔操作以减少对宫颈的刺激而造成的内膜蠕动。

5.胚胎装载　胚胎实验室人员将移植导管的内芯接到一个高质量的1ml注射器上，用注射器反复吸取和打出新鲜的已CO_2平衡的培养液1ml，以排除气泡和润滑管腔，必须保证管腔的通畅、无阻力。润洗后，取出培养箱内的胚胎，核对待移植患者的胚胎后，在显微镜下使用导管内吸取培养液约长1cm，气体长0.5cm，再吸入含胚胎的培养液，培养液长1cm，气体0.5cm。总量20～30μl空气泡的目的在于保护胚胎，避免丢失。

6.胚胎移植　移植医师、手术室护士和实验室人员再次核对夫妇双方姓名。核对后移植者将内芯导管通过外套管置入宫腔内，至内芯尖端略突出于外套管后，保持内管位置。将胚胎与移植液于距宫底0.5cm处注入，并等待数秒。若该过程在超声引导下完成，则可见推出的培养液和胚胎的位置。将导管转动90°以确保带有胚胎的液滴附在子宫壁上，然后将导管缓缓撤出。应注意固定注射器的活塞，以免虹吸导致移植失败。取出外套管及内芯，将导管送回培养室，用培养液冲洗后，胚胎实验室人员在显微镜下检查胚胎是否被带出，特别注意导管边上的黏液部分，如有胚胎残留需再进行移植。

【术后管理】

移植术后可酌情静卧半小时。术后嘱患者避免重体力活动，勿用热疗物品敷腹部。继续密切注意有无腹痛、腹胀、阴道出血、发热等症状的出现，需及时就近就诊。注意防治各种并发症，包括卵巢过度刺激综合征、感染、流产、多胎妊娠及异位妊娠等，一旦疑诊应及时按有关原则处理。

胚胎移植后第14天采血检测血清hCG水平，判断妊娠情况。确定妊娠的患者第16天建议在同一家医院复测血hCG，检测hCG数值翻倍情况。移植后第30天做B超检查，如果为三胎妊娠或三胎以上需在生殖医学中心行减胎手术。

【注意事项】

（1）移植前反复核对夫妇双方姓名无误。

（2）移植操作严格遵循无菌操作，动作轻、稳、准。放置外套管及内芯时注意动作轻柔，避免损伤宫颈管及子宫内膜，减轻对宫颈和子宫的刺激并尽量避免出血。注入胚胎时应控制推注压力，压力不宜过大。

（3）移植可在超声引导下进行，也可以盲移。目前大多数中心采用经腹B超引导下胚胎移植。

（4）移植困难者术前30分钟可注射巴比妥0.1g或肌内注射阿托品0.5mg。

（5）移植特别困难者，应取消移植将胚胎冷冻，并进一步行宫腔镜检查明确原因。再次移植时，可在实施移植前1个周期进行试移植，先以探针探宫腔深度，以判断移植管进入子宫腔的难易程度及方向，继而试插胚胎移植导管。记录进入宫颈内口时受阻的位置，进入宫腔的方向及深度，移植术前晚肌内注射苯巴比妥0.1g，术前30分钟肌内注射阿托品0.5mg。

【胚胎移植数目】

多胎妊娠对母婴所造成的危害是众所周知的，而辅助生殖技术获得的妊娠率比自然妊娠者高20倍。如何不降低总体妊娠率又避免多胎妊娠一直是辅助生殖技术治疗中面临的主要挑战。为了避免多胎妊娠，很多国家和地区严格规定胚胎移植数目（表16-0-1），欧洲许多国家规定移植胚胎的数目不能超过两个，我国

表16-0-1　世界各国对IVF移植胚胎数目的规定	
国家或地区	规定
美国、克罗地亚、希腊、中国香港、匈牙利、印度、日本、新加坡、土耳其	无限制
德国、意大利、瑞士	一次最多受精3个卵母细胞，禁止胚胎选择与冷冻
比利时	所有周期单胎移植（除非双胎风险很低）
瑞典、荷兰	所有周期单胎移植（特殊情况除外）
新西兰	所有周期单胎移植
澳大利亚、丹麦、以色列、挪威、英国	最多移植2个胚胎
中国	女方35岁以下且第一次移植，最多2个胚胎，其他情况最多3个胚胎

国家卫生健康委员会规定35岁以下第一周期的患者移植2个胚胎，其余患者移植3个胚胎。即便如此，按照现在的胚胎移植数目，多胎妊娠率仍在20%～30%。建议无论年龄大小，最多移植2个胚胎。

【胚胎移植的时间】

新鲜胚胎移植根据各实验室的胚胎体外培养系统决定胚胎移植时间，多在受精后第2～3天进行卵裂期胚胎移植，也可在受精后第5天进行囊胚移植，35周岁以下第一周期移植的胚胎数不超过2个，其他情况下移植胚胎数不超过3个。

1.原核期移植 可提供更多的受精卵进行冷冻保存，并可避免某些国家的伦理限制。但通过原核期评分来选择受精卵进行移植的研究尚不成熟，对原核以后的发育潜能很难预测。

2.卵裂期胚胎移植 第2、3天卵裂期移植的优点是体外培养的时间短，但胚胎的形态学不一定能反映胚胎的活力，而且胚胎在着床之前需在宫腔内悬浮一段时间，因此需选择多个胚胎进行移植。相比于第2天移植而言，第3天移植可为胚胎的选择提供胚胎更多的信息，因为第3天的胚胎为8细胞期的胚胎，胚胎基因组已开始激活。

卵裂期胚胎移植仍存在不足，与正常生理情况相比，胚胎均过早地进入了宫腔，由于胚胎的发育与子宫内膜的发育不同步，此时宫腔内环境可能并不适合早期胚胎，对胚胎的选择程度有限，并不是每一个发育早期的胚胎都具有继续发育并能最终导致活婴出生的潜力，约有50%的胚胎会停滞在第2或第3天的4细胞至8细胞阶段，为获得较高的临床妊娠，常选择2枚或3枚优质胚胎进行移植，有多胎的风险，此期移植需要平衡，既要提高移植妊娠率又要尽可能减低多胎妊娠发生率。

3.囊胚移植 近年来囊胚体外培养体系逐渐优化，囊胚形成率逐渐提高。同时囊胚冷冻技术也逐渐成熟，如玻璃化冷冻技术的实现，使得囊胚移植作为常规移植技术成为可能，越来越多的中心采用了囊胚培养技术，在体外把胚胎培养至高质量囊胚阶段再进行移植。其优点是：①由于部分染色体异常或质量差的胚胎无法在体外发育至囊胚，因此囊胚培养通过延长体外培养时间增加了一次优选过程，淘汰了一部分存在遗传缺陷、发育潜能差的胚胎。②提高胚胎-子宫内膜同步性，更符合生理性着床过程。③自然状态下，受精卵在输卵管内发育至桑葚胚（也称早期囊胚），移植的实施时间处于黄体中期，此时女性生殖道宫颈黏液减少，有利于移植的操作。且子宫收缩明显减少，显著减少了胚胎被排出体外的机会。④囊胚期胚胎较卵裂期胚胎体积更大，较难向输卵管移行，可降低异位妊娠的发生。且对于反复IVF治疗失败、流产的患者，囊胚培养能改善其预后。⑤由于囊胚移植提高了着床率，为单囊胚移植的妊娠率提供了保障，因此可避免移植多个胚胎造成多胎妊娠的风险。

【影响因素】

胚胎移植技术和过程中会发生一些影响胚胎着床的不利因素，如子宫收缩、胚胎排出、移植管顶端沾血和黏液栓形成、移植管被细菌污染和胚胎遗留在移植管内等。

1.宫颈黏液 可能在移植管顶端形成黏液栓而造成胚胎遗留在移植管内或将胚胎带出子宫腔。宫颈黏液的污染是影响子宫内膜容受性和胚胎质量的原因之一。研究显示，移植管顶端的黏液栓细菌培养阳性可降低患者的临床妊娠率，而移植前去除可见的宫颈黏液可提高临床妊娠率和胚胎种植率。

2.移植管沾血 对移植困难、胚胎遗留而多次移植或宫颈局部患有炎症的患者进行移植时，移植管沾血的情况比较常见。胚胎移植过程中少量出血或仅有移植管内沾血不影响胚胎着床率和妊娠率，而移植管外明显沾血时妊娠率则降低6～7倍。因此，在胚胎移植过程中动作熟练轻柔，选择合适的移植管避免出血是改善IVF-ET妊娠结局的关键。

3.胚胎遗留和排出 胚胎遗留在移植管内再次移植是否会影响妊娠率取决于胚胎遗留的移植过程。当发生胚胎遗留再次移植时，若移植过程顺利、未造成局部损伤、移植管无沾血则不影响胚胎种植率和妊娠率，若多次移植伴有移植困难、引起局部出血、移植管沾血则会降低妊娠率。研究发现，检测宫颈黏液时发现胚胎移植至宫腔后存在5%～10%的概率排出宫腔，且该发生率不包括胚胎在阴道及阴道窥器等部位的丢失。胚胎排出宫腔的原因：①早黄体期子宫收缩起始于宫颈基底部可能会导致胚胎从宫腔内向宫颈排出；②取出移植管时受宫颈管内黏液的影响将胚胎带出宫腔；③取出移植管时形成的负压或毛细管虹吸作用将胚胎带出宫腔；④胚胎黏着于移植管外壁随移植管取出时带出宫腔。

4.子宫收缩 会影响胚胎移植的种植率和妊娠率。研究表明，随着子宫收缩的增加或增强使妊娠下降。胚胎移植时血清孕酮水平与子宫收缩呈负相关，孕酮水平增高者子宫收缩弱。超声监测下发现困难移植时使用宫颈钳或扩张宫颈会刺激子宫收缩，诱发强烈的、随机的子宫收缩和宫底至宫颈的收缩波，移植时子宫的过度收缩会降低妊娠率（每分钟大于4次）。

5.移植管的放置位置 移植管顶端的放置位置会影响胚胎种植率和妊娠率。有研究显示，当移植管顶端触及宫底部或距宫底≤1cm时，种植率和妊娠率显著降低，当移植管探至宫底后回退0.5cm再注入胚胎，妊娠率显著低于常规放入距宫颈外口5cm而未触及宫底者。因此，不建议移植管探至宫底后回退或距宫底≤0.5cm，该操作方法不仅可能降低妊娠率，而且会增加异位妊娠的发生率。

6.移植管顶端细菌污染 使用顶端污染的移植管进行胚胎移植时会将细菌带入宫腔内，由于细菌污染会刺激子宫内膜发生巨噬细胞和其他免疫细胞的产生，因此可导致妊娠率下降约50%。因此，在胚胎移植的过程中要严格遵循无菌操作，不可使用污染的移植管进行胚胎移植。

（汤小晗 张晓磊 刘美龄）

第十七章　囊肿穿刺技术

经阴道超声卵巢非赘生性囊肿穿刺术是指在超声的引导下将卵巢囊肿内的囊液抽出，解除囊肿对周围卵巢组织压迫的技术。1988年日本的赤松信雄等首次应用超声诊断卵巢囊肿，并在超声引导下穿刺治疗卵巢巧克力囊肿和单纯性囊肿。至今，经阴道超声卵巢非赘生性囊肿穿刺术已被广泛应用于不孕症合并卵巢囊肿患者的治疗，并随着辅助生殖技术的发展，该技术的成功率也在不断提高。开腹和腹腔镜下囊肿剔除手术虽然可以有效去除卵巢病灶，但手术有可能损伤卵巢的部分皮质和周围血管，影响卵巢血供，从而造成患者的卵巢储备功能降低。与开腹囊肿剥除术、腹腔镜下囊肿剥除术相比，经阴道超声卵巢非赘生性囊肿穿刺术不仅可以避免手术对正常卵巢皮质的损伤，还具有操作简便、无须麻醉、不影响促排卵过程、治疗费用低、痛苦小且患者容易接受的优点，尤其适用于有生育要求、既往有盆腹腔手术史、开腹手术后囊肿复发等患者。

对于卵巢巧克力囊肿，2015年，中华医学会妇产科学分会子宫内膜异位症协作组撰写的子宫内膜异位症的诊治指南中指出年轻需要保留生育功能的卵巢子宫内膜异位囊肿患者，可进行手术或超声引导下穿刺术，术后药物治疗或辅助生殖技术治疗。对于复发性囊肿建议首选囊肿穿刺术及辅助生殖技术治疗。1988年，Akamatsu等首先报道超声引导穿刺卵巢子宫内膜异位囊肿无水酒精硬化治疗以来，该技术已取得较好临床疗效。2013年国内学者相继报道了新型硬化剂聚桂醇在子宫内膜囊肿硬化治疗中的应用，拓宽了硬化剂药物的选择。然而，卵巢子宫内膜异位囊肿穿刺硬化治疗目前还存在着临床应用不普及、各地采用的治疗方法差异较大及效果评价不一等问题。

【适应证】

（1）黄素化未破裂卵泡（luteinized unrup-tured follicle，LUF）。

（2）卵巢巧克力囊肿。

（3）输卵管积水（必要时）。

【禁忌证】

（1）卵巢肿瘤。

（2）急性生殖系统炎症或炎症急性发作期。

（3）体温37.5℃以上。

【手术步骤】

1. 核对信息　医师和护士核对行经阴道超声卵巢非赘生性囊肿穿刺术患者的姓名和身份。向患者说明手术过程及风险，签署卵巢囊肿穿刺技术知情同意书。明确治疗目的，预期及术中各种情况的预案。

2. 患者体位　患者排空膀胱。经阴道穿刺最常用体位为截石位。患者分开双腿、舒适稳定地固定于手术床上，双手平放于胸前。经侧腹穿刺的患者、巨大囊肿等可选侧卧位治疗。患者一条腿伸直，另一条腿屈曲置于其上，保持稳定体位，双手放于胸腹前。需经后入路穿刺的患者取俯卧位治疗，两腿伸直，双手置于头端或身体两侧。

3. 消毒铺巾　在体位及阴道准备后，0.5%碘伏消毒外阴阴道，按阴道手术要求铺无菌巾。阴道窥器显露阴道宫颈，碘伏消毒宫颈阴道，尤其注意阴道穹隆的消毒。全过程严格遵守无菌操作原则。

4. 超声检查　在阴道B超探头外罩无菌橡胶套，安置穿刺架。阴道B超再次确认囊肿的位置、大小、深度以与周围脏器的毗邻关系，并注意子宫位置及卵巢外侧的血管。选择合适的穿刺进针路径、穿刺深度、角度及进针方向，确定穿刺进针点。

5. 囊肿穿刺　将探头置于拟穿刺囊肿侧的阴道穹隆处，沿超声穿刺引导线快速进穿刺针。密切观察超声屏幕显示的针尖在囊肿内的回声，在超声引导下以150mmHg的负压将囊内液体吸出，屏幕显示囊肿壁塌陷，直至囊肿消失。抽出的囊液送病理科检查。

6.退针 待超声显示囊肿消失后，将穿刺针退至卵巢外，若该侧有多个囊肿，可依次穿刺。退出穿刺针，若对侧无囊肿，则术毕；若对侧有囊肿，可同法穿刺，直至囊肿全部穿刺完毕。再次阴道B超扫描，注意盆腔有无积血。

【术后管理】

放置窥器，检查阴道穹隆穿刺点有无活动性出血，若有出血，以无菌纱布压迫止血。穿刺治疗结束后，观察无异常不适，帮助患者慢慢坐起，离开手术床，由护士陪送至休息观察区，并予以心电监护至少2小时。特别需要注意防范盆腔囊肿占位效应去除后，腹腔压力骤减引起的低血压反应。

【注意事项】

（1）囊肿穿刺术的时间建议选择月经干净后3～7天，经阴道超声引导确定最佳穿刺点，穿刺术距离取卵手术时间建议1～3个月。

（2）术中穿刺针尽量不穿过子宫穿刺囊肿。若囊肿液黏稠不易抽吸，可以加大抽吸压力，向其内注入生理盐水稀释，或者使用三腔穿刺针进行穿刺，直至囊腔完全塌陷。

（3）手术存在感染、盆腔粘连的风险，因此术前应彻底清洁阴道，术中严格遵守无菌操作原则，术后行抗感染治疗。若抽吸出的液体为脓性分泌物，应予抗生素治疗，脓液需做细菌培养及药物敏感试验。

（4）囊肿穿刺使用无水酒精者，当无水酒精溢出可致腹膜刺激反应，患者突发剧痛，严重者可出现低血压甚至休克等。置管引流者应做好导管护理工作，观察并记录引流物和引流量。

（汤小晗）

多胎妊娠是指一次妊娠同时有2个或2个以上的胎儿，自然妊娠合并多胎妊娠的发生率不足3%。其中，双胎妊娠可分为双卵双胎和单卵双胎两种类型。双卵双胎是指两个卵母细胞分别受精形成的双胎妊娠，约占双胎妊娠的2/3；单卵双胎是指由一个受精卵分裂而成的双胎妊娠，约占双胎妊娠的1/3。然而，随着促排卵药物的使用和辅助生育技术的普及，IVF-ET治疗后妊娠合并多胎妊娠的发生率显著升高。在不同国家，由于新鲜周期的胚胎移植个数不同，多胎妊娠率的差异也较大。多胎妊娠可导致一系列的产科并发症，如妊娠期高血压疾病、妊娠期糖尿病、妊娠期出血、营养不良、产后出血，三胎妊娠的流产率和严重早产率大于25%，子痫前期发生率约20%，严重产后出血发生风险为35%。与自然多胎妊娠相比，IVF-ET治疗后多胎妊娠的早产发生率、低体重新生儿、剖宫产率及新生儿脑瘫率和死亡率显著增加。研究显示，双胎、三胎、四胎至少有一胎儿出现脑瘫等出生障碍的风险为7.4%、21.6%和50%。由于多胎妊娠的早产儿或低体重儿的体格与智能素质受到严重影响，因此多胎妊娠还带来一系列伦理、社会和经济问题，给家庭和社会带来了沉重的负担。鉴于多胎妊娠显著增加母婴并发症发生率及预后风险，2006年世界妇产科联盟提倡减胎术。我国人类辅助生殖技术规范明确指出多胎妊娠必须实施减胎术，避免双胎，严禁三胎及以上的妊娠分娩。安全有效控制胚胎和分娩数目，减少母婴并发症，降低围生儿病死率已成为妇产科医师高度重视的问题，而控制多胎妊娠的发生率也成为衡量辅助生殖技术质量的重要指标之一。

减胎术分为多胎妊娠减胎术（multifetal pregnancy reduction）和选择性减胎术（selected termination）。多胎妊娠减胎术是为了降低多胎妊娠的风险，人为干预减灭一个或几个胚胎，以保障保留胎儿的妊娠分娩。一般应用于三胎及三胎以上的多胎妊娠，多在妊娠早期实施，并且术中仅根据妊娠囊的位置和手术方便选择孕囊，无法判断胎儿是否异常。而选择性减胎术则是通过产前诊断发现多胎妊娠中存在异常胎儿，通过医学干预使之死亡从而改善正常胎儿预后的手术，多应用于双胎妊娠。后来，学者们将两种方法结合，即将多胎妊娠保留到妊娠中期，再经产前诊断后减灭异常胎儿，称为选择性多胎妊娠减胎术。本章将着重介绍多胎妊娠减胎术。

【减胎方法】

1.胚芽抽吸法   适用的手术时机为妊娠6～7周，该方法用负压抽吸胚胎组织，将胚胎组织完全或部分吸出，操作简便，耗时短、成功率高。

2.机械破坏法   适用于妊娠8周之前的减胎术，术中反复穿刺胚胎，直至心搏骤停。该方法的不足之处在于宫腔操作幅度大，残留坏死组织较多，术后流产、感染风险高。

3.脐带血流阻断法   适用于妊娠17～19周的减胎术。该方法采用脐带血管双极电凝术、射频消融术、脐带血管结扎术、激光凝固胎盘血管交通支阻断脐带血流从而达到减胎的目的，主要运用于单绒毛膜多胎妊娠的选择性减胎。

4.化学方法   适用于超过妊娠8周的减胎术，是中晚期妊娠的主要减胎方法。该方法在超声引导下经阴道或经腹部穿刺心搏，回抽无液体后注入15%氯化钾0.2～5.0 ml，观察减灭胎儿胎心是否停止搏动。该减胎方法的原理是造成被减灭胚胎心区局部高钾，引起心动过缓以致心搏骤停，同时对穿刺胚胎进行机械性损伤。对于非单绒毛膜双胎，氯化钾减胎术简单安全有效，但禁用于单绒毛膜双胎的减胎。

与传统的经腹穿刺减胎术相比，阴道B超引导下经阴道宫壁穿刺减胎术具有以下优势：①无须充盈和穿刺膀胱，不伤及腹腔脏器；②阴道B超图像显示清晰；③患者损伤小，操作简便安全。

综上所述，妊娠早期多胎妊娠减胎术的选择建议妊娠7周前采用胚芽抽吸法，妊娠7～9周采用胚芽抽吸联合氯化钾注药法，妊娠9周以上建议待妊娠12周后行妊娠中期减胎术。妊娠早期经阴道抽吸法减胎后流产率显著低于注射氯化钾组，故建议妊娠7周前行减胎术。

【适应证】

多胎妊娠减胎术适用于多胎妊娠，停经7～12周。

【禁忌证】

（1）生殖道感染急性期禁行减胎术

（2）阴道出血的先兆流产者慎行减胎术。

【减胎术设备】

多胎妊娠选择性减胎术的设备包括经阴道或经腹部B超仪、阴道探头、穿刺架、减胎穿刺针、塑料长护套与无菌手套（用于套阴道探头）、10%氯化钾、注射器、碘伏、无菌敷料等。

【术前准备】

（1）术前阴道超声确认孕囊数目、胚芽和原始心管搏动情况，确诊患者多胎妊娠。

（2）术前预防性抗生素治疗，黄体酮40mg肌内注射。

（3）外阴术前准备。

【手术步骤】

1.核对信息 医师和护士核对多胎妊娠减胎术患者夫妻姓名和身份。向患者及其家属讲明行该手术的必要性、可行性及可能的风险，签署多胎妊娠减胎术知情同意书。

2.患者体位 患者排空膀胱，取膀胱截石位固定于手术床上，患者骶骨接近手术床的下缘利于超声探头的操作。

3.消毒铺巾 在体位及阴道准备后，0.5%碘伏消毒外阴阴道，按阴道手术要求铺无菌巾。阴道窥器显露阴道宫颈，碘伏消毒宫颈阴道，全过程严格遵守无菌操作原则。

4.超声检查 在阴道B超探头外罩无菌橡胶套，安置穿刺架。阴道B超再次显示宫内妊娠囊个数与位置，确认胚胎数及胎心搏动情况，并选择拟减灭的胚胎，一般选择位置最低、最容易穿刺的胎囊进行。

5.减灭胚胎 在阴道B超穿刺引导线指示下，对准拟减灭的胚胎心管搏动处进针，至针尖达该部位，在胚体内来回穿刺，机械破坏胚体，观察直至心管搏动消失，迅速退出穿刺针，必要时注入10%氯化钾1～2ml。退出探头前反复仔细超声扫描，确认减灭的胚胎无心管搏动，剩余胚胎无异常。若为4胎以上妊娠，可再减灭1个或2个胚胎，一次减灭的胚胎一般不超过3个，根据患者及其家属意愿，保留1个或2个胚胎。

【术后管理】

多胎妊娠减胎术后需适当卧床休息，严密观察有无腹痛及阴道分泌物情况，禁止性生活。术后预防性应用抗生素3～5天，保持外阴清洁，每日用碘伏擦洗外阴。每日黄体酮40mg肌内注射，持续用1～2周。鼓励孕妇多食富含维生素、蛋白质、纤维素的易消化食品，保持排便通畅。

患者出院后需定期检查，术后1、7、30天分别复查B超，以确认减灭胚胎的胎心搏动消失，胚芽模糊，剩余胚胎的胎心搏动正常，胎囊完整。如有复跳者必须立即行穿刺减灭术。术后需警惕宫腔炎症，妊娠期出血等一系列并发症。预防早产，在妊娠16周复查B超时注意观察有无内口松弛，必要时可考虑施行宫颈环扎术防止因张力作用导致宫颈口过早扩大而早产。

【注意事项】

（1）严格无菌操作，以防感染，术后抗生素应用时间不可过长，以免菌群失调。

（2）减胎术后出现羊水溢漏者，可在严密观察下继续妊娠。

（3）考虑减胎术后存在胚胎丢失和自然减胎的可能，建议减胎术后保留2个胚胎数目，特殊情况保留单胎。

【预防策略】

1.控制胚胎移植数目　IVF-ET治疗过程中，由于患者和医务工作者期望以移植多个胚胎提高活产率，造成了高妊娠率、高流产率、高多胎率的矛盾。因此，为降低多胎妊娠给患者带来的一系列医学、伦理、社会和经济问题，需严格控制辅助生殖技术中的胚胎移植数目，杜绝以多胎为目的促排卵治疗。为此，某些国家规定每个周期只移植不超过2个的胚胎，英国、德国规定移植胚胎数目不得超过3个。

2.开展囊胚移植　随着胚胎体外培养条件的日益改善，囊胚形成率和单囊胚移植的临床妊娠率显著提高。单囊胚移植从根本上解决了三胎妊娠的问题，成为控制多胎妊娠发生率和提高妊娠率的最佳选择。但需要注意的是，随着囊胚移植的广泛应用单卵双胎妊娠的发生率也随之提高，单卵双胎妊娠易发生宫内双胎输血综合征，单羊膜囊双胎的胎儿脐带易相互缠绕，导致胎儿宫内死亡，互相挤压可致肢体畸形。

3.妊娠后密切随访　IVF-ET治疗后一旦确诊妊娠，宜尽早做B超检查，早发现多胎妊娠。一旦确诊多胎妊娠，即可行该手术。

【特殊多胎妊娠的处理】

多部位同源性妊娠是指两个或多个胚胎在生殖系统的不同部位同时发育，可同时合并宫内妊娠，亦可均为异位妊娠。IVF-ET治疗术后多部位异位妊娠的发病率增加，自然状态下宫内外同时妊娠的发生率为1/30 000～1/3889，辅助生殖技术治疗后妊娠中子宫内外同时妊娠的发生率高达1/300～1/100。自然状态下双侧输卵管同时妊娠十分罕见，在异位妊娠中占1/1580～1/725，而辅助生殖技术治疗后妊娠中双侧输卵管同时妊娠的发生率显著升高。为及早发现多部位同源性妊娠，当患者的血hCG偏高而B超仅显示宫内单胎时应特别注意有无合并异位妊娠。由于腹部B超易漏诊或误诊，IVF后早孕时应行阴道B超确定宫内或宫外妊娠。宫内孕活胎合并特殊部位（宫角、间质部或宫颈）宫外活胎时，可采取非手术治疗的方法，即胚胎抽吸减灭术。

【伦理问题】

虽然多胎妊娠减胎术对于多胎妊娠患者是一个重要的建议，但亦存在着伦理方面的问题。因不同国家、宗教信仰和法律的影响而异，但在允许实施人工流产的国家和地区，进行减胎术是被认可的。然而，需要强调的是，多胎妊娠减胎术仅是多胎妊娠后的补救措施，工作的重点应放在合理应用促排卵药物和辅助生殖技术助孕以降低多胎妊娠的发生率。

（汤小晗　王　睿）

参考文献

陈红，朱正纲，肖海鹏，等，2014. 中国医学生临床技能操作指南［M］. 2版. 北京：人民卫生出版社.

段涛，2016. 预防剖宫产粘连的中国专家共识（2016）［J］. 中国实用妇科与产科杂志，32（7）：651-652.

段涛，刘兴会，漆洪波，等，2018. 剖宫产术缝合技术及材料选择专家共识（2018）［J］. 中国实用妇科与产科杂志，34（4）：405-408.

冯军艳，郑兴邦，于晓明，等，2018. 输卵管Ⅲ期损伤保留输卵管的手术方式对体外受精-胚胎移植妊娠结局的影响［J］. 中国妇产科临床杂志，11（4）：299-302.

傅才英，吴佩煜，翁霞云，2011. 妇产科手术学［M］. 2版. 北京：人民军医出版社.

关菁，蔡贺，2019. 输卵管远端重度病变治疗的关键因素分析［J］. 中国实用妇科与产科杂志，35（1）：55-59.

关菁，沈浣，韩红敬，等，2007. 腹腔镜输卵管吻合术：附32例临床分析［J］. 中国妇产科临床杂志，（4）：252-255.

桂花，韩品香，沈丽芳，等，2018. 宫外孕患者术后医院感染的相关因素与病原学特点及预防对策［J］. 中华医院感染学杂志，28（21）：3312-3315.

国家放射与治疗临床医学研究中心，中华医学会超声分会超声介入学组，中国医师协会介入医师分会超声介入委员会，等，2020. 卵巢子宫内膜异位囊肿超声引导穿刺硬化治疗专家共识［J］. 中华超声影像学杂志，29（12）：1013-1024.

李华，杨一华，王丽燕，等，2021. 输卵管积液对体外受精-胚胎移植结局的影响及处理策略［J］. 生殖医学杂志，30（07）：982-986.

李艳梅，王乃辉，岳丰，等，2017. 不同手术方式处理卵巢子宫内膜异位囊肿对体外受精-胚胎移植妊娠结局的影响［J］. 生殖医学杂志，26（6）：557-561.

刘兴会，漆洪波，2018. 难产［M］. 北京：人民卫生出版社.

漆洪波，杨慧霞，张华，2016. 阴道手术助产指南（2016）［J］. 中华妇产科杂志，51（8）：565-567.

邱宇轩，张国安，万江波，等，2016. 自交联透明质酸钠凝胶联合异种脱细胞真皮基质覆盖对猪全层皮肤缺损创面愈合的影响［J］. 中华烧伤杂志，32（9）：555-559.

石苇，郭晓辉，2021. 电子胎心监护临床应用规范的建议［J］. 中国实用妇科与产科杂志，37（2）：253-256.

孙恒，王佳，李小娟，等，2019. 腹腔镜下不同术式对输卵管妊娠治疗后生育功能的影响［J］. 中国妇产科临床杂志，20（3）：262-263.

孙贻娟，黄国宁，孙海翔，等，2018. 关于胚胎移植数目的中国专家共识［J］. 生殖医学杂志，27（10）：940-945.

王洪玲，张琰，2019. 早期异位妊娠患者β-HCG、E2和P水平变化及预测分析［J］. 现代预防医学，46（1）：58-61.

王征，陈图锋，谢有强，等，2010. 临床普通外科疾病诊治［M］. 北京：科学技术文献出版社.

夏棣萍，陈开拉，陈华，2016. 自交联透明质酸钠凝胶在中重度宫腔粘连行宫腔镜手术后患者中的应用效果［J］. 中国内镜杂志，22（3）：68-71.

谢幸，孔北华，段涛，等，2018. 妇产科学［M］. 9版. 北京：人民卫生出版社.

杨慧霞，狄文，朱兰，等，2020. 妇产科学［M］. 2版. 北京：人民卫生出版社.

杨慧霞，刘兴会，李博雅，等，2020. 正常分娩指南［J］. 中华妇产科杂志，55（6）：361-370.

余昕烊，漆洪波，2020. 美国妇产科医师学会《阴道手术助产（2020版）》指南要点解读［J］. 中国实用妇科与产科杂志，36（9）：840-842.

章汉旺，卜志勤，2011. 输卵管积水的治疗策略［J］. 实用妇产科杂志，27（8）：575-577.

郑秀惠，李力，2021. 剖宫产手术技巧与切口愈合的争议［J］. 中国实用妇科与产科杂志，37（7）：705-707.

中国新生儿复苏项目专家组，中华医学会围产医学分会新生儿复苏学组，2022. 中国新生儿复苏指南（2021年修订）［J］. 中华围产医学杂志，25（1）：4-12.

中华医学会妇产科学分会产科学组，2014. 剖宫产手术的专家共识（2014）［J］. 中华妇产科杂志，49（10）：721-724.

中华医学会生殖医学分会，2018. 输卵管性不孕诊治的中国专家共识［J］. 生殖医学杂志，27（11）：1048-1056.

中华医学会生殖医学分会第一届实验室学组，2017. 人类体外受精-胚胎移植实验室操作专家共识［J］. 生殖医学杂志，26（1）：1-8.

周秋霞，吴丽雅，2017. 透明质酸钠凝胶对人工流产后宫腔粘连的预防作用［J］. 中国生育健康杂志，28（4）：370-372.

2017. Committee Opinion No. 719 Summary: multifetal pregnancy reduction［J］. Obstet Gynecol, 130（3）：670-671.

Berger GS, Thorp JM, Weaver MA, 2016. Effectiveness of bilateral tubotubal anastomosis in a large outpatient population［J］. Hum Reprod, 31（5）：1120-1125.

Borgstrøm MB, Kesmodel US, Klausen TW, et al, 2021. Developmental stage and morphology of the competent blastocyst are associated with sex of the child but not with other obstetric outcomes: a multicenter cohort study［J］. Hum Reprod, 37（1）：119-128.

Centini G, Afors K, Murtada R, et al, 2016. The impact of laparoscopic surgical management of deep endometriosis on pregnancy rate［J］. J Minim Invasive Gynecol, 23（1）：113-119.

COP Bulletins—Obstetrics, 2015. ACOG Practice Bulletin No. 154: Operative Vaginal Delivery［J］. Obstet Gynecol, 126（5）：e56-e61.

Dessole S, Meloni GB, Capobianco G, et al, 2000. A second hysterosalpingography reduces the use of selective technique for treatment of a proximal tubal obstruction［J］. Fertil Steril, 73（5）：1037-1039.

Farhi J, Homburg R, Ben-HaroushA, 2011. Male factor infertility may be associated with a low risk for tubal abnormalities［J］. Reprod Biomed Online, 22（4）：335-340.

Ferguson EL, Roberts JL, Moseley R. et al, 2011. Evaluation of the physical and biological properties of hyaluronan and hyaluronan fragments［J］. Int J Pharm, 420（1）：84-92.

Freeman MR, Hinds MS, Howard KG, et al, 2019. Guidance for elective single-embryo transfer should be applied to frozen embryo transfer cycles［J］. J Assist Reprod Genet, 36（5）：939-946.

Guasch E, Gómez R, Brogly N, et al, 2019. Anesthesia and analgesia for transvaginal oocyte retrieval. Should we recommend or avoid any anesthetic drug or technique?［J］. Curr Opin Anaesthesiol, 32（3）：285-290.

Hatırnaz Ş, Tan SL, Hatırnaz E, et al, 2019. Vaginal ultrasound-guided ovarian needle puncture compared to laparoscopic ovarian drilling in women with polycystic ovary syndrome［J］. Arch Gynecol Obstet, 299（5）：1475-1480.

Inal ZO, Inal HA, 2018. Comparison of four methods of treating ectopic pregnancy: a retrospective cohort study［J］. Geburtshilfe Frauenheilkd, 78（1）：70-77.

Jacoba AH, van Seeters, Su Jen, et al, 2017. Tubal anastomosis after previous sterilization: a systematic review［J］. Human reproduction update, 23（3）：358-370.

Kostrzewa M, Zając A, Wilczyński JR, et al, 2019. Retrospective analysis of transvaginal ultrasound-guided aspiration of simple ovarian cysts［J］. Adv Clin Exp Med, 28（11）：1531-1535.

Lin J, Wang PY, Zhao JZ, et al, 2016. Outcomes of in vitro fertilization cycles among patients with polycystic ovary syndrome following ovarian puncture for in vitro maturation [J]. Int J Gynaecol Obstet, 135 (3): 319-323.

López de la Torre MA, Abrao HM, Fernandes LF, et al, 2017. Ten Principles for Safe Surgical Treatment of Ovarian Endometriosis [J]. J Minim Invasive Gynecol, 24 (2): 203-204.

Luttjeboer FY, Verhoeve HR, van Dessel HJ, et al, 2009. The value of medical history taking as risk indicator for tuboperitoneal pathology: a systematic review [J]. BJOG, 116 (5): 612-625.

Maheux-Lacroix S, Boutin A, Moore L, et al, 2014. Hysterosalpingosonography for diagnosing tubal occlusion in subfertile women: a systematic review with meta-analysis [J]. Hum Reprod, 29 (5): 953-963.

Miquel L, Preaubert L, Gnisci A, et al, 2021. Transvaginal ethanol sclerotherapy for an endometrioma in 10 steps [J]. Fertil Steril, 115 (1): 259-260.

Paul RH, 2014. Practice bulletin no. 145: antepartum fetal surveillance. [J]. Obst Gynecol, 124 (1): 182-192.

Practice Committee of the American Society for Reproductive Medicine, 2006. Multiple pregnancy associated with infertility therapy [J]. Fertil Steril, 86 (5 Suppl 1): S106-S110.

Practice Committee of the American Society for Reproductive Medicine, 2015 . Role of tubal surgery in the era of assisted reproductive technology: a committee opinion [J]. Fertil Steril, 103 (6): 37-43.

Practice Committee of the American Society for Reproductive Medicine, 2015. Diagnostic evaluation of the infertile female: a committee opinion [J]. Fertil Steril, 103 (6): e44-e50.

Practice Committee of the American Society for Reproductive Medicine, 2021. Evidence-based outcomes after oocyte cryopreservation for donor oocyte in vitro fertilization and planned oocyte cryopreservation: a guideline [J]. Fertil Steril, 116 (1):

36-47.

Practice Committee of the American Society for Reproductive Medicine, Practice Committee of the American Society for Reproductive Medicine, 2017. Performing the embryo transfer: a guideline [J]. Fertil Steril, 107 (4): 882-896.

Practice Committee of the American Society for Reproductive Medicine, Practice Committee of the Society for Assisted Reproductive Technology, 2017. Guidance on the limits to the number of embryos to transfer: a committee opinion [J]. Fertil Steril, 107 (4): 901-903.

Practice Committee of the American Society for Reproductive Medicine, Practice Committee of the Society for Assisted Reproductive Technology, 2018. Blastocyst culture and transfer in clinically assisted reproduction: a committee opinion [J]. Fertil Steril, 110 (7): 1246-1252.

Practice Committee of the American Society for Reproductive Medicine, Practice Committee of the Society for Assisted Reproductive Technology, Practice Committee of the Society of Reproductive Biologists and Technologists., 2020. Minimum standards for practices offering assisted reproductive technologies: a committee opinion [J]. Fertil Steril, 113 (3): 536-541.

Queensland Health Queensland Clinical Guidelines. (No. MN19. 15-V6-R24.): Intrapartum fetal surveillance (IFS) [EB/OL]. [2019-12-11]. http: //www. health. qld. gov. au.

Robertson JJ, Long B, Koyfman A, 2017. Emergency medicine myths: ectopic pregnancy evaluation, risk factors, and presentation [J]. J Emerg Med, 53 (6): 819-828.

Sakkas D, Barrett CB, Alper MM, 2018. Types and frequency of non-conformances in an IVF laboratory [J]. Hum Reprod, 2018, 33 (12): 2196-2204.

Tyler B, Walford H, Tamblyn J, et al, 2002. Interventions to optimize embryo transfer in women undergoing assisted conception: a comprehensive systematic review and meta-analyses [J]. Hum Reprod Update.

Yan BM, Liang XW, Fang JH, et al, 2021. Development of an auxiliary device for ultrasound-guided aspiration of pelvic cystic masses: a simulation study [J]. Quant Imaging Med Surg, 11 (7): 3165-3174.

Zhou AG, Levinson KL, Rosenthal DL, et al, 2018. Performance of ovarian cyst fluid fine ～ needle aspiration cytology [J]. Cancer Cytopathol, 126 (2): 112-121.

Zolnierczyk P, Cendrowski K, Sawicki W, 2017. Transfundal puncture of a large ovarian cyst with hysteroscopic and ultrasonographic guidance [J]. Int J Womens Health, 11 (7): 527-529.